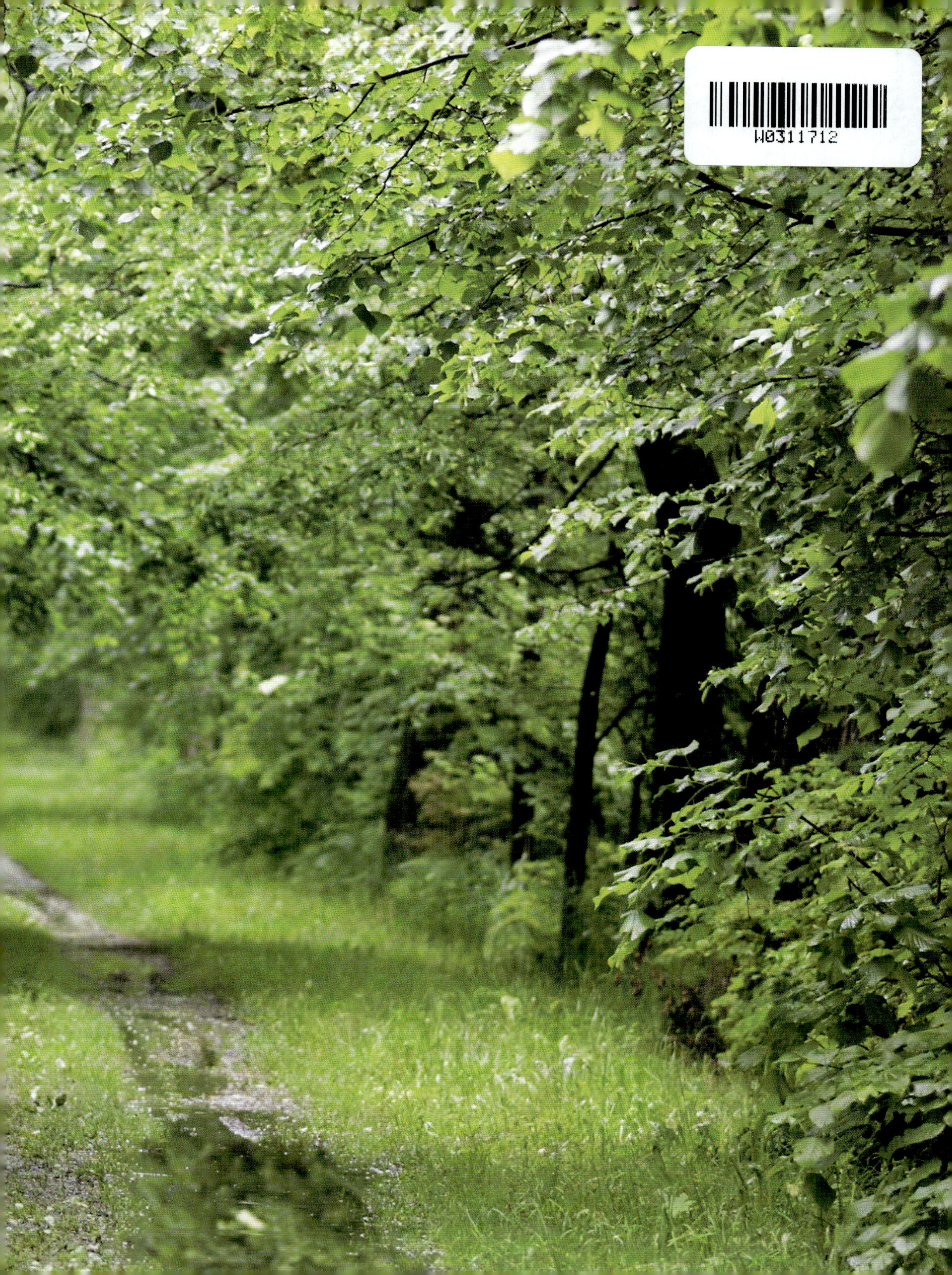

NATURKOSMETIK ZUM WOHLFÜHLEN

„Allein im Lächeln liegt das beschlossen, was man die Schönheit eines Gesichtes nennt."

Leo Tolstoi

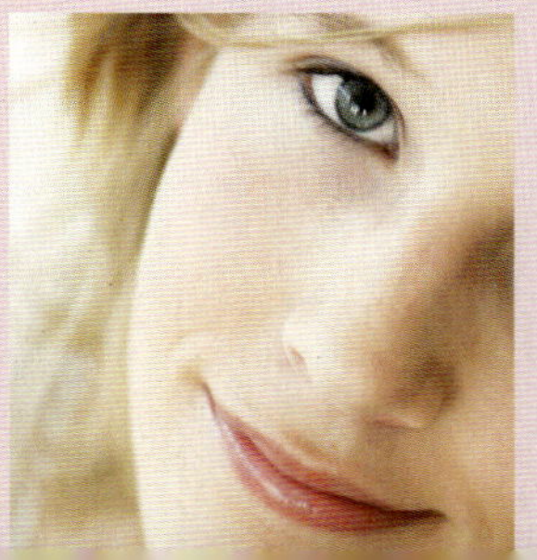

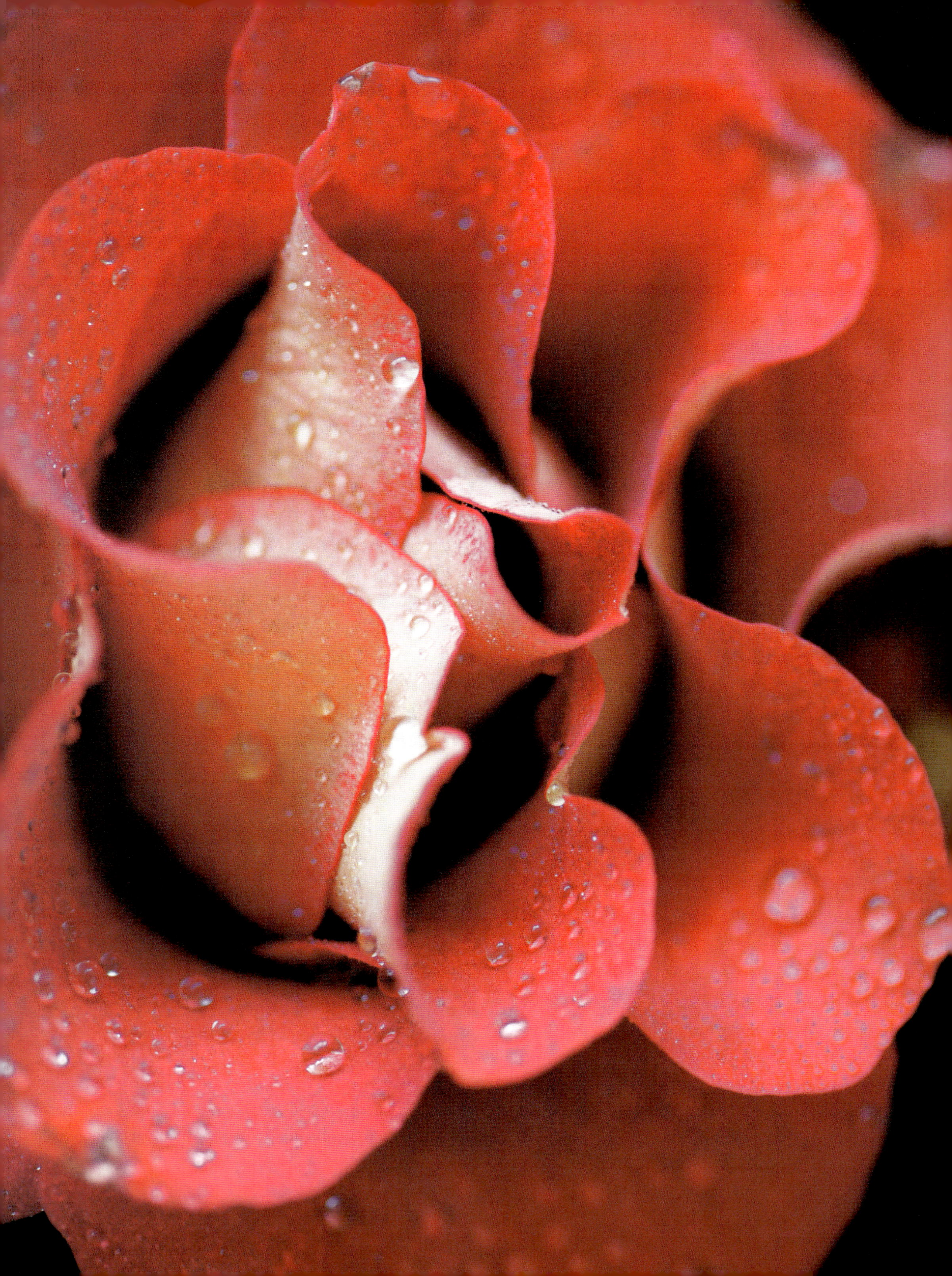

Maria Pieper
Fotografien von Harald Eisenberger

NATURKOSMETIK ZUM WOHLFÜHLEN

Die Prinzipien der natürlichen Körperpflege

Edition Grüne Erde im Verlag Christian Brandstätter

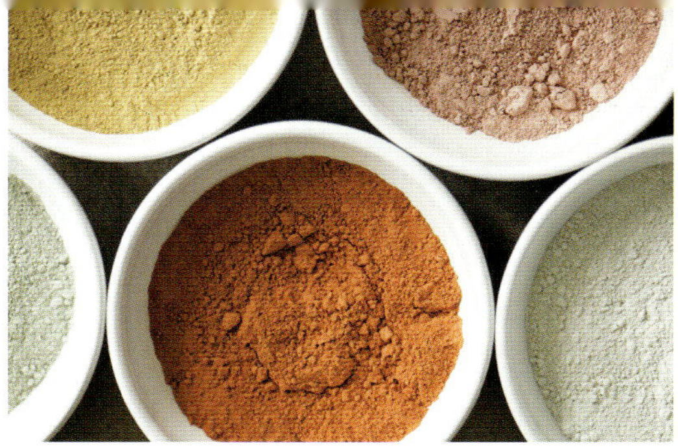

VORWORT

Liebe Leserin, sehr geehrter Leser!

Die Grüne Erde, jenes Unternehmen im oberösterreichischen Salzkammergut, das zu leiten ich die Ehre und das Vergnügen habe, vertritt in seiner Firmenphilosophie einen ganzheitlichen, naturbezogenen Ansatz: Wir bieten unseren Kundinnen und Kunden qualitativ hochwertige Produkte, die dem Körper und der Seele gut tun, und die kompromisslos aus natürlichen Materialien unter Verzicht auf synthetische Stoffe, mit einem hohen Anteil handwerklicher Arbeit gefertigt werden. Diese Philosophie gilt für unsere Vollholzmöbel ebenso wie für Bettwäsche, Wohntextilien und unsere Naturkosmetik. Gerade Produkte, mit denen der Mensch direkten Hautkontakt hat, müssen so naturbelassen wie möglich sein. Und gerade die Natur bietet viele wunderbare, hautverträgliche Stoffe wie etwa pflanzliche Essenzen und Öle, die zur Herstellung von Pflegeprodukten genutzt werden können.

Die Salzburgerin Maria Pieper produziert in ihrem kleinen Familienunternehmen seit vielen Jahren Naturkosmetik auf höchstem Niveau, seit 2002 auch für die Grüne Erde. Ihre Art, über Produkte und deren Herstellung zu denken, hat viel mit unserer Unternehmensphilosophie gemeinsam. Daher freut es mich, Frau Pieper als Autorin für dieses Buch gewonnen zu haben. Jedes Mal bei der Entwicklung neuer Kosmetikprodukte konnten wir einen Eindruck davon bekommen, über welch unglaubliches Wissen und über welch reiche Erfahrung sie verfügt. Aus einem mehrmals nebenbei und eher im Scherz gesagten „... da müssten Sie ja glatt ein ganzes Buch darüber schreiben ..." wurde nun tatsächlich ein ganzes Buch. Ohne Übertreibung kann man sagen, dass es ein solches Buch über Naturkosmetik im deutschen Sprachraum bisher noch nicht gibt. Denn so viel geballte Information über Naturkosmetik, ihre Rohstoffe, ihre Herstellung und ihre praktische Anwendung finden Sie sonst nirgends derart konzentriert und kompetent in einem Buch versammelt. Aufbereitet und auf den Punkt gebracht von einer Frau, die seit vielen Jahren unmittelbar in der Praxis tätig ist, tagtäglich mit den Rohstoffen zu tun hat, deren Hersteller von Italien bis Indien persönlich besucht, und die Produkte selbst im Labor entwickelt. Glauben Sie mir: Maria Pieper weiß, wovon sie schreibt.

Viel Freude beim Lesen!

Ihr Reinhard Kepplinger
von der Grünen Erde

INHALT

Einleitung 7

Naturkosmetik – was ist das? 9

Die Haut – unsere perfekte Hülle 17

Gepflegt von Kopf bis Fuß 33

Haare – mehr als nur schützende Kopfbedeckung 65

Riechen, schmecken, fühlen – Naturaromen erleben 83

Ein Leben lang – Schönheitspflege für jeden Lebensabschnitt 105

Rezepte zum Selbermachen 117

Anhang: Kleine Rohstoffkunde 124

Register 127

INHALT

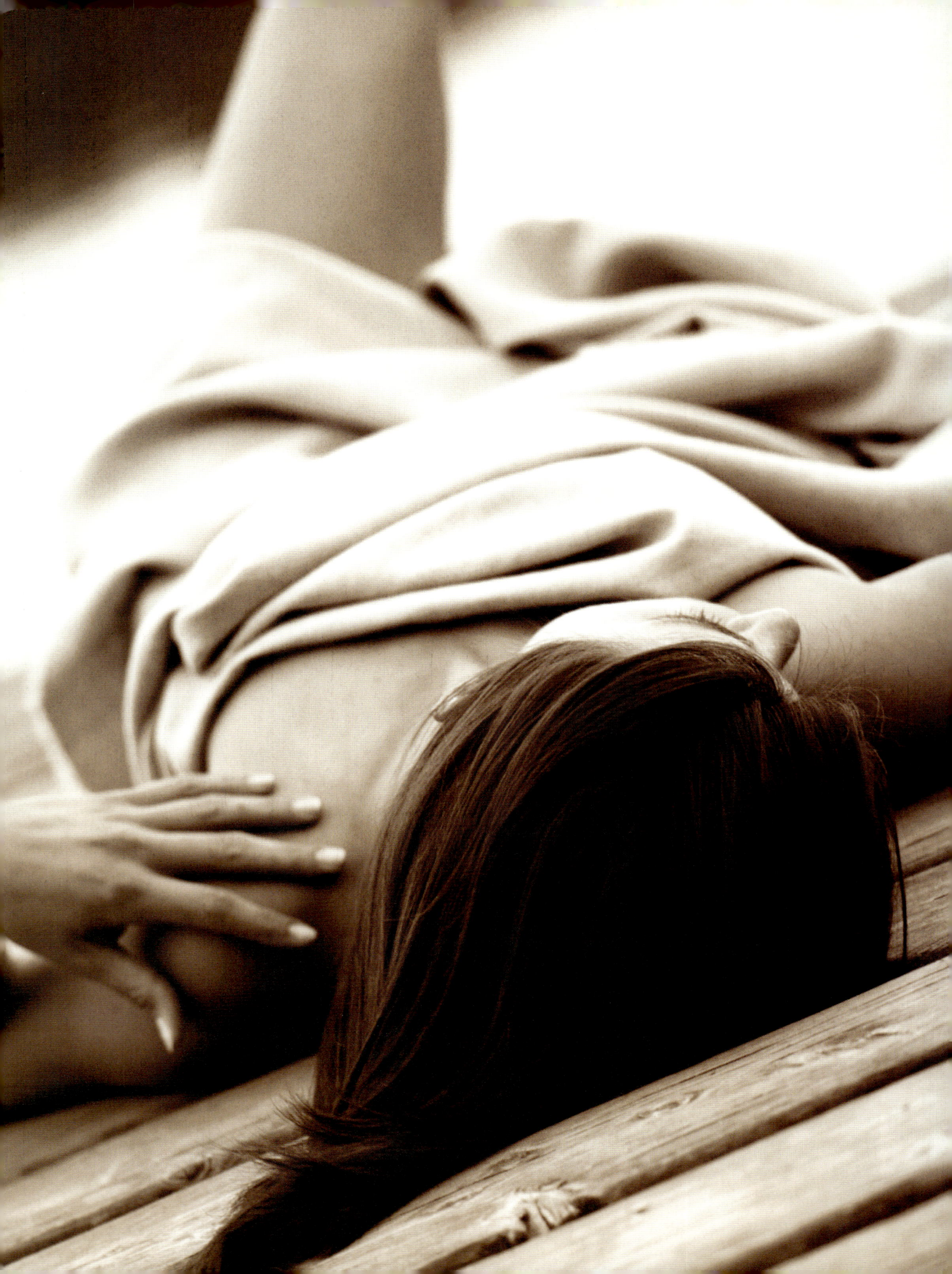

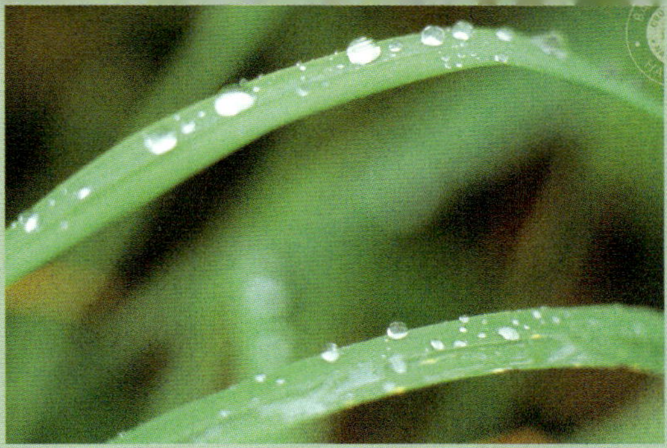

EINLEITUNG

Während ich dieses Buch schrieb, habe ich sehr bald gemerkt, dass es schwer ist, die Themen „abzuhandeln", Haar und Haut zu beschreiben, praktische Tipps zu geben und Rezepte dazu aufzuschreiben. Ich konnte nicht anders, als mich wieder einmal in jedes Thema, das im Buch behandelt wird – auch in das von Tier- und Umweltschutz und fairem Handel – zu vertiefen, darüber nachzudenken und nachzusinnen und mich mit den Menschen um mich herum darüber auszutauschen. Ich würde mich freuen, wenn dieses Nachspüren über die einfachen Bedürfnisse unseres Körpers und unserer Seele bei Ihnen seine Fortsetzung fände. Das Wort Natur in Verbindung mit dem Begriff Kosmetik, was im Griechischen so viel bedeutet wie Kosmos = Naturordnung, führt einen unweigerlich zu Exkursen in philosophische Themen wie Geboren-werden, Vergänglichkeit, Altern, Bewältigen von Lebensphasen.

Das Buch ist durch die einfühlsamen Bilder von Harald Eisenberger zu einem „schönen Buch" geworden, einem Buch, das man gerne in die Hände nimmt, dessen Betrachten zum Fantasieren anregt und das man auch gerne verschenkt. Es sollte aber auch ein „nützliches" Buch werden, das Sie über Haut und Haar und deren Pflegebedürfnisse in jedem Lebensalter informiert, das Ihnen Einblick gibt in Gesetze, Paragraphen und Ungereimtheiten rund um das Thema, Ihnen die Kostbarkeit der Rohstoffe fühlbar macht, Ihnen hilft, „echte" Naturkosmetik zu erkennen, und das Sie vielleicht dazu verführt, selber Hand anzulegen und duftende Köstlichkeiten für sich und ihre Lieben herzustellen.

Maria Pieper

NATUR

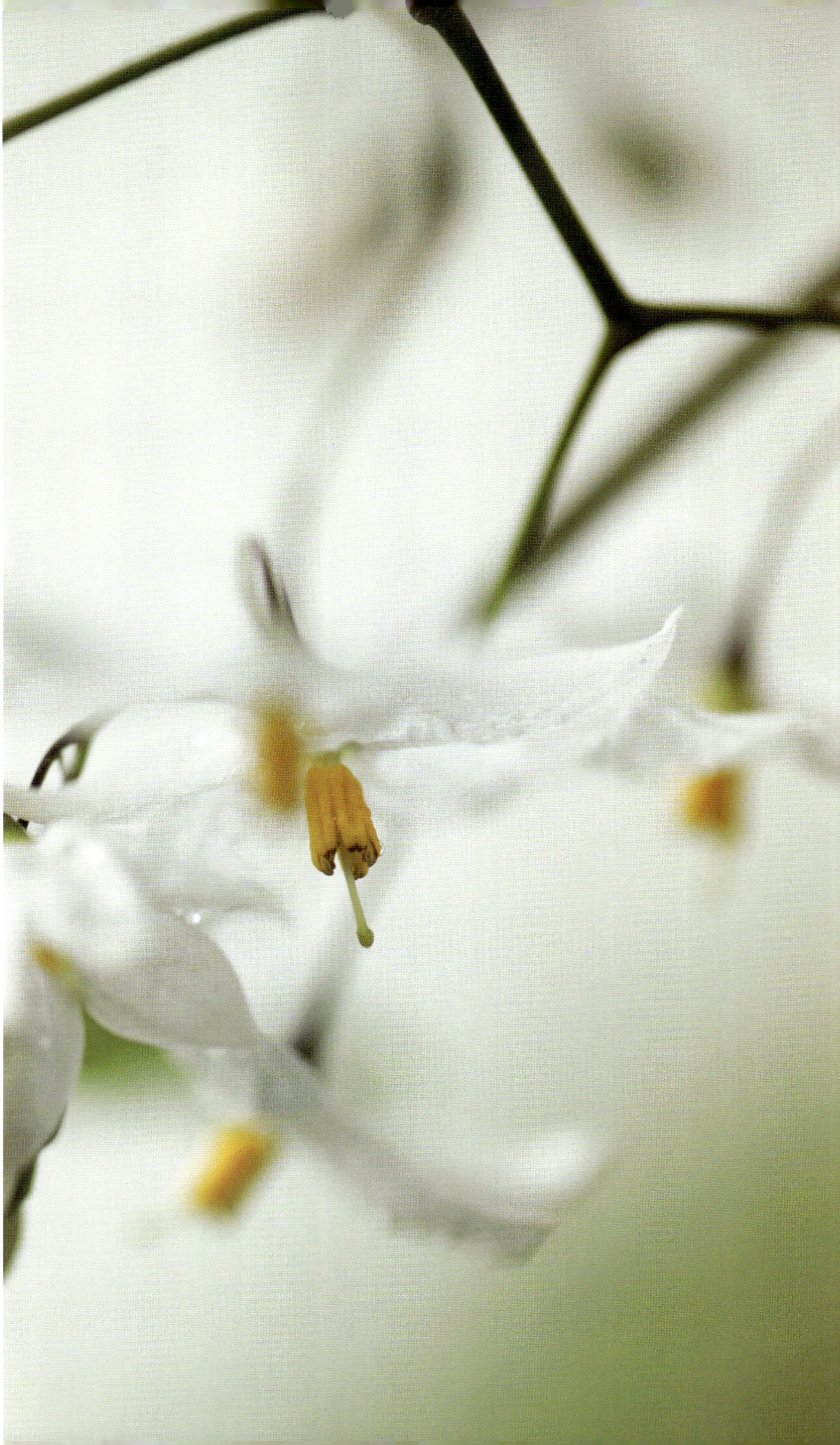

NATURKOSMETIK – WAS IST DAS?

Als ich vor 20 Jahren begann, Heilsalben aus frischen Ringelblumenblüten und Beinwellwurzeln herzustellen, duftende Kräuteröle zu mischen, pflegende Gesichtscremen, -masken und Badezusätze zu rühren, Zahnpulver aus grünem Lehm, vermahlenen Kräutern und Meersalz herzustellen, frischen Birkensaft für Haarwasser und Shampoos von den eigenen Bäumen abzuzapfen, war alles noch ganz einfach. Die Zutaten waren frisch und natürlich, die Kräuter vom eigenen Grund und Boden, die Verarbeitung überschaubar, eher „einfach" und in kleinen Mengen, die Verpackung braune Glastiegel und -flaschen, die Etiketten handgeschrieben. Der Verkauf erfolgte direkt, Konservierung war noch keine Notwendigkeit und kein Thema, die zufriedenen und begeisterten AnwenderInnen kannten mich und ich kannte sie. In gleicher Weise arbeitete eine Anzahl grünbewegter Idealisten und bildete so ein Netzwerk von Menschen mit ökologischem Bewusstsein, damals nicht selten ein wenig belächelt.

Inzwischen hat, so meine ich, bei vielen KonsumentInnen ein Bewusstseinswandel stattgefunden: Der uneingeschränkte Glaube an die Ersetzbarkeit natürlicher durch synthetische Produkte ist ins Wanken geraten, KundInnen informieren sich über Inhaltsstoffe, fragen nach, entscheiden sich zunehmend für ökologische Produkte, wollen die Fragen nach Umweltschutz, Tierschutz und sozialer Verträglichkeit auch bei den Kosmetikprodukten berücksichtigt wissen.

Die steigende Nachfrage führte zu einem natürlichen Wachstum des ursprünglichen Ein-Frau-Betriebes und vor 15 Jahren wurde ein kleiner Betrieb gegründet. Wir sind inzwischen nach Salzburg zurückgekehrt und es ist daraus eine „feine" Naturkosmetik-Manufaktur entstanden, in der trotz Vergrößerung die sinnliche Handarbeit im Vordergrund steht, durchgeführt von einer Gruppe von Frauen, die mit Liebe und Begeisterung unserem Anspruch nach lebendigen Produkten in höchster Qualität gerecht werden.

Naturkosmetik: im Österreichischen Lebensmittelcodex definiert

Schnell wuchs einerseits das Interesse der Menschen für natürliche Haut- und Haarpflege, aber auch die Industrie wurde auf den Markt aufmerksam und warb mit kundenwirksamen Gütezeichen wie Kräuterabbildungen, Begriffen wie „auf der Basis von Natur", „Natur", „Bio", „pflanzlich" u. v. m. Reglementierung zum Schutze und als Orientierungshilfe für den Konsumenten schien nötig und fand im Österreichischen Lebensmittelcodex (Kosmetikverordnung) im Rahmen eines so genannten „Naturkosmetikerlasses" Niederschlag.

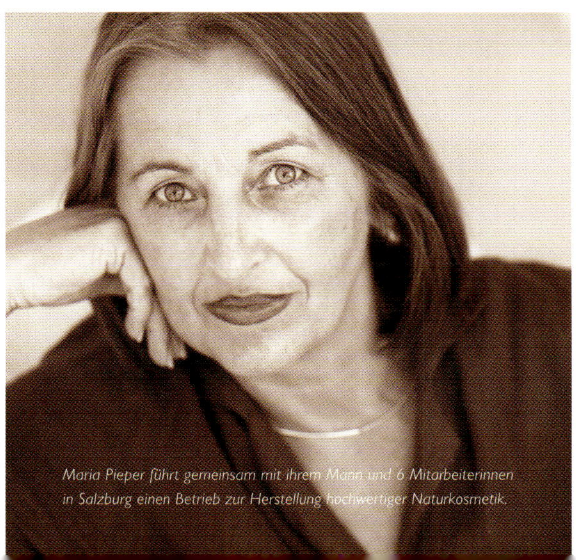

Maria Pieper führt gemeinsam mit ihrem Mann und 6 Mitarbeiterinnen in Salzburg einen Betrieb zur Herstellung hochwertiger Naturkosmetik.

Der Begriff „Naturkosmetik" wurde genau definiert, entsprechende Standards wurden festgelegt. Somit ist in Österreich der Begriff „Naturkosmetik" an exakt festgelegte Qualitätskriterien gebunden. Österreichische Firmen, die den Begriff „Naturkosmetik" in ihrem Firmenlogo haben, sind mit allen Produkten an die vorgegebenen Kriterien gebunden.

Kontrolle

Die Kontrolle erfolgt durch die Lebensmittelbehörde und im Vorfeld bereits durch einen staatlich beeideten Gutachter, der im Rahmen des gesetzlich vorgeschriebenen Produktdossiers die Sicherheitsbewertung vornimmt.

„Kontrollierte Naturkosmetik"

Zur gleichen Zeit formierte sich im Bundesverband deutscher Industrie- und Handelsunternehmen für Arzneimittel, Reformwaren, Nahrungsergänzungsmittel und Körperpflegemittel (BDIH) eine „Arbeitsgruppe Naturkosmetik". Es wurden Richtlinien für „Kontrollierte Naturkosmetik" erarbeitet, deren Einhaltung von einem vom BDIH beauftragten unabhängigen Institut überprüft und durch das Verbandszeichen „kontrollierte Naturkosmetik" dokumentiert wird. Das Zeichen bezieht sich nicht auf das Gesamtsortiment des Unternehmens, sondern auf das jeweils beantragte Produkt. Um das Verbandszeichen für das beantragte Produkt zu erhalten, müssen lediglich 60 % des Gesamtprogramms den Richtlinien entsprechen.

Unterschiede

Die Grundlagen für beide Naturkosmetik-Qualitätssiegel sind in vielen Punkten gleich. Hier wie dort ist das Bemühen erkennbar, den Begriff Naturkosmetik im Interesse der Verbraucher sachlich korrekt und transparent zu definieren und den berechtigten Erwartungen und Forderungen nach sicheren und ökologischen Produkten Rechnung zu tragen. In einigen Punkten liegen die Anforderungen in Österreich höher als in Deutschland.

- Alle Rohstoffe, die am Markt verfügbar sind, müssen laut österreichischem Naturkosmetikerlass aus kontrolliert biologischem Anbau und auf der Bestandteilliste gekennzeichnet sein. Das geschieht in der Regel durch das Zeichen „*". Diese Vorschrift besteht in Deutschland nicht, wird aber von seriösen Herstellern so gehandhabt. Wenn die einzelnen kontrolliert biologischen Bestandteile nicht extra ausgewiesen werden müssen, ist für den Kunden in einem äußerst wichtigen Qualitätskriterium wenig Transparenz gegeben! Obwohl in der Präambel des BDIH vermerkt wird, dass die eingesetzten pflanzlichen Rohstoffe weitestgehend aus kontrolliert biologischem Anbau stammen sollen, ist auf der Rohstoff-Positivliste eine äußerst geringe Anzahl verpflichtend ausgewiesen, und somit geht bedauerlicherweise ein wichtiges Qualitätskriterium verloren.
- Der Begriff Naturkosmetik im Logo verpflichtet in Österreich zur Einhaltung der Kriterien in jedem Produkt.
- Der Vorgang der Hydrierung ist bei Emulgatoren in Österreich nicht erlaubt.
- Im österreichischen Kosmetikerlass sind zwar mehr erlaubte Konservierungsstoffe genannt als in der Liste des BDIH, einige davon findet man jedoch in der Positivliste des BDIH versteckt, was den Effekt hat, dass sie nicht als Konservierungsmittel auf der Etikette genannt werden müssen.
- Tenside sind in Österreich nur aus pflanzlichen

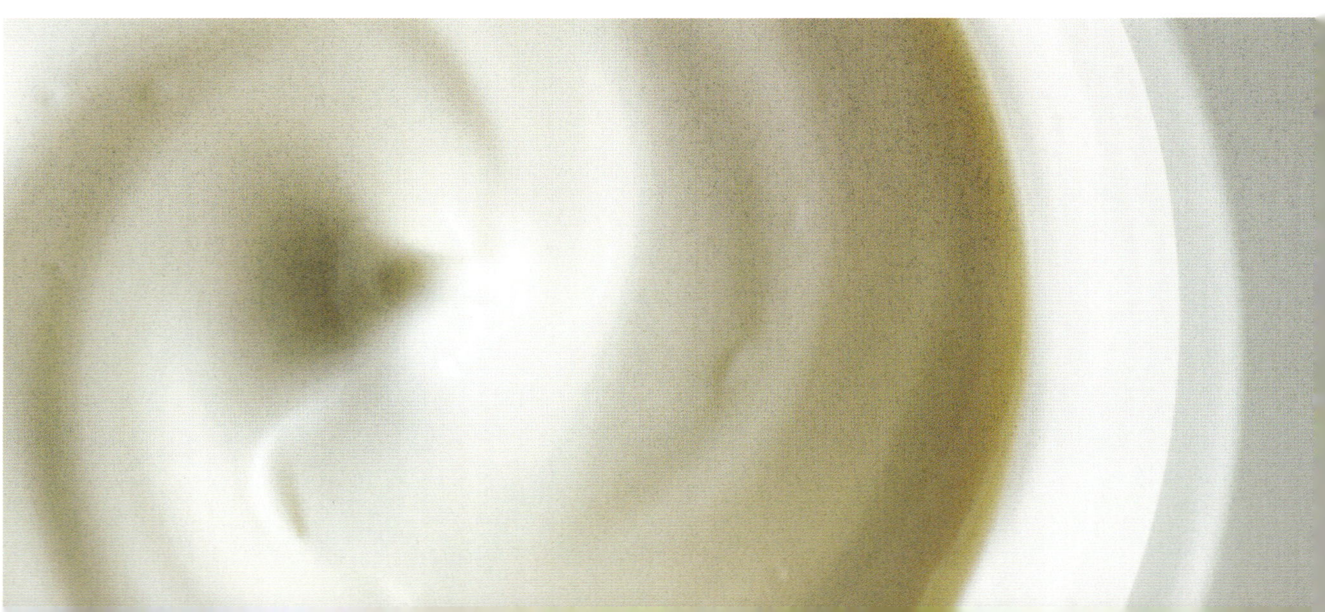

Rohstoffen erlaubt (Im BDIH sind beispielsweise Betaine als Waschrohstoffe auf der Positivliste angeführt. Betaine bestehen immer aus einem Teil pflanzlichen und einem Teil synthetischen Ursprungs).

Naturkosmetiklabel: Ecocert

Ecocert ist eine staatlich anerkannte Kontrollstelle für ökologische Produkte und hat eigene Richtlinien für die Zertifizierung von Naturkosmetik erarbeitet. Diese sind in Frankreich bereits gesetzlich anerkannt und könnten Grundlage für gemeinsame europäische Richtlinien sein. Das Label wird in zwei Stufen vergeben und orientiert sich neben Parametern, die ähnlich den österreichischen Vorgaben und denen des BDIH sind, am vorgeschriebenen Anteil an biologischen Rohstoffen. Die zweite Bewertungsstufe mit dem Label „Ökologische Naturkosmetik" schreibt vor, dass 95 % der pflanzlichen Inhaltsstoffe aus kontrolliert biologischem Anbau stammen müssen. Für die erste Stufe sind 50 % gefordert. Großes Augenmerk wird auf die Bewertung von Rohstoffen bezüglich Konservierung gelegt. Das Label wird für das jeweilige Produkt vergeben.

Inhaltsstoffe

1999 sorgte die EU-Kosmetikverordnung für mehr Transparenz. Sie verpflichtet die Hersteller zur Offenlegung der Inhaltsstoffe in abnehmender Reihenfolge ihres Gewichtes in der so genannten INCI-Nomenklatur (International Nomenclature of Cosmetic Ingredient). Ein wichtiger Schritt in die richtige Richtung. Die Verordnung hat bedauerlicherweise ein paar Schwachpunkte: Ob vom Olivenbaum das fette Öl aus dem Fruchtfleisch der Olive, die Blätter, die Olivenkerne oder das Öl aus den Kernen verwendet werden, ist aus der INCI-Deklaration nicht ersichtlich. Es heißt immer: *Olea europaea.*

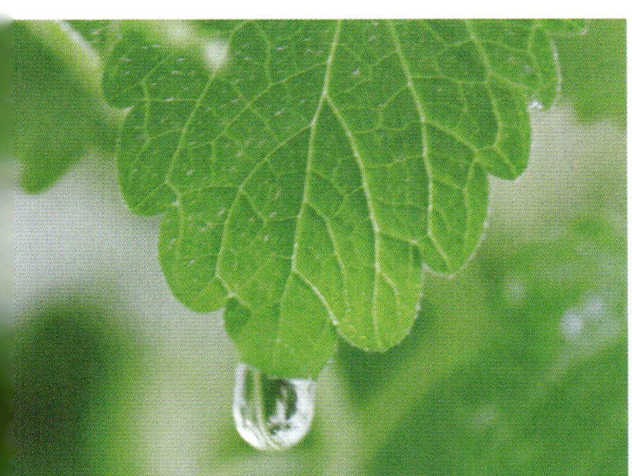

Der Konsument weiß mit den lateinischen Begriffen oft nicht viel anzufangen. Dass „Aqua" Wasser heißt und bei herkömmlicher Industriekosmetik meist an erster Stelle steht, ist noch relativ einfach, aber bei vielen anderen Bezeichnungen wird es schwierig. Sind die Zutaten auf deutsch gelistet, weiß man mehr. Ein weiteres Problem: Nicht immer sind INCI- und die lateinische Bezeichnung gleich, bei pflanzlichen Rohstoffen allerdings noch eher als bei synthetischen.
Naturkosmetikhersteller, die nichts zu verbergen haben, geben zusätzlich zur vorgeschriebenen INCI-Deklaration die Bestandteile auch in der Landessprache an. Ein wenig Vorsicht ist auch da geboten: Wenn beispielsweise ein „pflanzlicher Emulgator" angeführt wird, muss dieser nicht automatisch empfehlenswert sein! Wer es ganz genau wissen will, dem wird es auch hier nicht erspart bleiben, beide Begriffe unter die Lupe zu nehmen. (Siehe dazu die Internet-Adresse: www.ubka.uni-karlsruhe.de/pharm/bibsearch/inci.html bzw. das Buch: INCI-Index Synonym-Lexikon der Kosmetikinhaltsstoffe von Walter Leven, Govi-Verlag.)
Meist liest sich die Auflistung der kostbaren Inhaltsstoffe auf der Etikette eines guten Naturkosmetikproduktes wie eine Speisekarte in einem guten Restaurant! Sie spüren geradezu schon beim Lesen die Wohltat der Pflanzenöle auf Ihrer Haut!

Europas gemeinsame Zukunft in der Naturkosmetik

Das Kosmetikrecht ist mit Ausnahme des Teilkapitels Naturkosmetik mit EU-Recht harmonisiert. An europäischen Richtlinien für Naturkosmetik wird gearbeitet und es ist zu hoffen, dass sich im Sinne von Transparenz für den Kunden und zum Schutze der Umwelt die Forderungen nach höchstmöglicher Natürlichkeit durchsetzen werden. In diesem Sinne wäre es wünschenswert, wenn der Einkauf und die Verwendung von biologischen Rohstoffen regelmäßig überprüft würden, so wie dies seit vielen Jahren in zertifizierten landwirtschaftlichen Betrieben der Fall ist.

Warum Naturkosmetik?

Was wünschen wir uns von Haut- und Haarpflegeprodukten? Pflege, Schutz, bei Bedarf Reparatur, ein gutes Hautgefühl, angenehmen Duft und das Verhindern von vorzeitiger Hautalterung. Naturkosmetik ist gut für die Haut, gut für die Umwelt, kostet in der Regel weniger als so genannte „Marken-Kosmetik", und noch weniger, wenn Sie selber Hand anlegen! Es spricht einfach alles dafür und nichts dagegen!

WAS SIE VON „ECHTER“ NATURKOSMETIK

... dass die Qualität der Rohstoffe stimmt
Wenn auf dem Markt verfügbar, stammen die Rohstoffe aus kontrolliert biologischem Anbau, aus Demeter-Betrieben oder kontrollierter Wildsammlung. Die Natur soll durch die Gewinnung der Rohstoffe möglichst wenig gestört werden. (siehe auch S. 124)

... dass der Tierschutz im Zusammenhang mit dem Endprodukt aber auch mit den verwendeten Rohstoffen beachtet wird
Naturkosmetikprodukte werden in keiner Phase an Tieren getestet, die Kriterien des Arten- und Tierschutzes werden eingehalten.

... dass die Rohstoffe nicht aus gentechnischer Produktion stammen
Was erfreulicherweise im Lebensmittelbereich als EU-GMO-Verordnung 1829/2003 und 1330/2003 seit 19. April als Recht gilt, muss auch für reine Naturkosmetik eine Selbstverständlichkeit sein. Für jeden „fraglichen" Stoff muss ein Zertifikat vorliegen, das bestätigt, dass der Rohstoff aus genetisch unveränderten Pflanzen hergestellt ist.
Betroffen sind vor allem Rohstoffe, deren Ausgangsbasis Soja ist, wie z. B. natürliche Vitamine und Lecithin als Emulgator.

... dass weder das Endprodukt noch die verwendeten Rohstoffe zur Entkeimung radioaktiv bestrahlt werden und dass sie schonend verarbeitet werden – mit dem Ziel der größtmöglichen Naturbelassenheit
Es liegt in der Natur der Sache, dass hochwertige Ausgangsstoffe wie z. B. Pflanzenöle, die aus keimfähigen Nüssen und Saaten mechanisch unter Licht- und Luftabschluss bei 40 °C gepresst und anschließend unter Vakuum gefiltert werden, entsprechend sorgfältig weiterverarbeitet werden. Bei unsachgemäßer Behandlung würden etwa duftende Pflanzenwässer ihren Gehalt an ätherischen Ölen verlieren.

... dass sie keine Stoffe – auch keine „Hilfsstoffe“ – enthält, die hautschädlich sind oder deren Produktion der Umwelt schadet
Wer sich konkret für Naturkosmetik entscheidet, tut nicht nur seinem Körper Gutes, sondern hilft auch mit, die Umwelt zu schützen. Sowohl Auswahl als auch Verarbeitung der Rohstoffe erfolgt nach Kriterien des Umwelt- und Pflanzenschutzes sowie der optimalen Abbaubarkeit der Rohstoffe und der Endprodukte.
Bei der Auswahl der Verpackung wird darauf geachtet, dass sie sparsam, umweltverträglich und recyclebar ist. So können unnötige Müllberge vermieden werden.

... dass sie auf synthetische Emulgatoren, Konservierungsstoffe, synthetische Farb-und Duftstoffe verzichtet
Manche Emulgatoren, so genannte Polyethylenglycole (PEG) oder deren Abkömmlinge, eignen sich zwar gut zum Verbinden der Wasser- und Fettphase in Cremen und Lotionen, können die Haut jedoch für Schadstoffe durchlässig machen. Sie sind in der Deklarationsliste an der Endung *-eth* oder an der Bezeichnung *PEG* (+ Nummer) erkennbar.
Synthetische Farb-, Duft- und Konservierungsstoffe, UV-Filter und manche waschaktive Substanzen können geradezu einen gefährlichen Mix auf Ihrer Haut ergeben und ihre Herstellung bedeutet eine große Belastung für die Umwelt. Da Umweltauflagen in Europa und den USA für die Firmen teuer sind, weichen viele Unternehmen mit der Produktion auf so genannte Entwicklungsländer aus. Die fertigen Produkte werden importiert, der gefährliche Abfall bleibt im Entwicklungsland. Ich habe das selber in Indien (Madras) in einer amerikanischen Firma beobachten können. Dort wurden synthetische Duftstoffe produziert. Die Abwässer gingen direkt in den Boden, die beschäftigten Menschen waren mehr oder weniger ungeschützt den ätzenden Dämpfen ausgesetzt. Synthetische Duftstoffe sind nicht nötig, da wir eine große Auswahl an wunderbaren ätherischen Ölen zur Verfügung haben, die nicht nur die Seele beflügeln, sondern gleichzeitig eine positive Hautwirkung haben.
Auch Naturkosmetik darf ruhig Farbe bekennen: Vom Rot der Roten Bete oder Alkannawurzel über das Azulenblau der Kamille bis zum Flaschengrün des Chlorophylls aus der Brennnessel und dem satten Gelb der Gelbwurz bietet die Natur ein buntes Farbenspektrum an. Nicht zu vergessen die schonende Möglichkeit, den Haaren – auch wenn sie schon grau werden – mit Naturhaarfarben Glanz und Farbe zu verleihen und sie dabei gleich auch noch zu pflegen! Wenn Sie sich Ihre eigenen Produkte rühren: Bringen Sie doch, neben Vita-

RWARTEN KÖNNEN

minen und Mineralstoffen, mit frischen Gemüse- und Obstsäften etwas Farbe in die Tiegel und Flaschen! Eines gilt jedoch sowohl für natürliche Duft- als auch für Farbstoffe: Verglichen mit synthetischen Produkten sind sie viel teurer und nicht so einfach zu verarbeiten – Gründe genug für die Kosmetikindustrie, die Natur zu ersetzen.

- **... dass auf der Etikette verständlich alles draufsteht, was drin ist**
  Die so genannte Volldeklaration der Inhaltsstoffe hilft dem Konsumenten, sich zu orientieren.
- **... dass sie sich während der normalen Verbrauchsdauer in Geruch, Farbe und Konsistenz nicht verändert**
  Ein Produkt gilt dann als verdorben und sollte nicht mehr verwendet werden, wenn einer der oben angegebenen Faktoren zutrifft.
  Sie finden auf der Etikette neben der Chargennummer bei Naturkosmetik-Produkten meist ein Mindesthaltbarkeitsdatum, da sie aufgrund der natürlichen Rohstoffe und der sanften Konservierung in der Regel weniger als drei Jahre haltbar sind. Achten Sie auf Sauberkeit bei der Entnahme und setzen Sie Naturkosmetik nicht hohen Temperaturen aus. Produkte, die Sie mehr oder weniger täglich in Verwendung haben, müssen nicht im Kühlschrank aufbewahrt werden. Sind Produkte länger haltbar, was bei Industriekosmetik aufgrund der leblosen Bestandteile und der „gründlichen" Konservierung der Fall ist, muss kein Mindesthaltbarkeitsdatum angegeben sein. Als Ergänzung der Kosmetikkennzeichnungsverordnung finden Sie ab März 2005 verpflichtend auf allen Kosmetikprodukten (auch bei Naturkosmetik, wenn die Haltbarkeit länger als drei Jahre sein sollte), die kein Mindesthaltbarkeitsdatum tragen, ein Symbol: einen Cremetiegel mit geöffnetem Deckel, daneben eine Zeitangabe in Monaten, die besagt, wie lange ein Produkt nach dem ersten Öffnen ohne Schaden verwendet werden kann (so genannte Period after Opening).
- **... dass sie unsere Haut darin unterstützt, ihre vielfältigen Aufgaben zu erfüllen:**
  als Schutzorgan, Wärmeregulator, als Stoffwechselorgan, Speicher- und Sinnesorgan. Naturkosmetik schützt Ihre Haut vor Umwelteinflüssen, reinigt sie und bewahrt sie vor frühzeitiger Alterung.

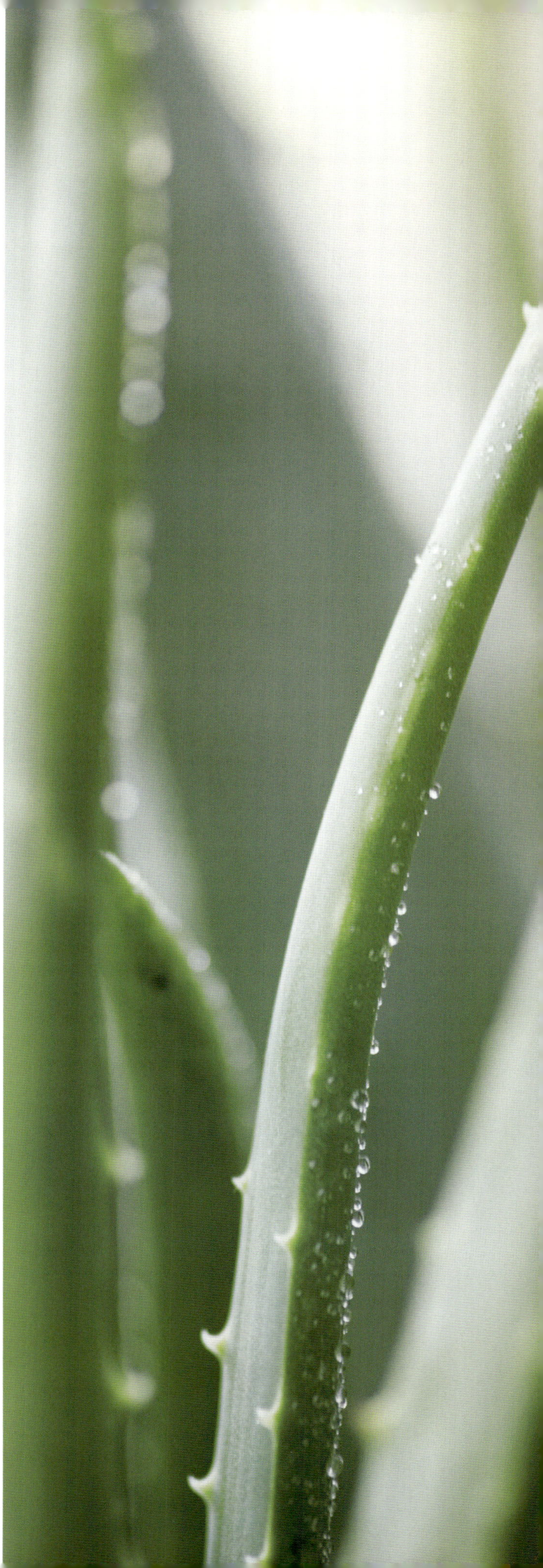

Sanfte Konservierung – wie sich die Natur selber vor dem Verderben schützt

Sanfte Konservierung hat im Vergleich zur „gründlichen" Konservierung von Industriekosmetik unter anderem den Vorteil, dass sie die natürliche, nützliche Bakterienflora auf der Haut nicht vernichtet. Auf 1 cm^2 Haut befinden sich je nach Hautareal zwischen 50.000 und 4 Millionen hautschützende Keime! Starke chemische Konservierungsstoffe unterscheiden nicht zwischen den „guten" Bakterien auf der Haut und solchen, denen sie im Tiegel den Garaus machen sollen.

Im österreichischen Naturkosmetikerlass als auch in den Bestimmungen für die Erhaltung des Siegels für „Kontrollierte Naturkosmetik" in Deutschland sind einige zulässige – synthetisch oder natürliche – Konservierungsstoffe aufgeführt, die aber auf der Etikette deutlich als solche ausgewiesen werden müssen: „Konserviert mit ...".

Das Problem mit der Werbung

Ist einer dieser gut hautverträglichen und durchaus vertretbaren Stoffe in einem Produkt enthalten und nicht natürlichen Ursprungs, verkürzt sich die werbewirksame Auflistung, was alles in diesem Produkt nicht drin ist: Frei von Tierversuchen, synthetischen Emulgatoren, Duft-, Farb- und – dann eben leider nicht von Konservierungsstoffen. (Denn beispielsweise Sorbinsäure wird naturident nachgebaut – man würde zig Tonnen Vogelbeeren benötigen, um ein Kilogramm natürliche Sorbinsäure zu erhalten und käme auf einen Preis, der höher läge als bei Rosenöl.) Hersteller oder Verbände sind deshalb zuweilen erfinderisch: Ein konservierender Stoff – ob synthetisch oder natürlich – wird z. B. unter einer anderen Bezeichnung als auf der Liste der erlaubten Konservierungsstoffe angeführt, auf der Etikette als Bestandteil wie jeder andere genannt und ist somit nicht mit dem Zusatz „Konserviert mit..." als zulässiges Konservierungsmittel erkennbar. Es lassen sich auch konservierende Substanzen in Duftmischungen einarbeiten, die sich dann unter der INCI-Bezeichnung „Aroma" verstecken.

Mein Anliegen als Hersteller von Naturkosmetik: Lassen wir diese komplizierten „Winkelzüge" und bleiben wir auch beim Thema Konservierung transparent. Geben wir an, aufgrund welcher Maßnahmen und Inhaltsstoffe das Produkt haltbar ist. Der Kunde darf davon ausgehen, dass das was drin ist, mit Bedacht gewählt wurde.

Sanfte Konservierung

Ein Produkt muss so beschaffen sein, dass es während der Dauer des auf der Verpackung angegebenen Mindesthaltbarkeitszeitraumes nicht verdirbt. Als verdorben gilt ein Produkt dann, wenn sich die Emulsion getrennt hat – vor allem wenn Wasser ausgetreten ist, sich Farbe und Geruch verändert haben. Objektiv lässt sich im Labor die Keimzahl bestimmen – die Gesamtkeimzahl darf eine bestimmte Höhe nicht überschreiten. Bei Baby- und Augenkosmetik liegen die Werte niedriger als bei den übrigen Pflegeprodukten.

Ein Konservierungssystem für Naturkosmetik beruht auf mehreren Säulen:

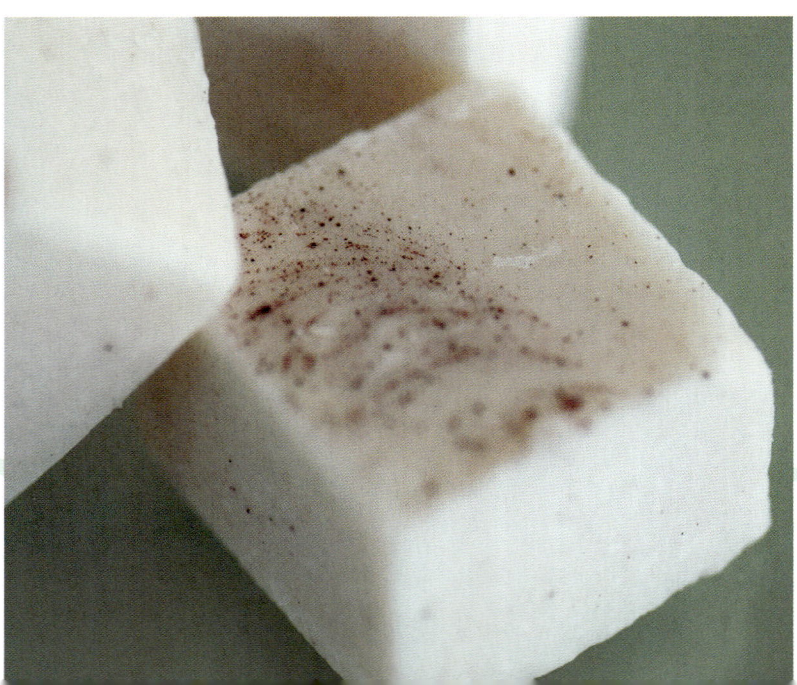

Drei Säulen der sanften Konservierung

Die erste Säule *besteht aus den naturbelassenen Rohstoffen selbst, die sich durch Vitamine, Aromastoffe, Pflanzenfarbstoffe und Spurenelemente selber vor dem Verderben schützen. In raffinierten Ölen sind diese Stoffe nicht mehr enthalten. Die zweite Säule bilden natürliche Wirksubstanzen wie ätherische Öle und Pflanzenextrakte, die je nach Eigenschaften und Einsatzmenge in unterschiedlichem Ausmaß die Haltbarkeit beeinflussen. In vielen Ländern wird geforscht und man versucht hautmilde aber gut konservierende Bestandteile aus Pflanzen oder ätherischen Ölen zu extrahieren, wie dies beispielsweise beim Phenetylalcohol der Fall ist: Er wird aus Rosenwasser (Rosa damascena) gewonnen und in der Parfumindustrie als Duftkomponente verwendet. Da er eine gute Wirksamkeit gegen Bakterien, Pilze und Hefe aufweist, kann er auch eine wichtige Komponente im Konservierungssystem eines Naturkosmetikproduktes sein. Das Problem: Er ist sehr teuer, der naturident nachgebaute kostet dagegen fast gar nichts. Bekannt ist auch, dass Bestandteile der Ananas und der Papaya konservierend wirken – ein Aloe-Saft aus dem Urwald Brasiliens wird neben anderen natürlichen Maßnahmen damit haltbar gemacht.*

Zur zweiten Säule *zählt auch biologischer Weingeist und die daraus hergestellten alkoholischen Pflanzenauszüge, die in entsprechender Einsatzmenge den wässrigen Anteil des Produktes vor Verkeimung schützen und gleichzeitig die Wirksamkeit des Produktes erhöhen. Hochwertiger biologischer, unvergällter Weingeist ist sehr teuer und schadet – in einem Produkt verarbeitet – der Haut nicht, da er auf der Haut aufgebracht, ihr einen Impuls gibt und rasch verdunstet.*

Die dritte Säule *umfasst das Thema Produktion und Betriebshygiene: Es ist wie im Haushalt: Je weniger Putzmittel, desto mehr ist mechanische Kraft und Technik nötig. In der Naturkosmetik heißt das, die Tröpfchenverteilung des Wassers in den Emulsionen wird nicht durch haut- und umweltschädigende Emulgatoren, sondern durch Hochleistungshomogenisatoren bewerkstelligt. Bei der Herstellung von Naturkosmetik muss im Besonderen auf die Art der Verarbeitung und Hygiene während der Herstellung, Abfüllung, Lagerung und dem Versand geachtet werden, eine Teilforderung der gesetzlich vorgeschriebenen „Herstellung kosmetischer Mittel gemäß der guten Herstellerpraxis" (GMP = Good Manufacturing Practise).*

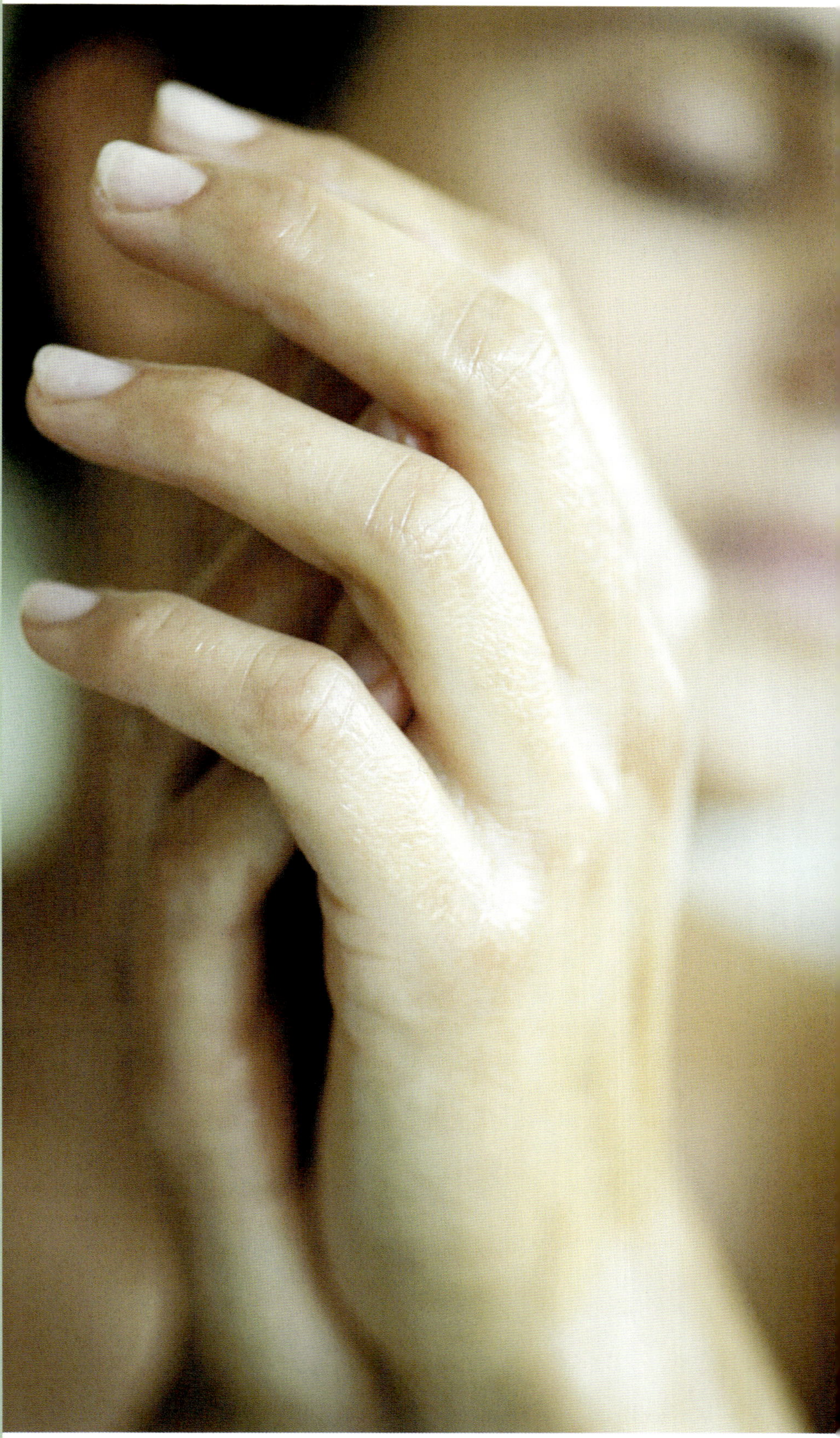

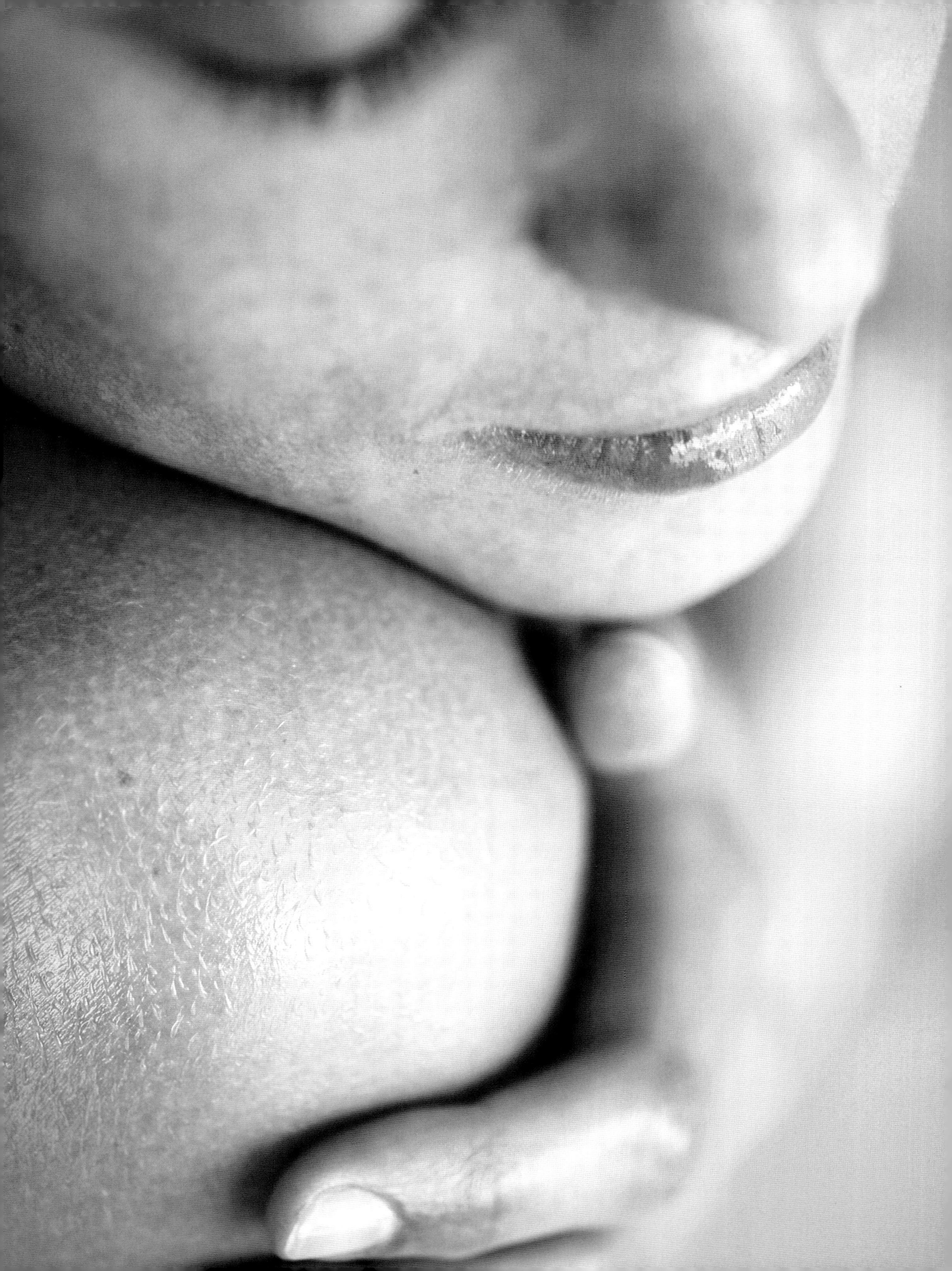

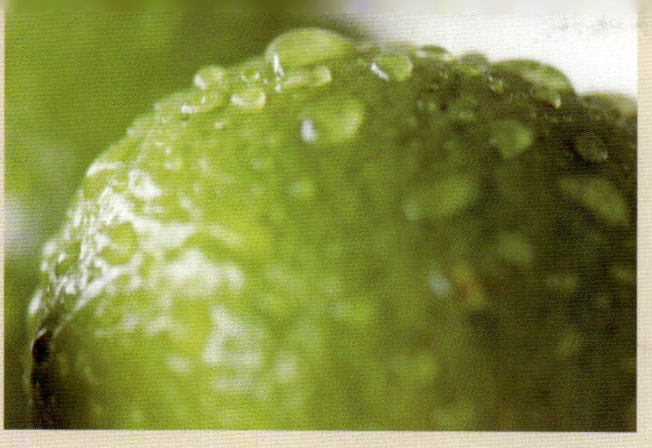

HAUT

DIE HAUT

UNSERE PERFEKTE HÜLLE

Die Haut ist das komplexeste Organ des menschlichen Körpers. Sie zeigt nicht nur seelische Vorgänge durch Erröten oder Erblassen an ihrer Oberfläche, sondern steht in engem Zusammenhang mit wichtigen organischen Abläufen. In der Traditionellen Chinesischen Medizin wie auch in der Ayurvedischen Lehre vom gesunden Leben stellt die Haut in der Gesundheitspflege wie auch bei der Behandlung von Krankheiten die Eingangspforte zum jeweiligen Organ dar.

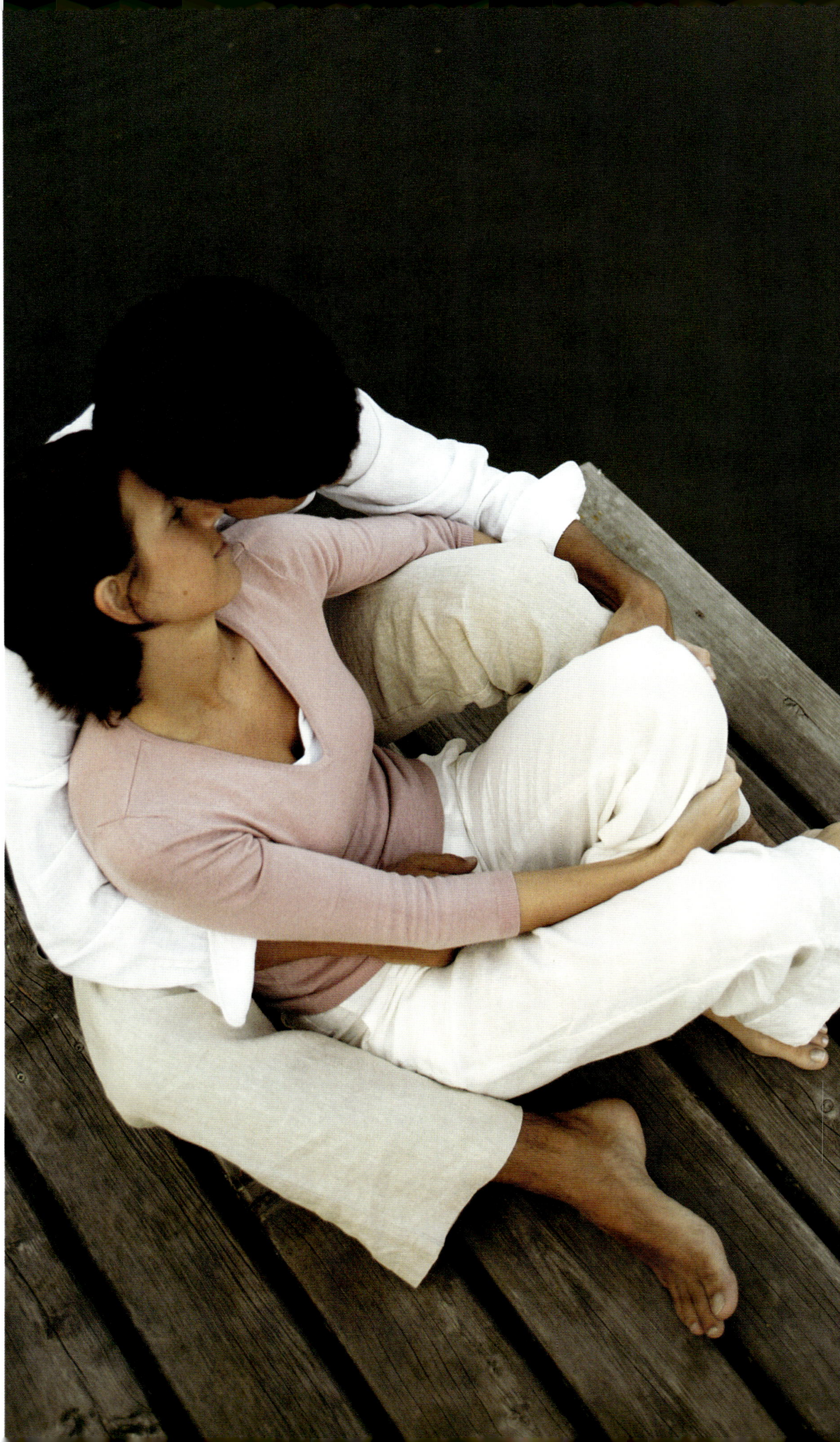

ÜBER DIE HAUT DIE WELT ERFAHREN

Wenn wir geboren werden, nehmen wir die Welt zuerst über unsere Haut wahr. Wir verlassen das wohlig warme Fruchtwasser und landen oft in einer viel zu grellen, viel zu kalten Umgebung ... Instinktiv beruhigen Mütter, Väter ihre Neugeborenen mit Hautkontakt. Ein weinendes Kind streichelt man, einen Menschen, der Angst hat, der traurig ist, nimmt man in den Arm, legt ihm tröstend die Hand auf: Berührungen rufen Gefühle hervor, nicht umsonst sagen wir: „Das hat mich berührt". Wann haben Sie – in unserer so stark auf visuelle Reize ausgerichteten Welt – zuletzt bewusst den Sehsinn ausgeschaltet, haben die Augen geschlossen, sich an einen ruhigen Ort begeben und einfach nur gespürt, was Sie über Ihre Haut wahrnehmen können? Den leisen Wind, der über Ihre Haut streicht? Die Gänsehaut, die er hervorruft? Die wärmenden Sonnenstrahlen? Die kuscheligen Fasern Ihres Pullovers? Kinder machen solche Spiele gerne: Die Augen schließen und sich ganz auf den Spürsinn verlassen. Auch beim Küssen schließen wir die Augen: Neben den Fingerkuppen zählen nämlich die Lippen zu jenen Regionen, wo sich die meisten Sinneszellen befinden. Wir haben auf unserer gesamten Hautoberfläche Kältepunkte, Wärmepunkte, Schmerz-, Druck- und Tastpunkte, Sinneszellen, die zwischen den Bindegewebsfasern in der Lederhaut angesiedelt sind. Taktile Reize werden über Rezeptoren aufgenommen und über das Rückenmark ins Gehirn geleitet und dort als entsprechende Empfindung erkannt. Gefühle werden ausgelöst bzw. Organ- und Sexualfunktionen in Gang gesetzt.

Von innen nach außen – von außen nach innen

Unsere Haut bildet eine Schranke und einen Schutzmantel und ist direkte Berührungsfläche mit unserer Umwelt zugleich. Sie kann das Eindringen von Viren, Pilzen und Bakterien durch einen intakten Säureschutzmantel verhindern. Sie schützt den Organismus vor Hitze, Kälte, Stößen, Reibung, Licht und Chemikalien. Unsere Haut transportiert Wasser und darin gelöste Substanzen als Ausscheidungsprodukte nach außen und ist in der Lage, fettlösliche Substanzen durch die Hornhaut aufzunehmen und ins Körperinnere zu leiten, was sich die Medizin (Hormonpflaster oder andere Medikamente in Pflasterform) und Kosmetik zunutze machen. Wirkstoffe, die aus feinsten Molekülen bestehen – wie z. B. manche Fettbegleitstoffe oder ätherische Öle – durchbrechen die Barriereschicht und können im Blut nachgewiesen werden.

Hautatmung?

Die Haut atmet nicht. Auch den Sauerstoff, den sie für ihren eigenen Stoffwechsel benötigt, bekommt sie aus der Blutbahn. Lediglich 1 % des benötigten Sauerstoffes wird über die Haut aufgenommen. Sie ist jedoch ein wichtiges Ausscheidungsorgan und unterstützt in dieser Funktion die Niere.

Schönheit kommt von innen – oder was hat die Seele mit den Falten zu tun?

Der Begriff Stress ist in aller Munde – ich würde den gestressten Zustand lieber als unter Druck oder in Anspannung stehen bezeichnen. Euphorischer, lusterzeugender Stress tritt auf beim Bewältigen einer Aufgabe, die uns Spaß macht, mit der wir Erfolg haben und der wir gewachsen sind. Ist das Ziel erreicht, lässt die Anspannung nach und der Körper kann sich entspannen.

Aber auch der so genannte negative Stress, ausgelöst durch Überforderung, Unzufriedenheit, Angst vor Verlust und Versagen gehört zu einem aktiven Leben und lässt sich nicht vermeiden. Ob nun belastender „Dis-Stress" oder angenehmer „Eu-Stress", in beiden Fällen werden Stresshormone ausgeschüttet, die Atmung wird flacher, Körper- und Gesichtsmuskeln sind angespannt. Hält nun der eine oder der andere Stress-Zustand zu lange an, oder werden zu wenige oder zu kurze Pausen eingelegt, kommt es zu einer Daueranspannung mit gesundheitlichen Folgen, die von Magenschmerzen über Migräne bis zu Depressionen gehen können. Gestörter oder mangelnder Schlaf verlangsamt zudem die Erneuerung der Hautzellen. Sie wirkt bald müde und fahl. Durch die verspannte Gesichtsmuskulatur graben sich im Gesicht Falten ein, die laut Traditioneller Chinesischer Medizin in einem unmittelbaren Zusammenhang mit der Energie des diesem Gesichtsteil zugeordneten Organs stehen: Tiefe Falten zwischen den Augenbrauen beispielsweise lassen auf eine geschwächte Gallenblasen-Leberenergie schließen, die beiden Falten, die von den Mundwinkeln nach unten führen, stehen mit dem Dickdarm-Magenmeridian in Verbindung.

Die Mitte finden und loslassen

Attraktives Aussehen – das mehr beinhaltet als klassische Proportionen und eine glatte Gesichtshaut – geht mit einer stabilen Seelenlage einher. Das Angebot an Büchern, Vorträgen, Seminaren, Therapien, Heilweisen aus fernen Ländern, die uns dabei behilflich sein wollen, ein erfülltes Leben zu führen, ist groß. Psychologischer Rat und Hilfe, unterstützende Verhaltensregeln für das Miteinander-Leben und das Aufzeigen von krankmachenden Faktoren in der Gesellschaft sind wichtig. Um jedoch wirklich Ruhe zu finden, meinen Platz im Leben einzunehmen und aus der Mitte heraus zu leben, hilft mir persönlich eine spirituelle Begleitung, die mir die Fragen nach dem Woher und Wohin und nach dem Zweck meines Hierseins zu beantworten hilft. Damit bekommt auch die Bedeutung des körperlichen Alterns einen anderen Stellenwert.
Mein spiritueller Lehrer hat die Frage, welche Aufmerksamkeit wir unserem Körper widmen sollen, mit einem Bild beantwortet: Wir überqueren mit einem Boot einen breiten Fluss. Das Boot ist dein Körper und hat die Aufgabe, deine Seele von der einen Seite des Flusses zur anderen zu bringen. Du solltest auf den Zustand des Bootes achten, es nicht beschädigen, es pflegen und dich daran erfreuen. Gerät es in einen Sturm und wird leck, repariere es, damit du das Ufer erreichst.

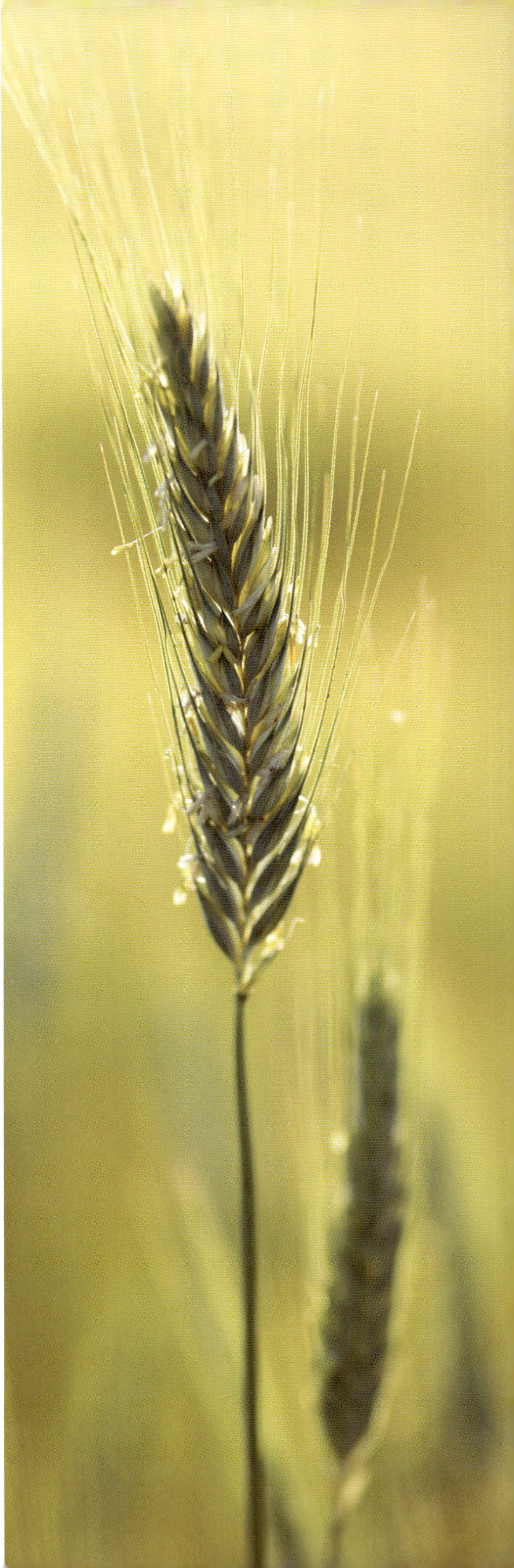

SCHÖNHEIT GEHT DURCH DEN MAGEN

Die von uns aufgenommene Nahrung hat die Funktion, den Körper mit all seinen Organen funktionsfähig und gesund zu erhalten und die benötigte Energie zur Verfügung zu stellen.
Wie wichtig gute Ernährung auch für die Haut ist, zeigt die Tatsache, dass die Haut in ihrer Gesamtheit, vom Unterhautfettgewebe bis in die Oberhaut, durch die Blutgefäße, das heißt von innen ernährt wird. Die Moleküle der Hauptenergielieferanten Eiweiß und Fett sind zu groß, um die Hautschranke von außen zu durchbrechen. Beispielsweise dringen Weizenproteine, die ein weiches, geschmeidiges Hautgefühl verleihen, nur bis zur Hornschicht vor.
Auch das Fett stammt im Wesentlichen von innen, nämlich von den Talgdrüsen, die es über den Haarfollikel nach außen befördern. Fett und Feuchtigkeit aus der Creme bilden gemeinsam mit dem Fett aus der Talgdrüse und der Flüssigkeit aus der Schweißdrüse den Hydrolipidmantel. Tatsache ist, dass wir unsere Haut noch so gut mit Fett, Feuchtigkeit und Wirkstoffen von außen versorgen können – die Faktoren Lebensführung und gesunde Ernährung sind mindestens genauso wichtig!

Schönheit ist auch eine Frage der richtigen Ernährung

Zu den Faktoren für den Erhalt einer gesunden Haut, in der wir uns wohl fühlen und die ihre Aufgaben erfüllen kann, gehören aufmerksame Pflege, gesunde Lebensführung: alle „Gifte" in Maßen, Bewegung in frischer Luft – in welcher Form auch immer, das Sich-um-die-Seele-Kümmern, ausreichend Ruhe und Schlaf, das Vermeiden von schädigenden Einwirkungen etwa in Form von übermäßiger Sonnenbestrahlung und nicht zuletzt eben auch eine vollwertige Ernährung und damit eine gesunde Verdauung. Nehmen Sie zum Süßen, Backen und Kochen keinen weißen Zucker, sondern natürliche Süßungsmittel wie Honig, Ahornsirup, Dicksäfte und vor allem Vollrohrzucker. Er enthält den gesamten Vitamin-B-Komplex und die Mineralstoffe des Zuckerrohres. Die Versorgung mit den Hauptnährstoffen Kohlehydrate, Eiweiß und Fett ist bei den meisten Menschen in unserem Teil der Erde in ausreichendem Maß, wenn nicht gar im Überfluss vorhanden. Häufig fehlt es jedoch an wichtigen Wirkstoffen, die zwar in der Pflanze nur in geringer Menge vorhanden sind, wie beispielsweise die so genannten Fettbegleitstoffe wie Pflanzenfarben, Vitamine, Phytosterole, Lecithin und Aromastoffe in kaltgepressten pflanzlichen Ölen, ohne die aber Ernährung ihren Zweck nicht erfüllen kann, nämlich: den Organismus in seiner Gesamtheit mit allen Stoffen zu versorgen, die er zum Zellaufbau, zum Ersetzen verbrauchter und zum Erzeugen neuer Energie benötigt.

Gibt es eine „Schöne-Haut-und-Haare-Kost"?

Die gesunde Funktion unserer inneren Organe ist eine Voraussetzung für eine normale Funktion unserer Haut. So gesehen ist gesunde, vollwertige Mischkost, bestehend aus Lebensmitteln, die ausreichend Vitamine, Mineralstoffe und bioaktive Substanzen enthalten, eine „Schöne-Haut-und-Haare-Kost".
Erst wenige dieser hochwirksamen Substanzen, wie sie im Getreidekorn, in ausgereiftem Obst aller Farben, in Samen und Nüssen, in bunten Gemüsesorten, in frischen Beeren und naturbelassenen Obst- und Gemüsesäften vorkommen, sind in ihren Wirkungen auf den Organismus bekannt. Bewiesen ist jedoch, dass sie ihre optimale Wirkung nur im natürlichen Verband haben und in isolierter Form wie in angereicherten Nahrungsmitteln oder teuren Nahrungsergänzungsmitteln mitunter sogar schädlich sein können. Eine gesunde, gemischte Vollwertkost mit kaltgepressten Ölen im Salat und im Kochtopf liefert Ihnen beispielsweise ausreichend fettlösliche Vitamine A, D, E und K. Eine Überdosis wird nicht – wie etwa bei den wasserlöslichen Vitaminen – ausgeschieden, sondern lagert sich im Körperfett an. Eine zu hohe Gabe von Vitamin A kann z. B. eine Leberschädigung zur Folge haben. Die bisherige Lehrmeinung, ein Zuviel an wasserlöslichen Vitaminen – wie z. B. Vitamin C – würde über den Urin ausgeschieden, ist überholt. Tatsache ist, dass eine Überdosis an isoliertem Vitamin C, wie wir es in Soft-Drinks, Multivitaminsäften und Nahrungsergänzungsmitteln finden, die Calcium-Aufnahme aus der Nahrung behindert. Für einen gesunden Menschen ist es nicht notwendig, Mineralstoffe und Vitamine zusätzlich zuzuführen, im Gegenteil: Diese können die Aufnahme der in der Nahrung enthaltenen Mineralstoffe und Vita-

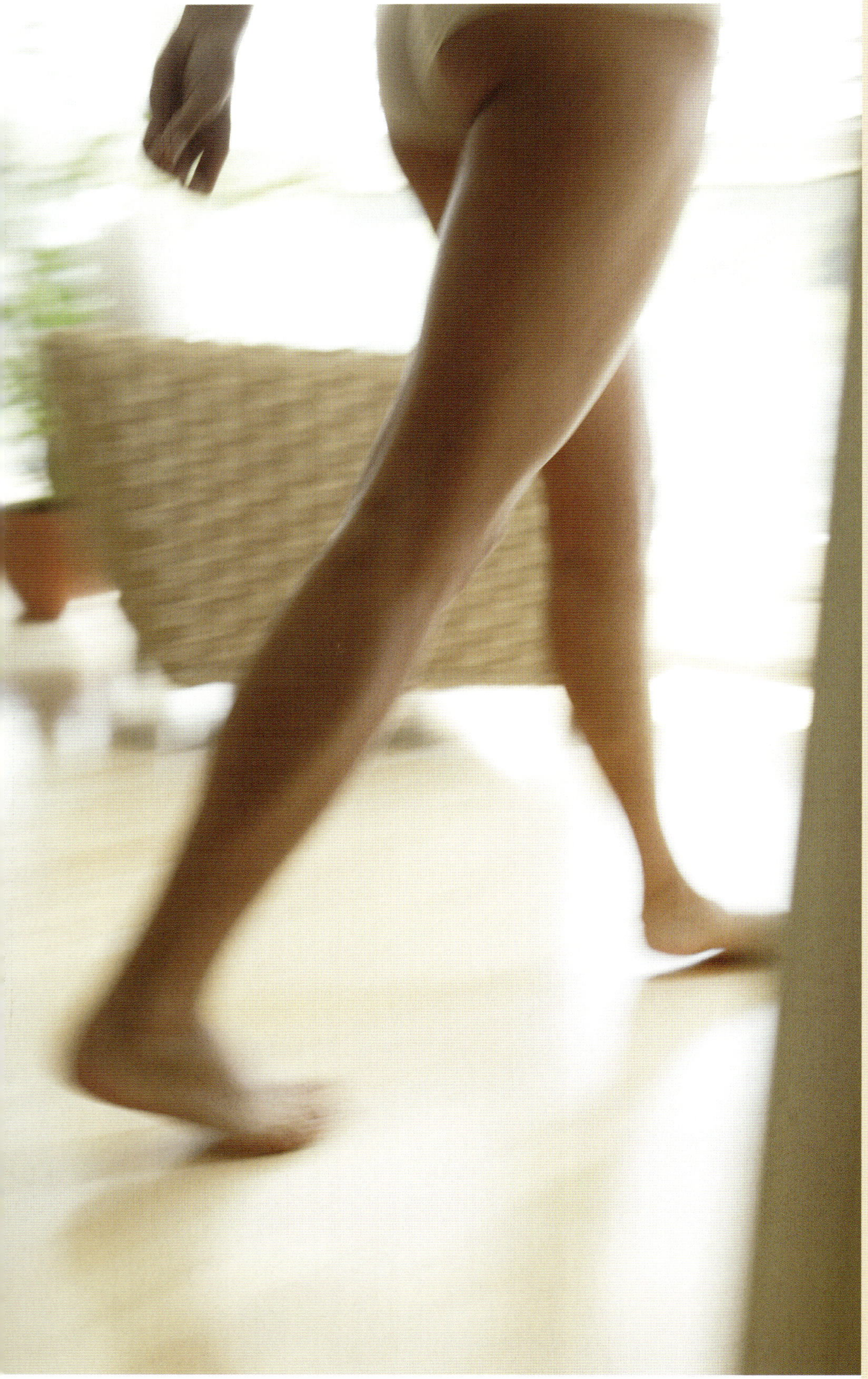

10 Essensregeln

für schöne Haut & gesundes Haar:

1. *Trinken Sie ausreichend gutes Wasser.*
2. *Essen Sie vielseitig und vollwertig, dann beinhaltet Ihr Speiseplan alles, was Sie für schöne Haut brauchen: Als Energielieferant in Maßen: Eiweiß, Fett und Kohlehydrate; dazu die drei Gruppen der „Wirkstoffe": Vitamine, Mineralstoffe und bioaktive Substanzen (das sind sekundäre Pflanzenstoffe, Faserstoffe und Milchsäureprodukte).*
3. *Die Menge der Nahrungsaufnahme soll auf Ihren Energieverbrauch abgestimmt sein! Je mehr Unterhautfettgewebe, desto mehr werden die darüber liegenden Hautschichten gedehnt.*
4. *Schmackhaft und schonend zubereiten: wenig Salz, dafür Kräuter und Gewürze. Kurz garen mit wenig Wasser und Fett.*
5. *Informieren Sie sich über die Zusammensetzung des Pflanzenöls: Je nachdem, ob Sie es zum Kochen, Dünsten, Frittieren oder für den Salat benötigen, ist es unterschiedlichen Hitzegraden ausgesetzt. Die Fettsäurezusammensetzung ist entscheidend dafür, ob es stabil bleibt.*
6. *Bevorzugen Sie saisonale Lebensmittel und solche aus der Region.*
7. *Lassen Sie dem Organismus zwischen den Mahlzeiten genügend Zeit zur Verdauung – nicht „dahinessen".*
8. *Bei Hautstörungen zusätzlich benötigte Wirkstoffe nicht isoliert, sondern im Rahmen der Ernährung aufnehmen. Gezielte Ernährungsberatung (z. B. Ernährung nach den 5 Elementen der Traditionellen Chinesischen Medizin, Ayurvedische Ernährung, Trennkost, Blutgruppendiät) in Anspruch nehmen.*
9. *Einmal jährlich entweder eine Fastenkur oder eine Reinigungsdiät in Form von Reis-, Obst- oder Kartoffeltagen.*
10. *Vegetarische Kost ist nicht Voraussetzung, aber optimal für gesunde Haut, da sich keine Endprodukte von tierischem Eiweiß ablagern und Vitamine, Mineralstoffe und bioaktive Substanzen optimal verwertet werden.*

REGELN

mine in den Zellstoffwechsel behindern. Der Schaden ist somit größer als der Nutzen! In Zeiten erhöhten Bedarfes wie Schwangerschaft und Rekonvaleszenz kann eine zusätzliche Menge über Pflanzenöle mit hochungesättigten Fettsäuren, grüner Tonerde, Spirulina Meeresalgen, Imkereiprodukten und anderen natürlichen Lebensmitteln aufgenommen werden.

Wasser als Urquell des Lebens

Da im Zusammenhang mit Empfehlungen für gesunde und schöne Haut immer das ausreichende Trinken von Wasser genannt wird, erscheint es mir sinnvoll, sich dieses geheimnisvolle Nass, das so viele Aspekte unseres Seins, vom rein physiologischen über den seelisch-emotionalen bis zum geistigen Aspekt berührt, genauer zu betrachten.

Die Erde, der „blaue Planet", ist zwar zu 70 % von Wasser bedeckt, jedoch der größte Teil davon entfällt auf Salzwasser in den Ozeanen. Luft und Wasser sind zwei wesentliche und bei weitem nicht für alle Menschen in ausreichendem Maß verfügbare Grundelemente des Lebens, die es zu bewahren gilt.

Funktionen des Wassers im Körper

Jeder Vorgang im Körper braucht Wasser: Es ist Lösungsmittel für Nährstoffe und Stoffwechselendprodukte, ist Transportmittel, Kühlmittel in Form von kühlendem Schweiß, Reaktionspartner für sämtliche chemische Reaktionen im Körper und ein wichtiger Baustein: Der Wasseranteil im Körper schwankt zwischen 80 % beim Säugling und 50 % im Greisenalter. Zählt man den gebundenen Wasseranteil im Körper dazu, bestehen wir fast gänzlich aus Wasser – nämlich zu 95 %. Daraus lässt sich ableiten, wie wichtig ausreichende Wasseraufnahme ist! Das wasserreichste Organ nach dem Blut ist das Gehirn – klares Denken braucht Wasser. Vergesslichkeit, Nervosität und Konzentrationsmangel beruhen häufig ganz einfach auf Wassermangel! Wenn zu wenig getrunken wird, sinkt auch der pH-Wert im Blut, man wird „sauer" mit all den bekannten Folgeerscheinungen. Wasser ist das Medium zur Reinigung. Das Reinigungsorgan Niere „wäscht" täglich 180–200 Liter Flüssigkeit – über den Harn werden täglich ca. 700 ml ausgeschieden. Ausreichend Wasser im Körper ist nicht nur wichtig, um ausreichend „Füllstoff" für einen prallen Hautturgor zur Verfügung zu haben, sondern ist wesentlich für eine gute Nährstoffversorgung und einen funktionierenden Abtransport von Stoffwechselendprodukten. Fehlgesteuerte chemische Reaktionen im Körper können ihre Ursache im Wassermangel haben und Folgewirkungen auf der Haut zeigen.

Wasser als Informationsträger

Dass Wasser mehr ist als Durstlöscher, macht sich die Homöopathie zunutze. Die Eigenschaften von Wirkstoffen werden auf das Wasser übertragen und obwohl in den homöopathischen Medikamenten durch die vielfache Verdünnung die Substanzen nicht mehr nachweisbar sind, zeigen sie Wirkung. Auch bei der Herstellung von Präparaten im biologisch-dynamischen Landbau wird nach diesem Prinzip gearbeitet. Wenn man dem

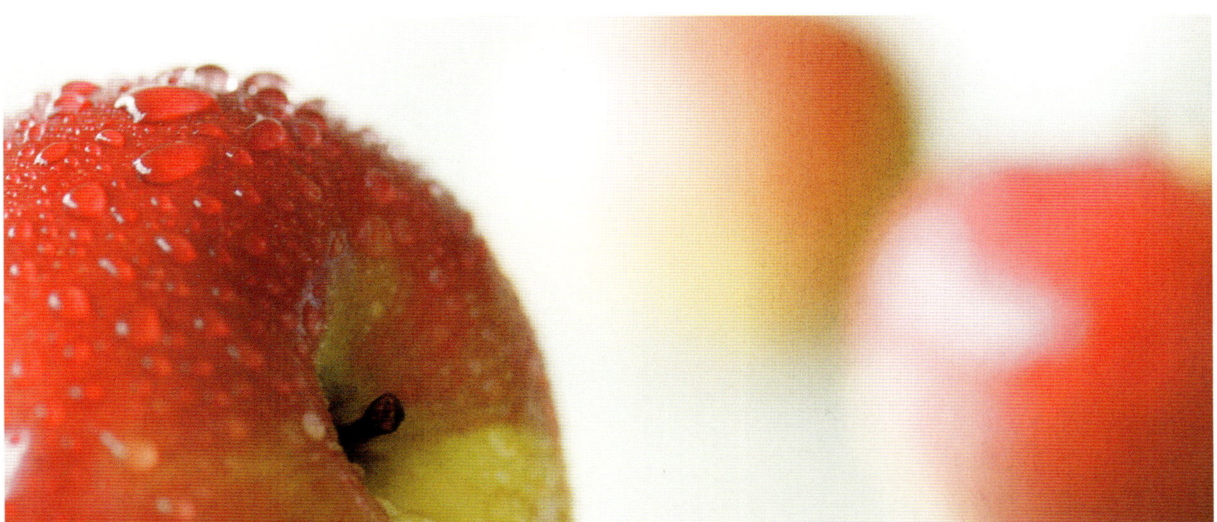

Wasser die Fähigkeit der Speicherung von Information zubilligt, muss man zur Kenntnis nehmen, dass es auch negative Informationen, beispielsweise von Pestiziden, Arzneimittelrückständen und anderen Giften aufnimmt, diese trotz Filterung erhalten bleiben und an den Körper weitergegeben werden. Aufbereitungsverfahren wie UV-Bestrahlung oder Behandlung mit Ozon wären so gesehen massive Eingriffe und hätten „totes Wasser" zur Folge. Umgekehrt ließen sich durch diese Betrachtungsweise auch die besonderen Heilwirkungen mancher Heil- und Quellwässer erklären: Das Wasser nimmt lange Zeit aus dem Erdinneren Schwingungen und Informationen auf, um sie an den Organismus weiterzugeben.

Welches Wasser und wie viel?

Die empfohlene Trinkmenge hängt von verschiedenen Einflüssen wie zum Beispiel Temperatur und körperlicher Betätigung ab, als Faustregel gelten 3 % des eigenen Körpergewichtes.
Die erste Frage ist schwieriger zu beantworten, da gerade zum Thema Wasser laufend Untersuchungen gemacht und interessante Ergebnisse erzielt werden. Viele sind mit bestehenden wissenschaftlichen Methoden noch nicht überprüfbar und werden daher nicht selten in den Bereich der Esoterik abgeschoben. Ich stütze mich in meinen Aussagen bezüglich Wasser auf allgemein nachvollziehbare Erkenntnisse, jedoch sind auch für mich in Bezug auf das Thema Wasser noch viele interessante Fragen offen.

Mineralwässer – häufig die nächste Wahl, aber immer schlechte Öko-Bilanz

Am gesündesten wäre sicherlich frisches Quellwasser aus tiefen Erdschichten sprudelnd, direkt an der Quelle genossen und in Glasflaschen mit nach Hause getragen. Da die meisten Menschen selten eine gute Quelle in nächster Nähe haben, bieten sich als nächste Wahl eine große Anzahl Mineralwässer an, die ebenfalls aus tiefen Gesteinsschichten kommend keine Umweltgifte enthalten, an der Quelle gewonnen sind und ohne Zusätze oder Behandlungen in Glasflaschen gefüllt, zum Verbraucher gebracht werden. Und hier liegt ein großer Haken: Je nachdem woher das Wasser kommt, ist die ökologische Belastung je Liter Wasser durch den Transport unterschiedlich, aber immer zu groß. Es ist wie beim Salz vom Himalaya oder den Kartoffeln, die zum Waschen durch halb Europa gekarrt werden: Es ist einfach unnötig.
Neben der schlechten Öko-Bilanz werden Verbraucher immer wieder mit fraglichen Grenzwerten für Schadstoffe, mit UV-Bestrahlung und der Behandlung mit Ozon zur Konservierung von stillem Wasser konfrontiert. Anhänger von mineralarmem Wasser sind der Meinung, dass die im Mineralwasser enthaltenen Mineralstoffe vom Körper nicht aufgenommen werden können, sondern ihm im Gegenteil schaden. Es wird empfohlen, durch teure Osmoseverfahren, die zudem auch noch einen Verlust großer Mengen an Wasser zur Folge haben, diese „ungelösten" Salze abzufiltern, um „reines" Wasser ohne Mineralstoffe zu erhalten.

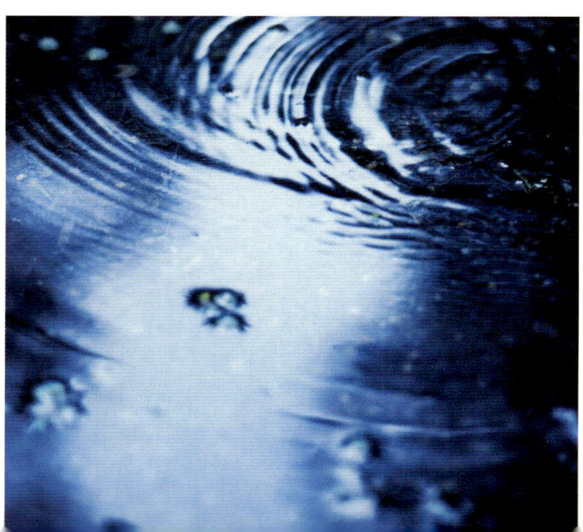

Ganz einfach den Hahn aufdrehen

In unseren Breiten ist jeder Haushalt mit Trinkwasser aus der Wasserleitung versorgt – ob vom eigenen Brunnen oder vom öffentlichen Verteiler. Trinkwasser unterliegt der novellierten Trinkwasserverordnung und trat am 1. Januar 2003 europaweit in Kraft. Erfreulicherweise ist jetzt der Umstand berücksichtigt, dass Schadstoffe auch auf dem Weg vom Wasserwerk zur Entnahmestelle in das Trinkwasser gelangen können. In der TWO (Trinkwasserverordnung) sind Grenzwerte festgesetzt, es gibt jedoch anerkannte Schadstoffe wie Medikamentenrückstände, polare Pestizide und Asbestfasern, für die es noch keine Grenzwerte gibt. Um sicheres Wasser zu trinken gibt es die einfache und kostengünstige Methode, das Wasser mittels Carbonfilter zu reinigen und gleichzeitig ungelöste Mineralstoffe wie z. B. große Kalkmoleküle zurückzuhalten. Im Wasser gelöste Mineralien sind davon nicht betroffen! In Kombination mit einer ausgewogenen Ernährung sind Sie mit einem derart gefilterten Wasser gut versorgt und haben noch dazu geschmacklich einwandfreies Wasser immer verfügbar. Zuletzt können Sie Ihr physikalisch gereinigtes Wasser „wiederbeleben", um ihm Quellwasserqualität zurückzugeben, können es mit allen möglichen Dingen energetisieren oder mit Informationen versehen – das reicht vom Einlegen von Edelsteinen über die Einbringung der „Himmlischen Schwingung des Lourdes-Wassers" bis zur Methode des „Besprechens" des Wassers.

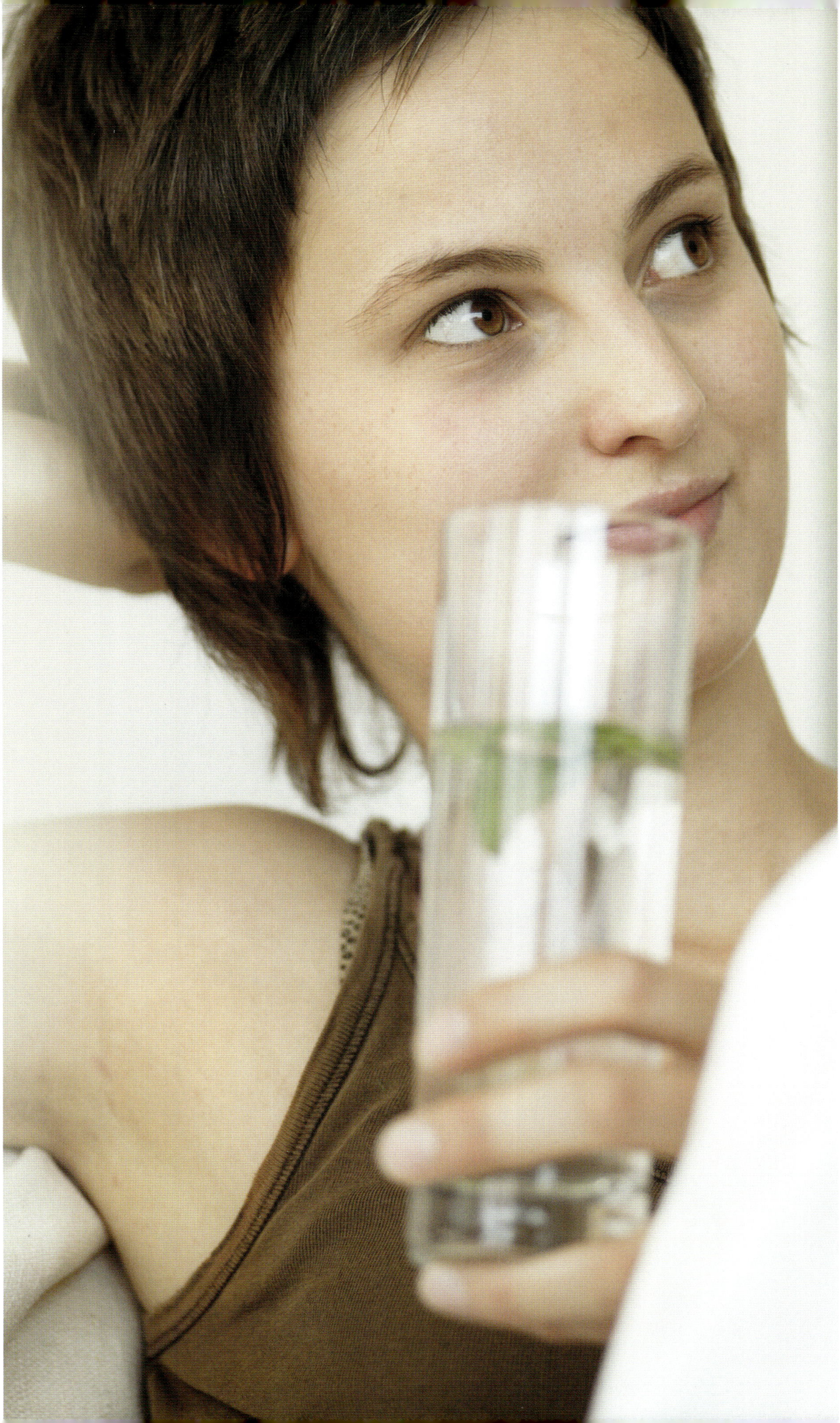

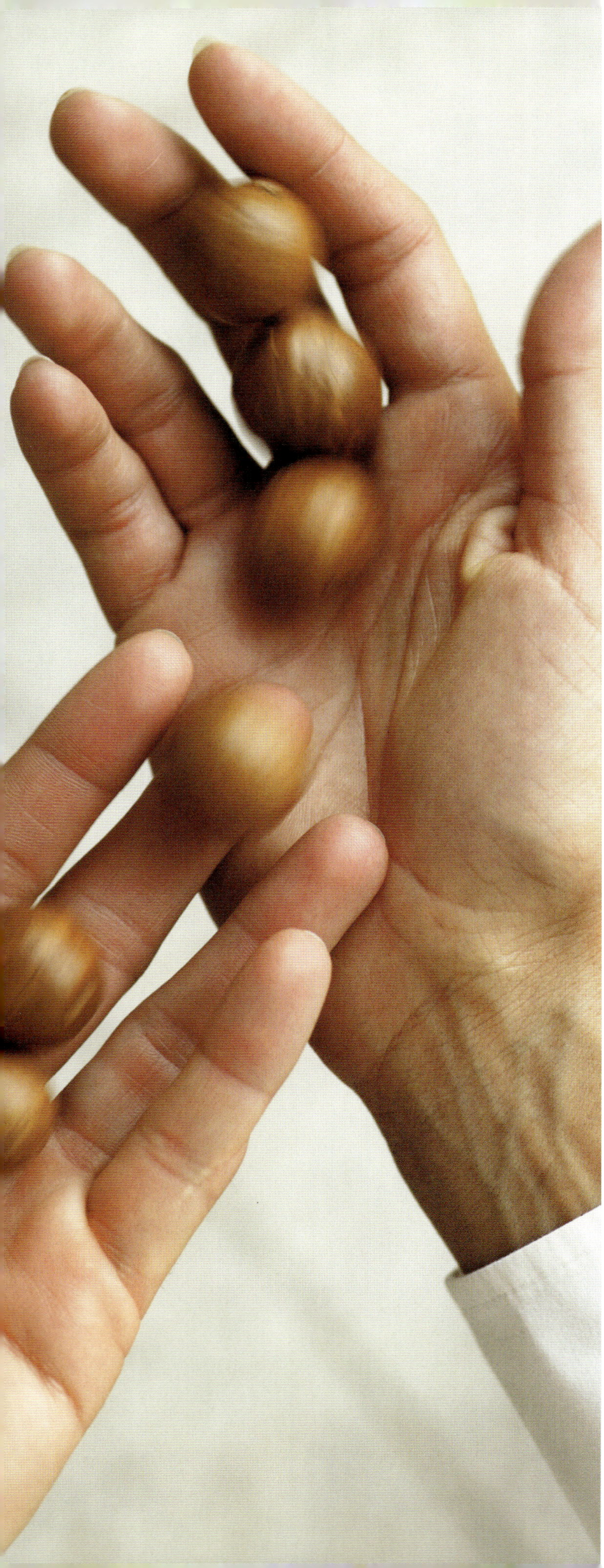

EIN DREIFACHE

Die Oberhaut (Epidermis)

besteht aus fünf Schichten. In der tiefsten Schicht, der Basal- oder Keimschicht, werden laufend neue Zellen produziert.

Schön durch Schlaf

Warum in allen Empfehlungen für eine schöne Haut der ausreichende Schlaf genannt wird: Die Neubildung der Hautzellen hängt von der verfügbaren Körperenergie ab. Und da man/frau in der Regel in den vier Stunden nach Mitternacht schläft, und somit am wenigsten Energie benötigt, wird in dieser Zeit fleißig produziert! Nächtliche Aktivität lässt uns also ziemlich alt aussehen!
In einem Zyklus von drei bis vier Wochen wandern die neuen Zellen in Richtung Oberhaut und durchlaufen dabei mehrere Entwicklungsstadien. An der Oberfläche bilden sie die Hornhaut. Die verdickte Hornhaut bildet eine Lichtschwiele und schützt, zusammen mit dem Farbstoff Melanin, die Haut vor Sonneneinstrahlung. Die Hornzellen werden von einer klebstoffartigen Fettsubstanz, bestehend aus Cholesterin, Ceramiden und Fettsäuren zusammengehalten. Sie bilden eine Barriere gegen Fremdstoffe und schützen vor übermäßigem Wasser- und Elektrolytverlust. Sie werden schließlich als Hornschuppen abgestoßen oder bei der Reinigung abgerieben.
In der Oberhaut kommen noch drei weitere Zellarten vor: Pigmentzellen (Melanozyten) zur Bildung des Hautfarbstoffes Melanin für den körpereigenen Sonnenschutz, Tastzellen (Merkel-Zellen) und Fresszellen (Langerhans-Zellen), die Fremdkörper und Krankheitserreger als solche erkennen, das Immunsystem alarmieren und die Eindringlinge vernichten.

Eine dicke Haut haben

An manchen Stellen ist die Oberhaut tatsächlich dick – bis 4 mm an Handinnenflächen und Fußsohlen. Jedoch pergamentpapierdünn an den Augenlidern – deshalb Vorsicht bei der Pflege!

Die Lederhaut (Dermis oder Corium)

variiert in ihrer Dicke ähnlich wie die Oberhaut. In ihrem Bindegewebe sind Blutgefäße eingebettet, die an die

Oberhaut heranreichen und sie einerseits ernähren und andererseits Stoffwechselendprodukte abtransportieren. In ihr sind die so genannten Hautanhangsgebilde wie Talg-, Schweiß- und Duftdrüsen, Nerven, Nägel- und Haaranlagen eingebettet. Der Flüssigkeitsgehalt des Bindegewebes bestimmt den so genannten „Hautturgor". Zahlreiche hier eingelagerte Rezeptororgane machen die Haut zum Sinnesorgan.

Reißfest und dehnbar

Unsere Haut ist reißfest bis 90 kg/cm^2! Der hohe Gehalt an Kollagen (einem Fasereiweiß) ist dafür verantwortlich. Als Jackenleder wird daher das Corium der Tierhaut verwendet.
Das Elastin – ein dem Kollagen verwandtes Eiweiß – bildet eine Netzstruktur, die die Haut elastisch macht, sodass sie nach einer Dehnung ihre ursprüngliche Form wieder annimmt. Das ist wichtig, um etwa nach einer Schwangerschaft wieder straffe Haut zu haben, aber vor allem Knie- und Ellbogen benötigen diese Funktion.

Zwei Faktoren, die uns schwitzen lassen

Zwei Drüsentypen produzieren unterschiedlichen Schweiß: Apokrine und ekkrine Drüsen. Erstere, auch Duftdrüsen genannt, werden erst in der Pubertät aktiv und sind bei der Frau sehr stark hormonell beeinflusst. (Zur Zeit des Eisprunges verändert sich der Geruch.) Sie befinden sich nur in den Armhöhlen, im Gehörgang, um die Brustwarzen und Geschlechtsteile. Sie reagieren nicht auf Hitze, sondern auf Emotionen oder sexuelle Erregung.

Der ganz persönliche Duft

Die Duftdrüsen jedes Menschen erzeugen einen ganz speziellen Duft, der für jeden Menschen einzigartig und typisch ist. Das Sekret ist bis zur Ausscheidung geruchlos – erst die bakterielle Zersetzung erzeugt den Körpergeruch.

Die körpereigene Klimaanlage

Die ekkrinen Systeme reagieren als Wärmeregler. Die rund 2 Millionen Schweißdrüsen sind in die Lederhaut eingebaut, ihr Ausführungsgang verläuft bis in die Oberhaut. Schweiß besteht zu 99 % aus Wasser, 1 % bilden Mineralsalze, Harnstoff und Fettsäuren, der pH-Wert ist unterschiedlich – zwischen 5 und 6, ist also sauer, deshalb auch die Bezeichnung „Säureschutzmantel".
Auch wenn wir nicht offensichtlich oder spürbar schwitzen, produzieren wir bis zu ein Liter Schweiß pro Tag. In trockenen Räumen, bei extremer körperlicher Betätigung, in Räumen mit Klimaanlagen oder in Flugzeugkabinen fließen unbemerkt hohe Schweißmengen! Es gibt aber auch stressbedingten Schweiß: Einige Schweißdrüsen – nämlich die, die sich auf den Fußsohlen, in der Achselhöhle und an den Handinnenflächen befinden, reagieren auf psychische Belastung, ganz unabhängig von der Außentemperatur!

Talg – die körpereigene „Hautcreme"

Die Talgdrüse mündet in den Haarbalg, durch den der Talg an die Hautoberfläche gelangt. In den Basalzellen bildet sich der Hauttalg (Sebum), steigt nach oben, verhornt aber nicht wie die Hornhautzellen, sondern verfettet und bildet ein talgartiges Sekret, das sich auf der Hautoberfläche mit dem Schweiß und der aufgetragenen Creme zu einer elastischen Schutzhülle verbindet bzw. Kopfhaut und Haar fettet. Die Anzahl der Talgdrüsen in der Lederhaut und auch die Menge Talg, die produziert wird, variiert je nach Hautregion.
Die Menge der Talgproduktion ist genetisch bedingt und bestimmt den Hauttyp.

Die Unterhaut (Subcutis)

auch Unterhautfettgewebe genannt, fungiert als Stoßdämpfer, Energiespeicher und als Kälteschutz. Diese tiefste Hautschicht aus lockerem Bindegewebe und Fettgewebe schützt Muskeln, Knochen und innere Organe vor Gewalteinwirkungen und bildet die Energiequelle für magere Zeiten. Bei einem normalgewichtigen Menschen betragen die Fettpolster 10–15 % seines Körpergewichtes – ein Vorrat für 40 Tage. Wie viel Fett sich wo ansammelt, hängt von verschiedenen Faktoren ab: Die eine Hälfte wird von Vererbung, Geschlecht, Alter und Hormonen bestimmt, die andere Hälfte haben wir selber in der Hand – oder im Mund …
Auch wichtige Stoffwechselvorgänge finden in der Unterhaut statt: Wenn die Haut genügend lang dem Tageslicht ausgesetzt war, kann im Unterhautfettgewebe Vitamin D produziert werden.

HAUTTYPEN UND HAUTDIAGNOSE

Trocken, empfindlich, fett, unrein, gemischt, „reif", anspruchsvoll oder gar normal?

Das Zustandsbild der Haut ist uns in seinen Grundzügen mitgegeben: Ob sie eher fettig oder trocken, groß- oder kleinporig, sensibel oder robust, dick oder dünn ist, können wir uns nicht aussuchen – all dies ist genetisch bedingt. Faktoren wie die typologische Kategorie (ob Ihre Haut zum Beispiel „schwarz" ist oder „weiß"), Menschentyp (die vier Menschentypen nach Kretschmer), Geschlecht (Männerhaut ist anders als Frauenhaut), Veranlagungen und vor allem das Alter sind gegeben – für den einen zur Freude, der/die andere hingegen möchte womöglich am liebsten „aus der Haut fahren".

Es ist, wie es ist ...

Ich finde es durchaus beruhigend zu wissen, dass ich manches nicht ändern kann. Das gibt mir eine gewisse Gelassenheit und hat mich davor bewahrt, teuren und oft sogar hautschädigenden Verheißungen der Kosmetikindustrie auf den Leim zu gehen. Als ich selbst so in das Alter kam, wo einem gesagt wird, jetzt müsse frau – allem emanzipatorischen Fortschritt zum Trotz – unbedingt etwas unternehmen, um dem beginnenden Verfall von Haut und Haar Einhalt zu gebieten, interessierte ich mich natürlich dafür, was denn nun dieses Wunder der Konservierung des ganz passablen Ist-Zustandes vollbringen könnte. Ich erkundigte mich in den teuren Parfümerien nach den Ingredienzen der kostbaren Tiegel. Aber damals gab es noch keine Deklarationspflicht und die Firmen hüteten ihr Geheimnis gut. Mit etwas Beharrlichkeit gelang es mir allmählich, die Versprechungen der „High-Tech"-Kosmetikwelt zu durchschauen. Ich habe mir dadurch viel Geld erspart. Und wohl auch einigen Frust. Und für mich entdeckte ich: Die feinsten Köstlichkeiten für Haut und Haar stellt die Natur zur Verfügung ...

Die Variablen

Gute Ernährung, entsprechende Lebensführung (das beinhaltet auch, dass man sich um seine Seele kümmert!) und passende Pflege sind die Variablen, mit denen wir auf die gegebenen genetischen Faktoren reagieren können. Die Aufmerksamkeit, die wir dafür aufbringen müssen, ist etwas, was uns in unserer Gesamtpersönlichkeit gut tut! Die Haut ist wie eine faszinierende Messstation mit feinen Fühlern, die auf innere und äußere Faktoren reagieren, und es gilt, die daraus resultierenden Veränderungen wahrzunehmen und die Pflege anzupassen.
So macht es z. B. einen großen Unterschied, ob eine Frau mit der grundsätzlichen Zustandsbeschreibung „trockene Haut" sich am Meer aufhält oder beispielsweise als Flugbegleiterin häufig extrem trockener Luft in einem Flugzeug ausgesetzt ist. Die Pflegemaßnahmen müssen jeweils angepasst werden, ganz abgesehen vom höheren Flüssigkeitsbedarf in einer klimatisierten Umgebung! Am Meer ist ausreichend Feuchtigkeit vorhanden und die Haut braucht unter Umständen lediglich morgens und abends eine gute Reinigung, dazwischen eine leichte Pflege mit Sonnenschutz. Welche Pflege nötig ist, hängt also von vielen äußeren Faktoren ab: In der Stadt muss die Reinigung anders erfolgen als auf dem Land, weil man es mit mehr und anderem Schmutz zu tun hat. Durch hormonelle Veränderungen wie etwa in der Schwangerschaft können die Anforderungen der Haut sich genauso verändern wie durch klimatische Veränderungen, Ernährungsumstellung, Urlaub, etc.
Gute Pflege hilft, die Haut so zu erhalten, dass sie ihren Aufgaben gerecht werden kann: Sie soll vor Umwelteinflüssen geschützt, gereinigt und vor vorzeitiger Hautalterung bewahrt werden.

Haut„diagnose"

Turgor und Tonus, der Umfang der Talgdrüsenproduktion, Empfindlichkeiten wie Rötungen und Schuppungen, der Zustand der Verhornung, ob große oder kleine Poren, die Durchblutung und die Tatsache, ob Mitesser, Pusteln, Talgzysten, erweiterte Äderchen oder Verfärbungen zu sehen sind – das alles spielt bei der Beurteilung der Haut eine Rolle und soll bei der Pflege berücksichtigt werden.

Turgor und Tonus

Den Begriff Turgor könnte man am besten mit „Prallheit" übersetzen. Er bezeichnet die Innendruckspannung der Haut. Ausreichend Flüssigkeit, gesunde Ernährung – mit der entsprechenden Zufuhr von Kieselerde, Calcium,

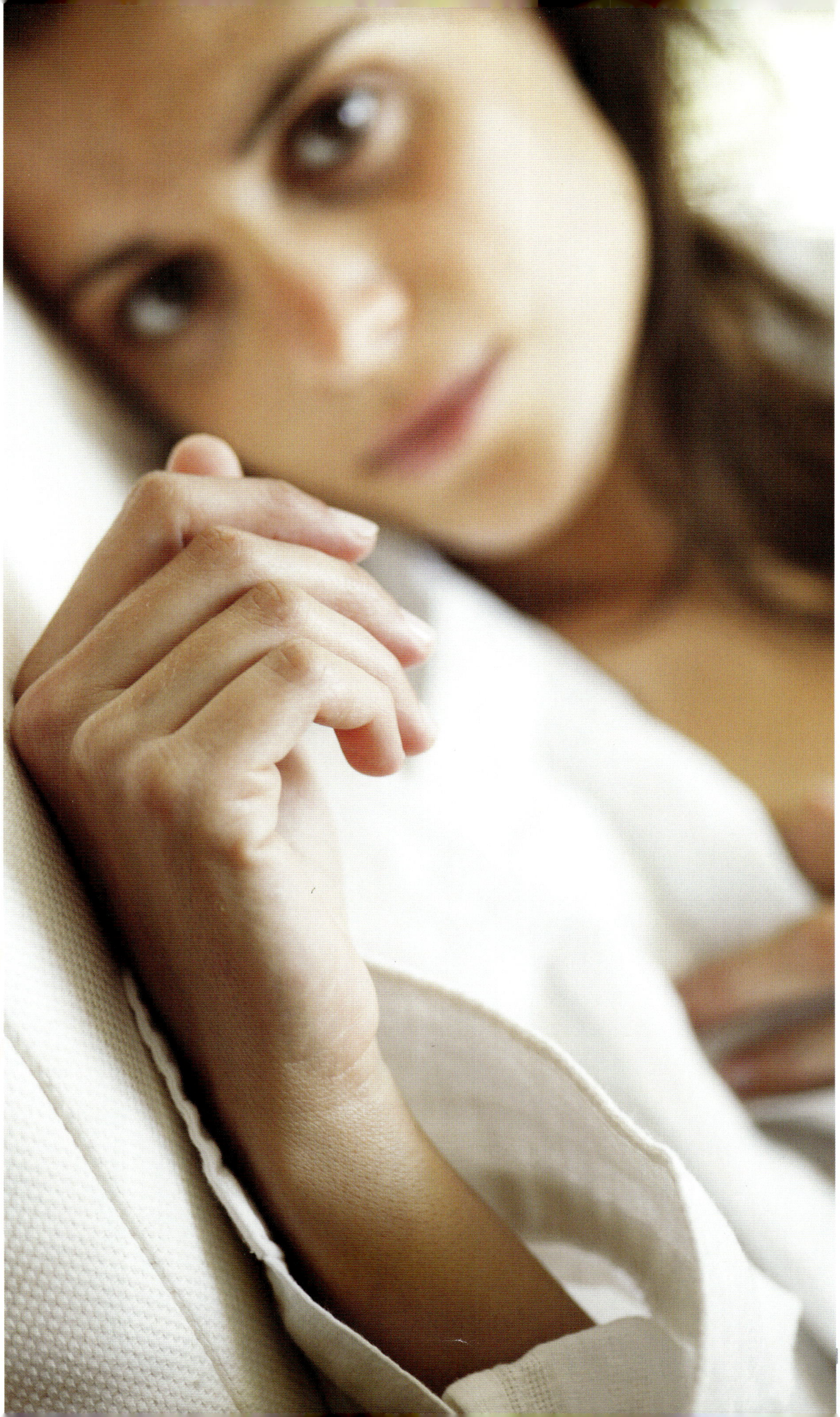

Magnesium und Salz in kleinen Mengen (um den osmotischen Druck aufrecht zu erhalten) – unterstützen diesen lebenslang erstrebten Zustand.
Der Tonus gibt Auskunft über den Spannungszustand und somit über das Alter der Haut. Die Kosmetikerin unterscheidet zwischen dem Gewebetonus und dem Muskeltonus. Ersterer ist von der Elastizität des Bindegewebes, das von einem dichten Geflecht von elastischen und kollagenen Fasern gebildet wird, abhängig. Durch entsprechende Behandlungen wie z. B. Massagen kann man das Bindegewebe straffen. Bekannter ist der so genannte Muskeltonus, der je nach Inanspruchnahme bzw. Training unterschiedlich ausgebildet ist und die Haut straffer erscheinen lässt.

Fett oder trocken?

Ob Ihre Haut eher fett oder eher trocken ist, hängt von der Aktivität Ihrer Talgdrüsen ab. Testen kann man das mit der bekannten Seidenpapiermethode:
Die Haut gut fettfrei reinigen und ein bis zwei Stunden ohne Creme oder Gesichtswasser sich selbst überlassen. Danach Seidenpapier aufdrücken. Sie können am Abdruck sehen, wohin Sie tendieren: Bei trockener Haut ist nichts zu sehen, normale Haut zeigt einen Schimmer von Fett, fette Haut zeigt entsprechende Abdrücke bei Stirn, Nase, Kinn und Wangen. Die so genannte Mischhaut zeigt nur Abdrücke von Stirn, Nase und Kinn, nicht von den Wangen.
Trockene Haut ist auch ohne Seidenpapier leicht zu erkennen: Wenn die Haut nach einer Stunde noch immer spannt, gehört sie zum trockenen Typ, das heißt sie produziert zu wenig und zu langsam.
Ob Sie zu trockener oder fetter Haut tendieren, ist u. a. wichtig um zu entscheiden, welche Art der Emulsion Ihre Creme haben soll, ob eine Wasser-in-Öl- oder eine Öl-in-Wasser-Emulsion für Sie geeignet ist (siehe S. 35).

Was Ihr Hauttyp braucht

Naturkosmetik-Pflegekonzepte sind auf drei grundsätzlichen Erscheinungen und Funktionen der Haut aufgebaut und benötigen weniger Differenzierung. Die drei Grundtypen der Haut, die unterschieden werden, sind: normal, fett und trocken.

Die normale Haut

Fett und Feuchtigkeit sind in ausreichender Menge vorhanden, die Haut ist straff und geschmeidig, gut durchblutet und elastisch, glänzt matt, ihre Oberfläche ist glatt. Der Hydrolipidmantel ist intakt und sie hat keine Hautunreinheiten. Das ist der Zustand der gesunden Kinderhaut bis zur Pubertät und nach der Pubertät, wenn die Hormone nicht mehr verrückt spielen, die Talgdrüsen wieder normal arbeiten und keine anderen Probleme aufgetaucht sind. Der Zustand, den viele Frauen gerne „konservieren" würden.

Die fettige Haut (Seborrhoe)

Glänzt Ihre Haut fettig und ist mit einem öligen Film überzogen, ist sie großporig und schlecht durchblutet? Dann gehört sie zum Typ der öligen Seborrhoe. Der Vorteil: Sie ist robust und neigt weniger zur Faltenbildung.
Bei Menschen mit trockener Seborrhoe sieht die Haut ganz anders aus. Da sie sich an den Wangen meist leicht schuppt, wird sie fälschlicherweise manchmal der trockenen Haut zugerechnet. Bei diesem Hauttyp produziert die Keimschicht übermäßig Keratin und die Talgdrüsen sondern festen Talg ab. Bei ungenügender Reinigung zeigen sich Unreinheiten, besonders in der T-Zone, da sich dort mehr Talgdrüsen befinden. Das Hautbild kann fließend zur Akne sein, weil aufgrund der übermäßigen Talgproduktion und Keratinbildung die Poren verstopfen und sich entzünden können (siehe S. 38).

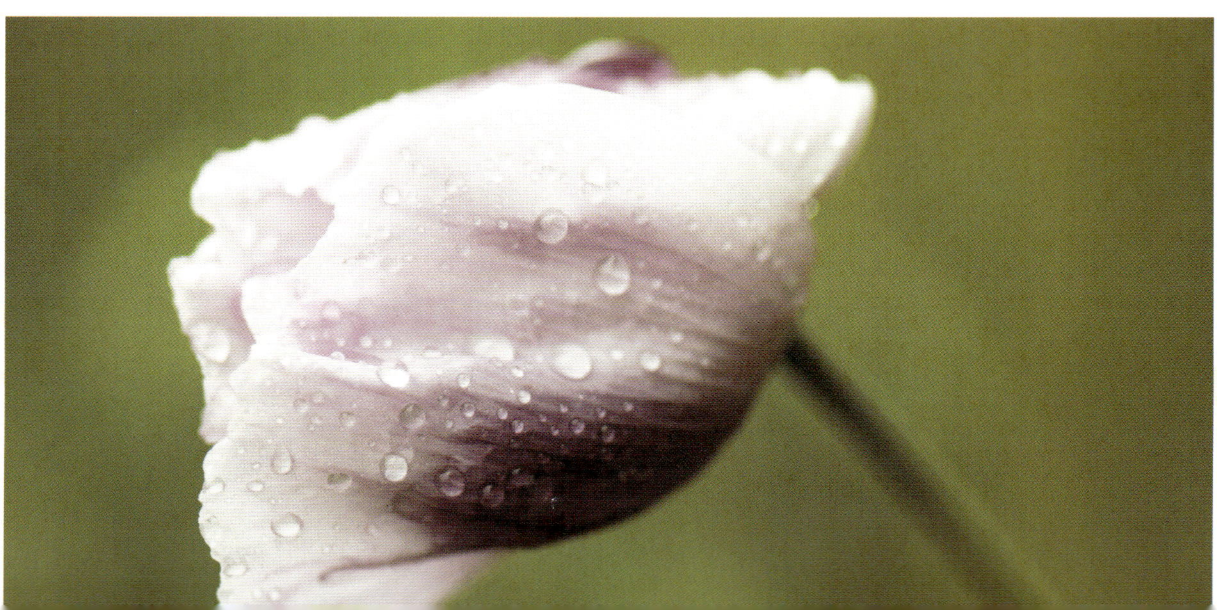

Dann ist die fette Haut sehr empfindlich und bedarf einer besonders überlegten und schonenden Behandlung.
Fette Haut mit all ihren Facetten ist zwar häufig, aber nicht ausschließlich ein Erscheinungsbild der jungen Haut!

Die trockene Haut und ihre Erscheinungsformen

Immer mehr Menschen – auch Kinder – leiden unter trockener Haut mit ihren unterschiedlichen Erscheinungsformen. Während bei fetter Haut die Talgdrüsen zu viel Talg produzieren, erhält die trockene Haut zu wenig davon. Bei vielen Frauen, die das Jahr über normale Haut oder sogar eher fettige Haut haben, ist die trockene Haut plötzlich und über Nacht da, nämlich sobald die Heizung eingeschaltet ist. Jetzt braucht die Haut eine andere Pflege!

Trocken

Ihr fehlen ausreichend Fett und Feuchtigkeit und sie spannt besonders, wenn die Luft sehr trocken ist (Büroluft). Deswegen: Luftbefeuchter aufstellen!

Trocken und empfindlich

Die trockene, empfindliche Haut neigt zu Rötungen, Unverträglichkeiten und allergischen Reaktionen. Häufig leiden Menschen mit trockener Haut an quälendem Juckreiz. Oder es zeigen sich rote Äderchen und sie reagiert sensibel auf Belastungen wie Kälte, Hitze und Sonnenlicht. Sie kann rau oder schuppig sein und bei ungenügender oder falscher Pflege sind selbst kleine Einrisse nicht selten. Durch die geringe Talgproduktion ist der Säureschutzmantel (Hydrolipidmantel) oft dünn und Krankheitskeime können leichter eindringen. Hat jemand bereits im Kindes- und Jugendalter trockene und empfindliche Haut, ist natürlich später umso mehr aufmerksame Pflege zum Wohlfühlen nötig.

Trocken und anspruchsvoll – manchmal auch „reif“ genannt

Dies ist eigentlich eine unnötige Umschreibung für das Erscheinungsbild der alternden Haut, die auch unter der Bezeichnung „normal“ laufen könnte. Die Produktionsmenge der Talgdrüsen bestimmt wesentlich den Hauttyp und ist geschlechts- und altersabhängig. Am meisten schützenden Talg produziert die Haut als Wärmeschutz gleich nach der Geburt, dann wieder viel während der Pubertät. Mit zunehmendem Alter ist es ganz normal, dass durch die langsamere Zellteilung und durch den Rückgang der Östrogenproduktion bei Frauen die Haut trockener und dünner wird (siehe S. 113). Die so genannte „anspruchsvolle Haut“ wird durch den Talgmangel zunehmend weniger elastisch, was bei ungenügender Aufmerksamkeit (Wasser trinken, Ernährung, Pflege) zu vermehrter und frühzeitiger Faltenbildung führen kann.

Die Mischhaut

Zum Grundtyp der trockenen Haut gehört in der Regel auch die so genannte Mischhaut. Es ist normal, dass bei manchen Menschen die Haut an Stirn, Nase und Kinn etwas mehr Talg produziert als an den übrigen Stellen, da sich dort mehr Talgdrüsen befinden. Sie braucht keine gesonderte Pflege. Die fetteren Stellen können Sie zusätzlich mit adstringierenden Hydrolaten wie Hamamelis-, Salbei- oder Pfefferminzhydrolat durchfeuchten. Dort, wo von Haus aus mehr Fett ist (es handelt sich eigentlich nicht nur um Fett, sondern immer um eine Emulsion aus Talgdrüsenfett und einem Gemisch aus Eiweiß- und Fettbausteinen, Mineralstoffen, Harnsäure und Salzen, sowie dem Wasseranteil aus den Schweißdrüsen), wird einfach weniger bis gar nicht gecremt.

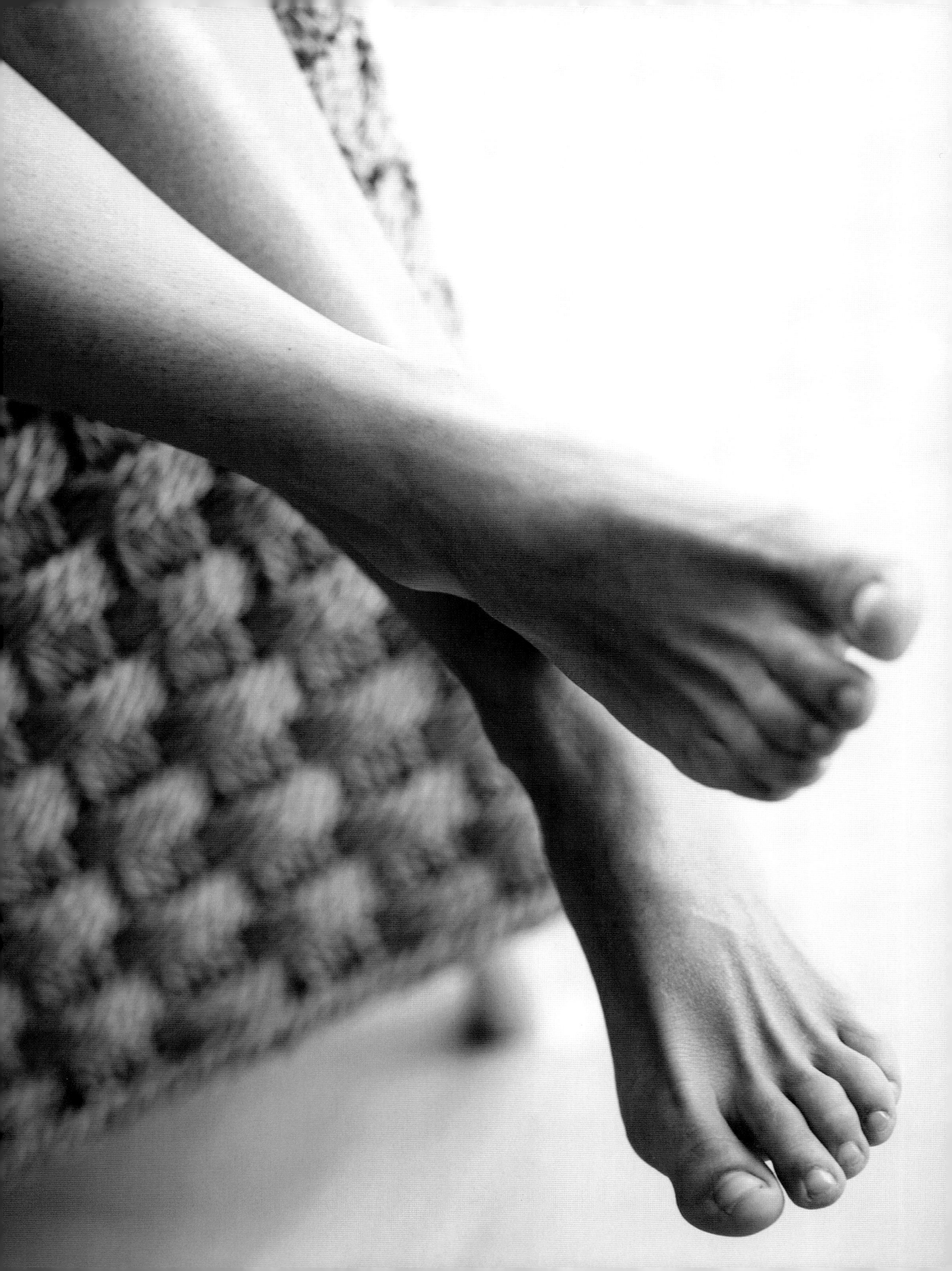

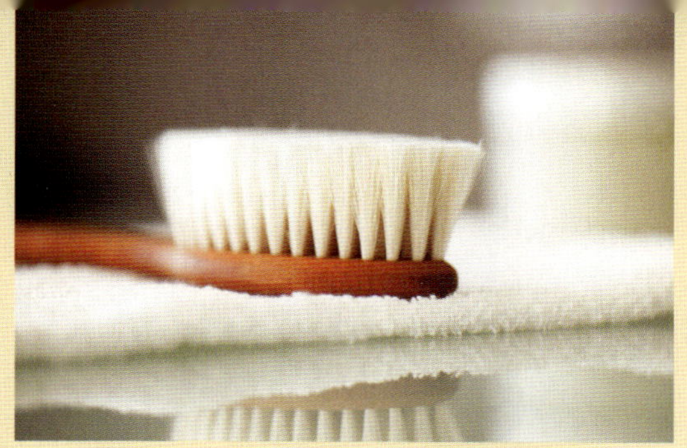

PFLEGE

GEPFLEGT

VON KOPF BIS FUSS

Will man Ethnologen glauben, dann gibt es kein einziges Volk, dessen Angehörige nicht viel Zeit und Aufmerksamkeit für ein schöneres Aussehen investieren. Führen wir uns doch einmal vor Augen, welch faszinierendes Gebilde unser Körper und jeder einzelne seiner Teile ist, vom genialen Greifwerkzeug Hände bis zum Wunderwerk Füße, und mit welcher Selbstverständlichkeit wir es hinnehmen, dass er immer perfekt funktioniert. Solange alles in Ordnung ist, nehmen wir ihn kaum wahr. Erst wenn Probleme auftauchen, wird uns bewusst, dass unser Körper unsere Aufmerksamkeit braucht, dass wir ihn nicht auf halbem Wege austauschen können.

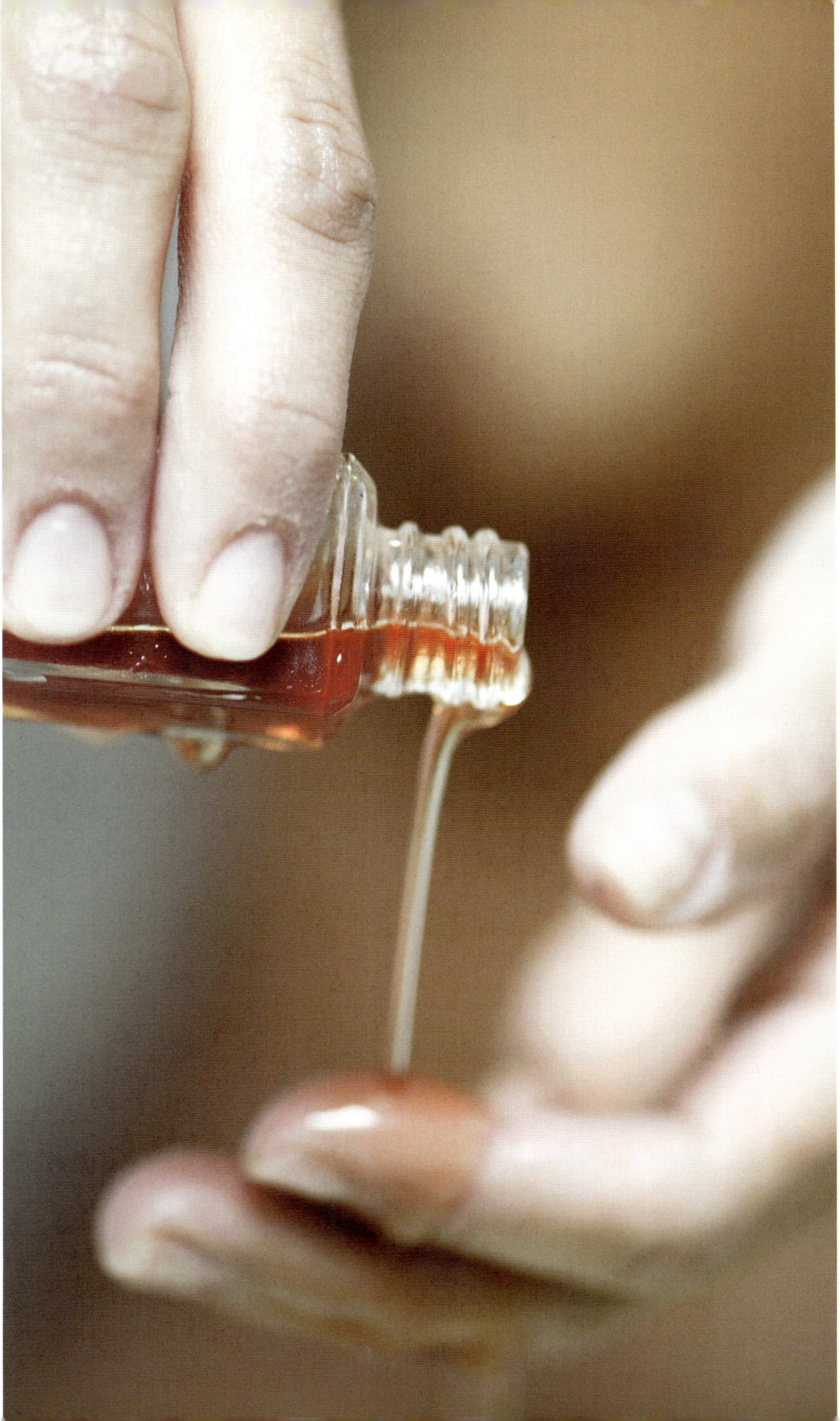

PFLEGE

GEPFLEGT VON KOPF BIS FUSS

Auch wenn das Buch, das Sie gerade in Händen halten, selbst zur „Ratgeberliteratur" zählt, liegt mir daran, zu betonen, dass Sie im Umgang mit Ihrem Körper, auch was die Körperpflege betrifft, nicht irgendwelchen Gurus, sondern vielmehr Ihrem Instinkt und Ihrem gesunden Menschenverstand vertrauen sollten. Nicht selten ist es so, dass wir etwas instinktiv ablehnen – wie z. B. die Hormonersatztherapie oder Solariumbehandlungen – was sich später wissenschaftlich fundiert als schädlich erweist.

Sachkenntnis über Haut und Haar sowie Beratung von „Hautkundigen" sind wichtig, dürfen aber das eigene Gespür für das, was der eigenen Haut gut tut, nicht verdrängen. Lassen Sie sich bei der Wahl Ihrer Pflegemittel, bei den Düften, Farben und Pflanzen durchaus auch von Ihren Instinkten leiten.

Die Haut braucht Feuchtigkeit

Es ist in aller Munde: Die Haut braucht Feuchtigkeit! Herkömmliche industrielle Feuchtigkeitscremen weisen zwar einen Wassergehalt von bis zu 90 % auf und trotzdem hat man/frau, auch wenn fleißig nachgecremt wird, das Gefühl, dass die Haut immer trockener wird. Selbst eingelagerte Feuchtigkeitsgaranten wie Harnstoff und Hyaloransäure ändern daran nichts. Tatsache ist, dass zwar viel Feuchtigkeit zugeführt wird, aber aufgrund der Art der Emulsion rasch wieder verdunstet und Anteile der hauteigenen Feuchtigkeit mit ausscheidet.

Die wahren Feuchtigkeitsspender: Wasser-in-Öl-Emulsionen

Wasser-in-Öl-Emulsionen sind die wahren Feuchtigkeitsspender für die Haut! Hier bildet das Öl die äußere, schützende Schicht, sodass die Hautfeuchtigkeit auch in trockenen Räumen nicht verdunsten kann. Bei dieser Form der Emulsion wird der Wassertropfen sozusagen vom Öl eingeschlossen. Kurz zusammengefasst ist der Unterschied zwischen Wasser-in-Öl- bzw. Öl-in-Wasser-Emulsion folgender: Eine Creme besteht aus einem fetten und einem wässrigen Anteil. Wenn man den Ölanteil ins Wasser gießt oder umgekehrt, trennen sich beide sehr schnell wieder. Um Wasser und Öl in einer Creme bleibend zusammen zu halten, benötigen wir einen Emulgator. Er stellt die Brücke dar, durch ihn entsteht eine Emulsion, wie man die Verbindung von Öl und Fett mit Wasser auch nennt. Bei der Emulsionsbildung wird unter Rühren langsam der wässrige Anteil in den fetten eingerührt. Es entstehen winzig kleine Tröpfchen aus Wasser und Öl. Entsteht eine Öl-in-Wasser (O/W)-Emulsion, bildet Wasser die äußere Phase und Öl die innere bzw. schwimmen die Öltröpfchen im Wasser. Bei einer Wasser-in-Öl (W/O)-Emulsion ist außen das Öl und innen das Wasser: Die mikroskopisch kleinen Wassertröpfchen schwimmen im Öl.

Durch die ausgewogenen Anteile von Fett und Feuchtigkeit entspricht die W/O-Emulsion der Zusammensetzung des Hydrolipidmantels und kann sich dadurch auch

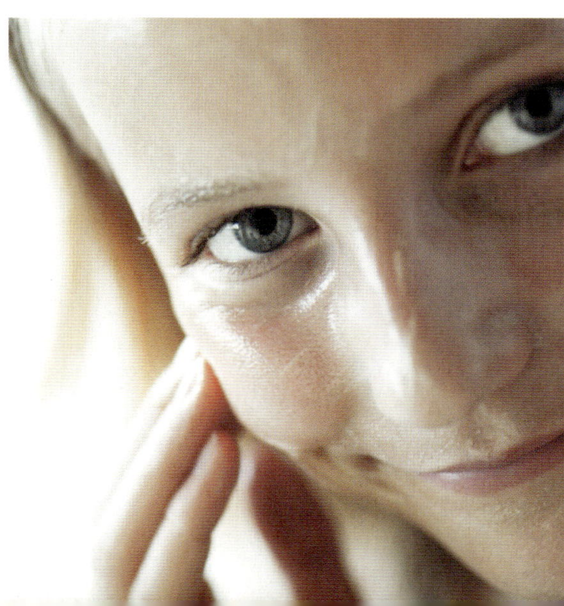

optimal verbinden. Eine Creme mit W/O-Emulsion braucht zwar etwas länger zum „Einziehen", aber diese Zeit sollte uns eine gesunde Haut Wert sein. Außerdem erspart man sich das Nachcremen.
Vor allem bei empfindlicher, trockener Haut, für Menschen die an Neurodermitis, Schuppenflechte oder an allergischen Ekzemen – begleitet von trockener Haut – leiden, ist die richtige Wahl des Emulsionstyps von außerordentlicher Bedeutung.

Der hauteigene Hydrolipidmantel zeigt uns, was die Haut braucht

Für die Entstehung des Emulsionstyps ist es nicht ausschlaggebend, wie viel Wasser bzw. Öl in eine Creme oder Lotion eingearbeitet wird, sondern die Wahl des Emulgators ist entscheidend. Gute naturkosmetische Produkte enthalten immer einen ausgeglichenen Anteil an Fett und Feuchtigkeit, sie orientieren sich an der optimalen Zusammensetzung des hauteigenen Hydrolipidmantels. Der hohe Wasseranteil in den meisten Industrieprodukten hat sicherlich auch damit zu tun, dass Wasser am wenigsten kostet. Trotz des hohen, wertlosen und schädigenden Wasseranteils ihrer Produkte gelingt es der Industrie mit Hilfe eines ausgeklügelten Emulgatoren- und Stabilisatorensystems, der Benutzerin im Moment des Auftragens die Illusion von satter Pflege zu vermitteln.

Wann ist Öl-in-Wasser dennoch sinnvoll?

Es macht Sinn, dass eine Reinigungsmilch als Öl-in-Wasser-Emulsion hergestellt wird, denn sie soll den Schmutz auf der Haut lösen und nachher abgewaschen werden. Auch eine Haarspülung wird wieder ausgewaschen. Wenn die Haut fett ist, wird ein Überschuss an Talg erzeugt, und es wäre widersinnig, noch mehr zuzuführen und speichern zu wollen.
Gegen Öl-in-Wasser-Emulsionen ist nichts einzuwenden bei einer leichten Körperlotion für nicht zu trockene Haut, einer Haarspülung oder einer leichten Creme zur Pflege fetter Haut, denn diese besitzt selber einen ausreichenden Film einer W/O-Emulsion in Form des Hydrolipidmantels. Auch Männerhaut, gesunde Kinderhaut und gesunde jugendliche Haut, deren Talgproduktion normal funktioniert, ist gut damit gepflegt. Jedoch für die vielen Menschen mit trockener, empfindlicher oder gereizter Haut, mit Schuppenflechte, Neurodermitis und trockenen Ekzemen sind Pflegeprodukte mit einer Wasser-in-Öl-Emulsion das Um und Auf!

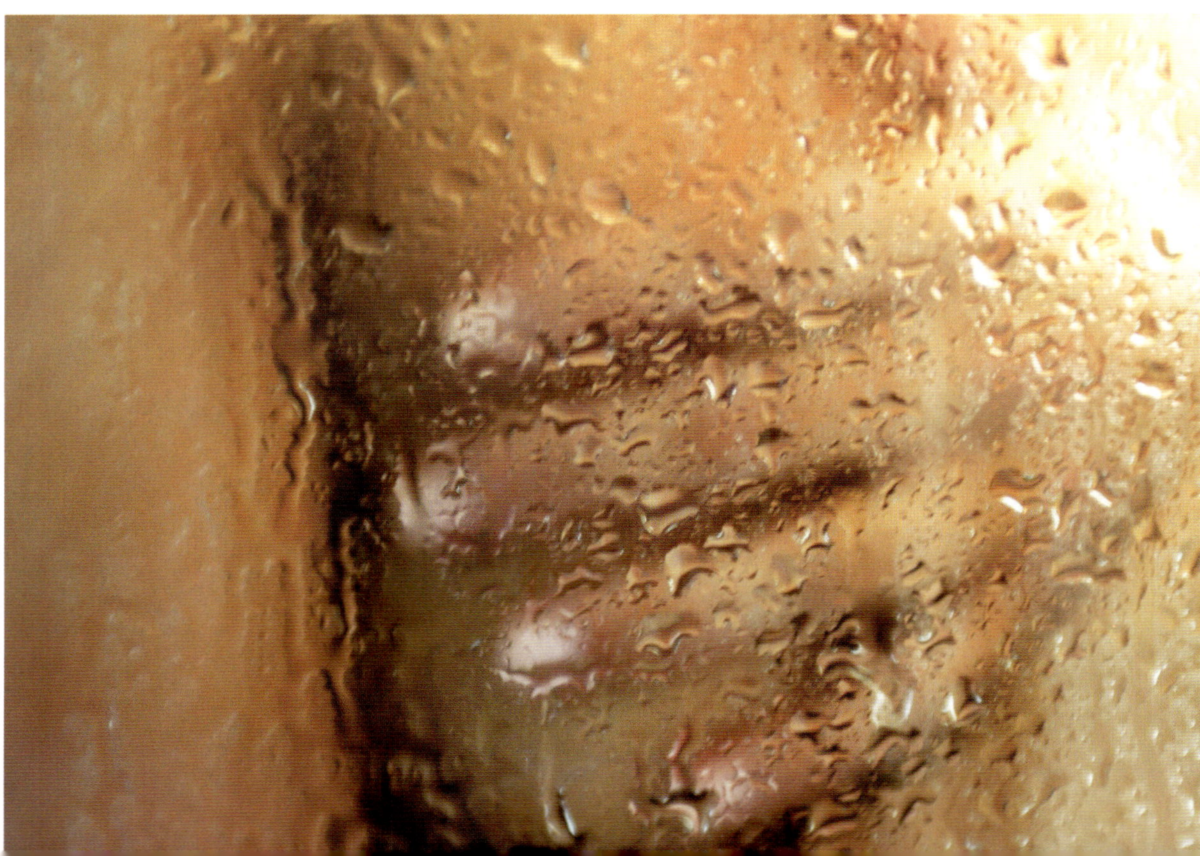

DAS GESICHT

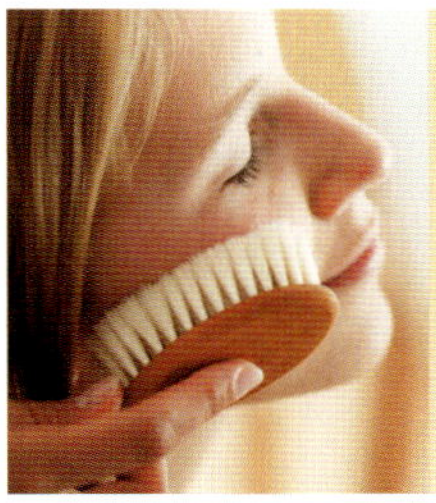

normale Gesichtshaut

Normale Haut ist einfach zu pflegen

Diese Haut ist naturgemäß am einfachsten zu pflegen. Reinigen Sie Ihre Haut am Abend mit einer Reinigungsmilch oder Waschcreme, bürsten Sie das Gesicht sanft mit einer Gesichtsbürste und waschen S e Gesicht und Hals gründlich. Anschließend ein Hydrolat oder Gesichtswasser zum Anregen und Durchfeuchten und ein wenig Creme auftragen und gut einmassieren. In der Früh zuerst heißes, dann kaltes Wasser anwenden, mit einem sauberen Waschlappen oder Schwamm oder Gesichtsbürste für ein tägliches sanftes Peeling Gesicht und Hals abreiben. Auch eine sanfte Massage mit einer Gesichtsbürste tut der Haut gut und fördert die Durchblutung. Gesichtswasser oder Hydrolat aufsprühen und einmassieren. Pflegecreme (Wasser-in-Öl-Emulsion), als Schutz etwas mehr als am Abend, oder eine getönte Creme einmassieren. Im Sommer, wenn Sie sich viel im Freien aufhalten oder während eines Aufenthaltes am Meer, sind Sie auch mit einem leichten Gel, in das Sie ein paar Tropfen Sanddornöl untergemischt haben, gut gepflegt. Beide Komponenten werden in der Hand miteinander vermischt und auf Gesicht und Hals einmassiert.

Verwöhnen Sie sich ...

Sie bräuchten genau genommen gar nichts zusätzlich, weil Ihre Haut alles produziert, was sie braucht. Wenn Sie sich aber einmal in der Woche etwas Gutes tun wollen, machen Sie sich entweder mit einem wenig fettenden Öl – z. B. Jojobaöl, vermischt mit duftenden ätherischen Ölen, die Sie mögen – eine Gesichtsmassage, oder legen Sie sich mit einer Maske oder Packung in die Badewanne. Ihnen steht die gesamte Palette der köstlichen Rohstoffe von gelber, rosa oder grüner Tonerde (siehe S. 126) über sämtliche Hydrolate (siehe S. 125), Pflanzenöle und ätherische Öle (siehe S. 124) zur Verfügung. Aus der Küche Honig, Topfen und Fruchtsäfte, Essig, Salz, Erdbeeren, Gurken. Ihrer Fantasie sind praktisch keine Grenzen gesetzt.

PFLEGETIPP

Meine Pflegetipps für normale Gesichtshaut

Sie sollten bei der Auswahl der Zutaten darauf achten, dass alles, was Sie auf die Haut auftragen, wenig fettend ist. Saugen Sie überschüssiges Öl nach der Gesichtsmassage durch Aufdrücken eines Kosmetiktuches auf das Gesicht ab. Eine einfache Methode, um Öl „leichter" zu machen: Handinnenfläche mit einem Hydrolat besprühen, ein paar Tropfen Öl in der Hand verreiben und diese Mischung in die Haut einmassieren. So entsteht eine einfache Emulsion, die manchmal – vor allem im Sommer, wenn die Luftfeuchtigkeit hoch genug ist – auch die Creme ersetzen kann.
Aufgepasst: *Zu reichhaltige Pflege in jungen Jahren kann dazu führen, dass die Talgdrüsen ihre Produktion frühzeitig drosseln!*
Und manchmal sollten Sie einfach gar nichts tun: *Wenn Sie sich im Sommer im Haus bewegen, die Fenster geöffnet sind, sodass die Luft nicht trocken ist, tragen Sie nach der Reinigung kein Gesichtswasser und auch keine Creme auf. Ihre Talgdrüsen werden die Aufforderung zur Produktion verstehen!*

Die Pflege der normalen Gesichtshaut

- *Reinigen mit einer Reinigungsmilch oder Waschcreme, anschließend ein Hydrolat zum Anregen und Durchfeuchten und ein wenig Creme.*
- *Täglich ein sanftes Peeling mit einer Gesichtsbürste, einem -schwamm oder Waschlappen.*
- *Zur Pflege: leichte Cremen oder leichtes Gel, in das Sie ein paar Tropfen Sanddornöl mischen.*
- *Zu reichhaltige Pflege in jungen Jahren kann die Talgproduktion zu früh drosseln!*

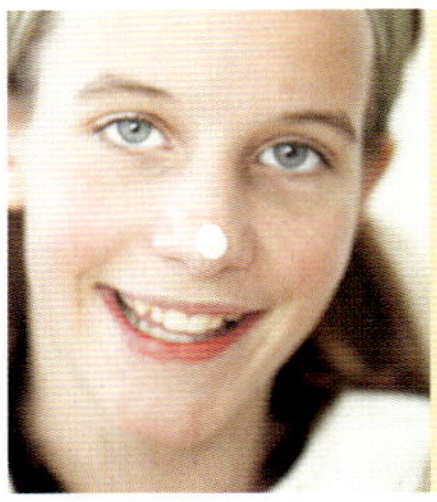

fette Gesichtshaut

Reinigung – das Um und Auf

Ob es sich um fettige oder trockene Seborrhoe handelt, es muss – neben guter Nahrung, vernünftiger Lebensweise, Bewegung und frischer Luft – täglich mindestens zweimal gereinigt werden. Dann kommt es viel seltener zu den gefürchteten Mitessern, Pusteln oder sogar Akne. Bei entzündeter Haut verwenden Sie keine Gesichtsbürste, lieber einen Gesichtsschwamm oder einen sauberen Waschlappen. (zur Behandlung der Haut bei Akne siehe S. 120).

Am Abend

Reinigen Sie die Haut mit einer Reinigungsmilch oder Waschcreme, eventuell mit sanft schleifenden Partikeln wie Mandelkleie, gemahlenen Olivenkernen, Leinsamenschrot, Weizenkleie u. a. Sie können sich auch mit ein paar Handgriffen eine angenehme, duftende Waschcreme passend zu Ihrem Hautbild täglich frisch und in verschiedenen Variationen selber anrühren und mit einer Gesichtsbürste oder einem Schwamm auftragen (siehe S. 120).

Adstringierende und leicht desinfizierende Gesichtswässer, pflanzliche Zubereitungen oder Hydrolate mit Hamamelis, Pfefferminze, Salbei, Lavendel oder Rosmarin haben aufgrund ihrer Wirkstoffe die Aufgabe, die Talgproduktion zu reduzieren und Entzündungen zu hemmen. Sie dienen auch der Nachreinigung, Durchfeuchtung und Erfrischung. Aber auch zwischendurch ist besonders zu Pickeln neigende und fette Haut dankbar für eine Extraportion des kühlen Nasses. Sie können am Abend aufs Cremen verzichten, auf jeden Fall nur wenig einer leichten Creme mit einer Öl-in-Wasser-Emulsion oder einer Körpermilch, die ja in der Regel diesen Emulsionstyp aufweist, auftragen. Unreine Stellen können Sie mit einer speziellen Pickelpaste oder einem -gel betupfen (siehe S. 120).

In der Früh

Die Reinigung erfolgt wie am Abend. Sie benötigen jedoch wenig Reinigungsmilch oder Waschcreme, da die nächtlichen Ausscheidungen gut wasserlöslich sind. Mit viel heißem bis warmem Wasser abwaschen, einen sauberen Waschlappen oder Gesichtsschwamm in kaltes Wasser (mit ein paar Tropfen ätherischem Zitronen-, Rosmarin-, Teebaum- oder Salbeiöl) tauchen und das Gesicht sanft damit abreiben. So werden die letzten abgestorbenen Hautschüppchen und Talgreste entfernt und die Haut wird durch den Wechsel von heiß-kalt gut durchblutet. Dann klärendes, adstringierendes Gesichtswasser oder Hydrolat zum Nachreinigen und Anregen der Hautfunktionen auftragen oder aufsprühen. Anschließend cremen.

Nicht zu dick auftragen!

Das gilt für jeden Hauttyp, speziell natürlich für die fette Haut. Eine dicke Cremeschicht verhindert die Ausscheidung. Sie brauchen wenig Creme mit einer Öl-in-Wasser-Emulsion, die Sie jedoch gut einmassieren sollten. Anstatt einer Creme kann besonders im Sommer, wenn Sie sich bei geöffneten Fenstern aufhalten, auch ein leichtes Gel, eventuell angereichert mit ein paar Tropfen Sanddornöl, aufgetragen werden. Übrigens – nicht die „Hautatmung", wie oft zu lesen ist, wird durch eine dicke Cremeschicht beeinträchtigt – wenn wir über die Haut atmen müssten, würden wir sofort ersticken, denn über die Haut wird lediglich 1 % des Sauerstoffbedarfes aufgenommen, mit Sauerstoff wird die Haut über das Blut von innen versorgt. Aber die Ausscheidung wird behindert, was die Entstehung von Hautunreinheiten begünstigt!

Auch fette Haut braucht Fett

– u. a. um zu signalisieren: Produktion einschränken! Für eine Gesichtsmassage (siehe S. 121) eignen sich von den Pflanzenölen vor allem Jojoba-, Distel- und Traubenkernöl und die so genannten „trocknenden" Öle mit mehrfach ungesättigten Fettsäuren wie Nachtkerze, Wildrose und Sanddorn. Mit der einfachen Methode – wie auch bei der Pflege normaler Haut beschrieben – in der Hand eine Mischung aus Hydrolat und Öl herzustellen, erreichen Sie, dass sich das Öl mit dem hauteigenen Hydrolipidmantel sehr schnell verbindet und auch nicht als „fett" empfunden wird.

Verwöhnen Sie sich ...

Fettige Haut freut sich über ein wöchentliches Dampfbad oder Kompressen – mit Kräutern wie Rosmarin, Pfefferminze, Salbei, Lavendel, Rose oder duftenden ätherischen Ölen. Auch ein Sole-Dampfbad tut der Haut und den Atemwegen gut.
Masken aus grünem Lehm, Meeresalgen, vermahlenen Kräutern und ätherischen Ölen fördern die Durchblutung und den Ausscheidungsprozess, Kamille und Ringelblume beruhigen entzündete Haut (siehe S. 120).

Die Rose für fette Haut?

Beim Duft der Rose geht den meisten Menschen das Herz auf, aber in der Hautpflege wird sie in der Regel nur der reifen und trockenen Haut zugeordnet. Das ist ein Irrtum. Rose ist nicht gleich Rose und Rosenöl ist ein komplexes ätherisches Öl mit mehr als 400 chemischen Verbindungen, die bei weitem noch nicht alle identifiziert sind! Die chemische Zusammensetzung der *Rosa damascena* (bulgarisches und türkisches Rosenöl und Krimrose) zeigt folgende therapeutische Wirkung: Citronellol, Geraniol und Nerol haben einen insektiziden Charakter, Citral, Eugenol und 2-Phenylethanol wirken als Antiseptikum. Phenylethanol ist beispielsweise ein in der Naturkosmetik zugelassenes Konservierungsmittel! Rosenöl enthält hautfreundliches Farnesol, einen ebenfalls stark bakteriostatischen Stoff. Naturident nachgebildet wird Farnesol in herkömmlicher Kosmetik in Deodorants eingesetzt.

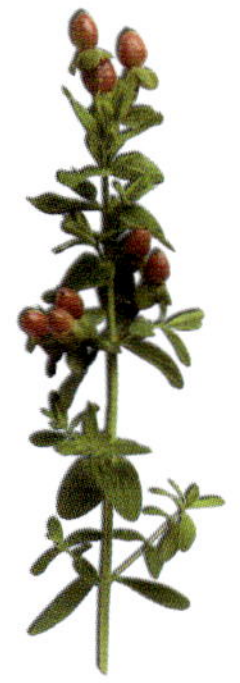

PFLEGETIPP

Meine Pflegetipps für **fette** Gesichtshaut

Gegen glänzende Haut: *Falls Sie der Glanz Ihrer Haut sehr stört, verrühren Sie einen Teil Ihrer Creme mit roter Tonerde – so viel, dass es zu Ihrem Hautton passt. Die Tonerde hat gleichzeitig günstige Auswirkungen auf die Haut. Sie können aber auch ein Puder aus natürlichen Zutaten wie färbige Tonerden und Talkum verwenden. Um Unreinheiten zu überdecken und gleichzeitig „auszutrocknen" bzw. den Heilungsprozess zu beschleunigen, machen Sie sich am besten selber einen „Pickeltupfer" (siehe S. 120).*
Reinigen mit mildem Naturshampoo und Öl: *Wenn es bei Ihnen bei der Reinigung schäumen muss, können Sie auch eine kleine Menge Naturshampoo – z. B. Shampoo mit grüner Tonerde – verwenden. Da auch fette Haut durch die Reinigung nicht zu sehr entfettet werden darf, um der Haut nicht den Impuls zu noch mehr Talgproduktion zu geben, vermischen Sie ein wenig Shampoo und ein paar Tropfen Öl in der Hand und waschen Sie damit Gesicht und Hals. Diese Mischung können Sie auch auf die nasse Gesichtsbürste geben und sanft massieren. Auf jeden Fall so viel Öl dazugeben, dass die Haut nach der Reinigung nicht spannt!*
Für zwischendurch: *Eine Flasche Hydrolat oder Gesichtswasser mit Sprühaufsatz und falls nötig einen Pickeltupfer in der Handtasche mitnehmen. Zwischendurch aufsprühen und das Gesicht mit einem Papiertaschentuch abreiben, oder das Hydrolat gleich auf das Papiertaschentuch sprühen. Auf die Unreinheiten mit sauberen Fingern den Pickeltupfer geben. Wenn Sie dem Gesichtswasser oder Hydrolat einen Teelöffel guten Essig beimischen, baut sich der schützende Hydrolipidmantel sehr schnell wieder auf, sodass Sie nicht nachcremen müssen. Durch diese erfrischende, duftende Methode haben Pickel viel weniger Chancen!*
Von innen: *Was der Haut von außen gut tut, hilft ihr noch mehr von innen: Innerlich eingenommen gelangen die wichtigen ungesättigten Fettsäuren von Pflanzenölen (Nachtkerzenöl, Wildrosensamenöl, Sanddornöl, Traubenkernöl) über den Blutkreislauf in die Haut. Täglich ein Teelöffel genügt, um den Zustand von unreiner, empfindlicher Haut zu verbessern.*

Die Pflege der fetten Gesichtshaut

- *Besonders wichtig ist zweimal täglich die Reinigung mit Reinigungsmilch, Waschcreme oder einer Öl-Shampoomischung!*
- *Hydrolat oder Gesichtswasser klärt und erfrischt.*
- *Verwenden Sie leichte Cremen mit dem Emulsionstyp Öl-in-Wasser mit passenden ätherischen Ölen und entzündungshemmenden Wirkstoffen.*
- *Dampfbäder einmal pro Woche.*
- *Täglich sanftes Peeling.*
- *Verwenden Sie Öle mit mehrfach ungesättigten Fettsäuren (speziell bei unreiner Haut bis Akne) für innen und außen!*

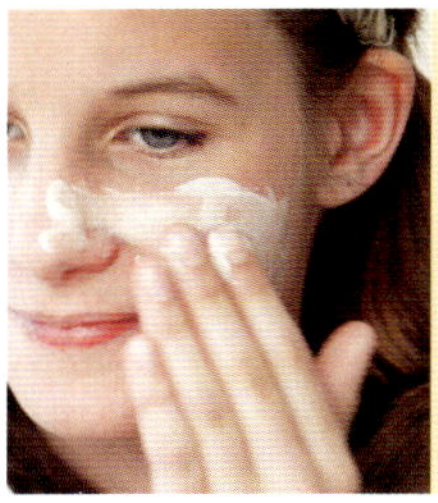

trockene Gesichtshaut

Schonende Reinigung

Ganz wichtig ist: Wie auch immer Sie Ihre trockene Haut reinigen, sie darf nachher nicht spannen. Das heißt, sie muss so gereinigt werden, dass der hauteigene Feuchtigkeits-Fettfilm erhalten bleibt! Besonders trockene, empfindliche, aber auch die so genannte „anspruchsvolle" Haut soll vor allem am Abend mit einer milden Reinigungsemulsion mit einem ausreichenden Pflanzenölanteil oder aber mit Öl gereinigt werden: Öl (Sie können Ihr Körperöl verwenden) oder Reinigungsmilch auf die feuchte Haut auftragen, leicht einmassieren, etwas einwirken lassen und mit einem befeuchteten Wattepad entfernen. (Die Reinigungsmilch kann mit Wasser abgewaschen werden.) Danach die Haut mit warmem bis heißem Wasser waschen, mit einem Waschlappen, einem Kosmetikschwamm oder einer Gesichtsbürste sanft – je nach Hautbild – abreiben. Bei trockener Haut mit Couperose darf keine Bürste verwendet werden. Die Reinigungsmilch kann mit Wasser abgewaschen werden.
Nun die Haut abtrocknen. Gesichtswasser oder Hydrolat aufsprühen, mit Streichbewegungen auf Gesicht und Hals verteilen und in die noch etwas feuchte Haut eine Gesichtscreme mit einer Wasser-in-Öl-Emulsion auftragen. Lippen nicht vergessen. Meiner Erfahrung nach sind viele quälende Hauterscheinungen der angeborenen trockenen Haut wie Juckreiz, spröde Haut, Spannung, Einrisse und trockene Ekzeme auf die zu häufige und zu „gründliche" Reinigung mit tensidhaltigen Reinigungspräparaten zurückzuführen. Allein das Verändern der Reinigungspraxis bringt eine wesentliche Verbesserung des Hautbildes!

In der Früh

Die nächtlichen Ausscheidungen müssen entfernt und die Hautfunktionen durch sanftes Bürsten oder Abreiben aktiviert werden. Reinigen Sie in der Früh mit Reinigungsmilch oder Öl und achten Sie wieder darauf, dass die Haut nach der Reinigung nicht spannt.

Aktivieren, durchfeuchten

Nach der Reinigung tragen Sie entweder mit Hilfe eines Wattepads Rosen- oder Orangenblütenhydrolat auf die Haut auf – oder Sie besprühen Gesicht und Hals direkt, was den Vorteil des angenehmen Prickelns auf der Haut hat, aber vor allem verlieren Sie nicht so viel von dem köstlichen Nass! Trockene Haut ist in beheizten Räumen dankbar für eine Extraportion Feuchtigkeit während des Tages: Aufsprühen, etwas wirken lassen und in die leicht feuchte Haut Creme oder etwas Öl einmassieren. Die abschließende Öl- oder Cremeschicht ist wichtig, ansonsten verdunstet rasch die zugeführte und hauteigene Feuchtigkeit und Sie haben den gegenteiligen Effekt.
In herkömmlichen Pflegekonzepten wird das Gesichtswasser meist zur „Nachreinigung" empfohlen. Kostbare Hydrolate oder Gesichtswässer sind aber zu schade, um sie zur „Nachreinigung" zu verwenden. Am besten eignet sich dazu je nach Hauttyp warmes bis heißes, fließendes Wasser. Eine Ausnahme bildet die unreine bis Aknehaut, für die es auch zwischendurch gut ist, sie mit einem speziellen Gesichtswasser oder Hydrolat abzureiben und zu reinigen, um Entzündungen zu vermeiden und die Talgproduktion durch die im Produkt enthaltenen Wirkstoffe und ätherischen Öle in Schach zu halten.
Reine Hydrolate werden meist mit biologischem Weingeist konserviert, da sie sonst rasch verderben würden. Er verdunstet rasch auf der Haut und hat keinen austrocknenden Effekt. Im Gegenteil: Die Haut erhält einen kurzen aktivierenden Impuls.

Pflegen Sie Ihre Haut mit Sheabutter, dem Pflegewunder aus Afrika

Mit ihrem außergewöhnlich hohen Anteil an so genanntem „Unverseifbaren" (siehe S. 125) ist das Fett aus der 3 cm großen Nuss des afrikanischen Sheabaumes in seiner Heimat seit jeher ein gesundes, vollwertiges Lebensmittel und wird von afrikanischen Frauen für Haut und Haar verwendet. Das „Unverseifbare" – der Begriff kommt aus der Seifenherstellung, weil sich diese Stoffe nicht verseifen lassen – sind wichtige Fettbegleitstoffe, die zwar nur in kleinen Mengen in Fetten und Ölen enthalten sind, aber große Wirkungen zeigen. Dazu gehören Pflanzenfarbstoffe, Spurenelemente, ätherische Öle, pflanzliche Hormone und wichtige Vitamine. All das, was bei herkömmlicher Industriekosmetik in synthetischer Form zugesetzt wird, was aber nie dieselbe Wirkung erzielen kann wie im natürlichen Verband. Sheabutter ist für die verschiedensten Erscheinungsbilder der trockenen Haut ein wichtiges Pflegemittel: Sie bewahrt die Haut vor dem Austrocknen und macht sie weich und geschmeidig, sie wirkt heilend, beruhigend und desinfizierend. Sie hilft gegen Juckreiz und reguliert den Verhornungsprozess der Haut! Deshalb freuen sich besonders raue Hautstellen, Füße, Ellbogen, etc. über eine Behandlung mit Sheabutter. Sie schmilzt auf der warmen Haut, lässt sich gut einmassieren und verbindet sich optimal mit dem hauteigenen Hydrolipidmantel. Sheabutter wird für die Körperpflege pur angeboten, für die Gesichtspflege wird sie in Cremen eingearbeitet.

Auf die Emulsion kommt es an!

Trockene Haut, empfindliche und leicht irritierbare trockene Haut braucht neben schonender Reinigung und guter Durchfeuchtung eine Creme mit ausgeglichenen Fett- und Feuchtigkeitsanteilen, und – ganz wesentlich – eine Creme mit einer Wasser-in-Öl-Emulsion.

Zum Verwöhnen ...

Packungen: Während die Herstellung von Cremen in derselben Qualität, wie Sie sie von Naturkosmetikherstellern bekommen, eher schwierig ist, haben Sie bei Packungen und Masken ein weites Feld – je frischer sie verwendet werden, desto besser, und sie können immer individuell nach dem Bedürfnis und den vorhandenen Zutaten gemischt werden.

Trockene Haut wird mit Packungen, nicht mit Masken verwöhnt. Der Unterschied zwischen beiden besteht darin, dass eine Maske (z. B. mit Lehm) auf der Haut

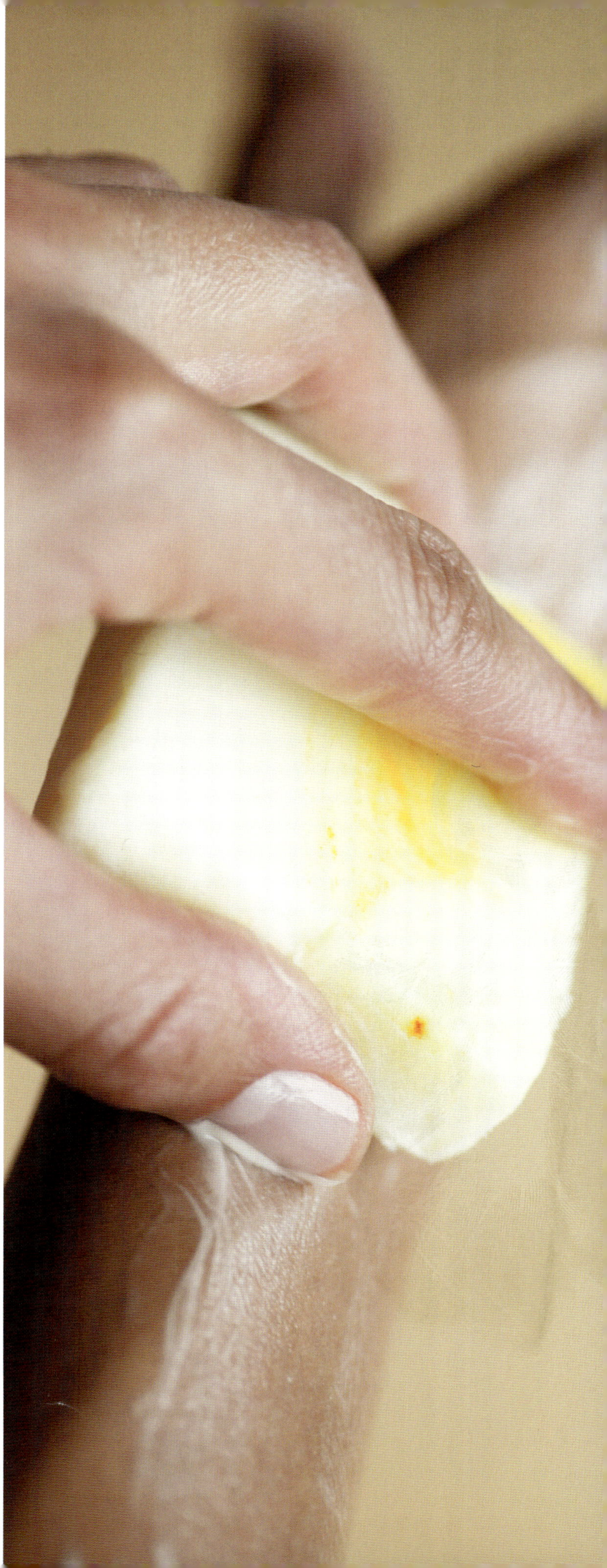

trocknet und fest wird und durch den mechanischen Zug glättend wirkt. Das nachfolgende Abwaschen kann gleichzeitig als Peeling verwendet werden. Ältere, trockene Haut wird zwar im Moment straffer aussehen, aber langfristig durch Masken früher altern.
Durch eine Packung wird die Hornschicht durchfeuchtet und die Hornzellen quellen an. In die Packung können kostbare Samenöle, weiße, gelbe und rosa Tonerde, Spirulina Meeresalgen, Kräuterzubereitungen, Honig, Milch, Avocado, Aloe-Gel und ätherische Öle eingearbeitet werden.
Eine Gesichtsmaske – so oft Sie Zeit und Lust haben – mit einer Mischung aus Avocadoöl, Mandelöl, Macadamianuss- oder Weizenkeimöl und speziell im Sommer zur Unterstützung des hauteigenen Sonnenschutzes ca. 5–10 % Sanddornöl hinzufügen. Dazu eine Mischung aus ätherischem Jasmin-, Vanille-, Vetiver-, Koriander- und Mandarinenöl, die nicht nur köstlich duftet, sondern der Haut auch den Impuls zur Fettproduktion gibt.
Um die Speisekarte für die Haut möglichst reichhaltig zu gestalten und der Haut dadurch auch immer wieder neue Anregungen zu geben, verwenden Sie im Winter eine andere Zusammensetzung. So können Sie im Winter das Sanddornöl beispielsweise durch Nachtkerzenöl ersetzen.
Um die Poren der Haut zu öffnen, machen Sie vor der Gesichtsmassage oder einer Packung ein Gesichtsdampfbad – aber nicht zu heiß, das heißt, Sie halten das Handtuch über dem Kopf nicht ganz geschlossen und das Gesicht nicht allzu nahe am heißen Wasser. Geben Sie Rosenknospen, Lindenblüten, Ringelblumen ins Wasser. Nachher das Gesicht nicht kalt abwaschen, sonst schließen sich die Poren sofort wieder!

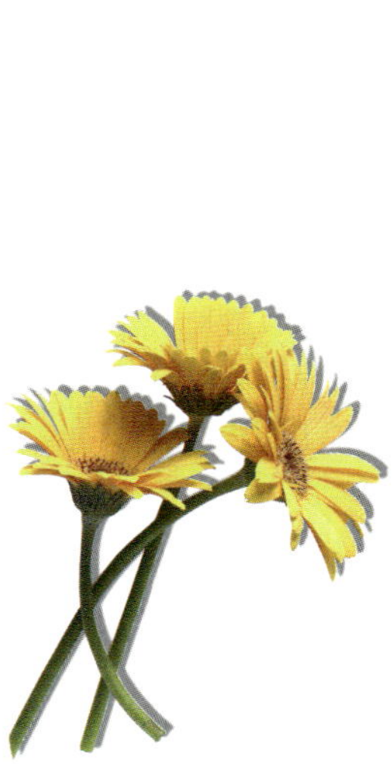

Meine Pflegetipps für **trockene** Gesichtshaut

Öle mit einem hohen Anteil an mehrfach ungesättigten Fettsäuren (Nachtkerzenöl, Hagebuttenkernöl, Sanddornöl, Borretschsamenöl, Weizenkeimöl, Traubenkernöl) und wichtigen Fettbegleitstoffen sind Radikalfänger. Diese aggressiven Moleküle schädigen die Zellen und sind die Hauptursache für vorzeitige Hautalterung. Die Fettbegleitstoffe unterstützen die Elastizität der Haut, mildern den Juckreiz und vermindern das Spannungsgefühl.
Deswegen: Öfters ein paar Tropfen unter der Hautcreme einmassieren und vor allem: Nehmen Sie diese Öle, im Salat oder einfach vom Löffel, auch innerlich ein, sie sind bei Hautstörungen – auch der trockenen Haut – eine große Hilfe. Sie greifen aktiv in den Stoffwechsel ein. Ein Teelöffel bis maximal ein Esslöffel genügt. Sie sind auch die optimale natürliche Nahrungsergänzung in Zeiten, in denen der Körper belastet ist und mehr braucht, und – keine Angst – sie machen nicht dick! Im Gegenteil: Öle mit einem hohen Anteil an zwei- und dreifach ungesättigten Fettsäuren sind stoffwechselaktiv und wandern nicht ins Depot, wie dies bei Fetten in der Schokolade, im Sonntagsbraten oder auf dem Butterbrot der Fall ist!

Die Pflege der trockenen Gesichtshaut

- *Reinigen mit einer milden Reinigungsemulsion mit einem ausreichenden Pflanzenölanteil oder mit reinem Pflanzenöl.*
- *Durchfeuchten und aktivieren mit Rosen- und Orangenblütenhydrolat.*
- *Pflegen Sie Ihre Haut mit Sheabutter. Sie bewahrt die Haut vor dem Austrocknen und macht sie weich und geschmeidig, sie wirkt heilend, beruhigend und desinfizierend.*
- *Verwenden Sie Cremen mit ausgeglichenen Fett- und Feuchtigkeitsanteilen, und unbedingt eine Creme mit einer Wasser-in-Öl-Emulsion.*
- *Täglich ein sanftes Peeling mit Gesichtsbürste, -schwamm oder Waschlappen zur Aktivierung der Talgdrüsentätigkeit.*
- *Machen Sie sich regelmäßig eine fett- und feuchtigkeitsspendende Packung.*

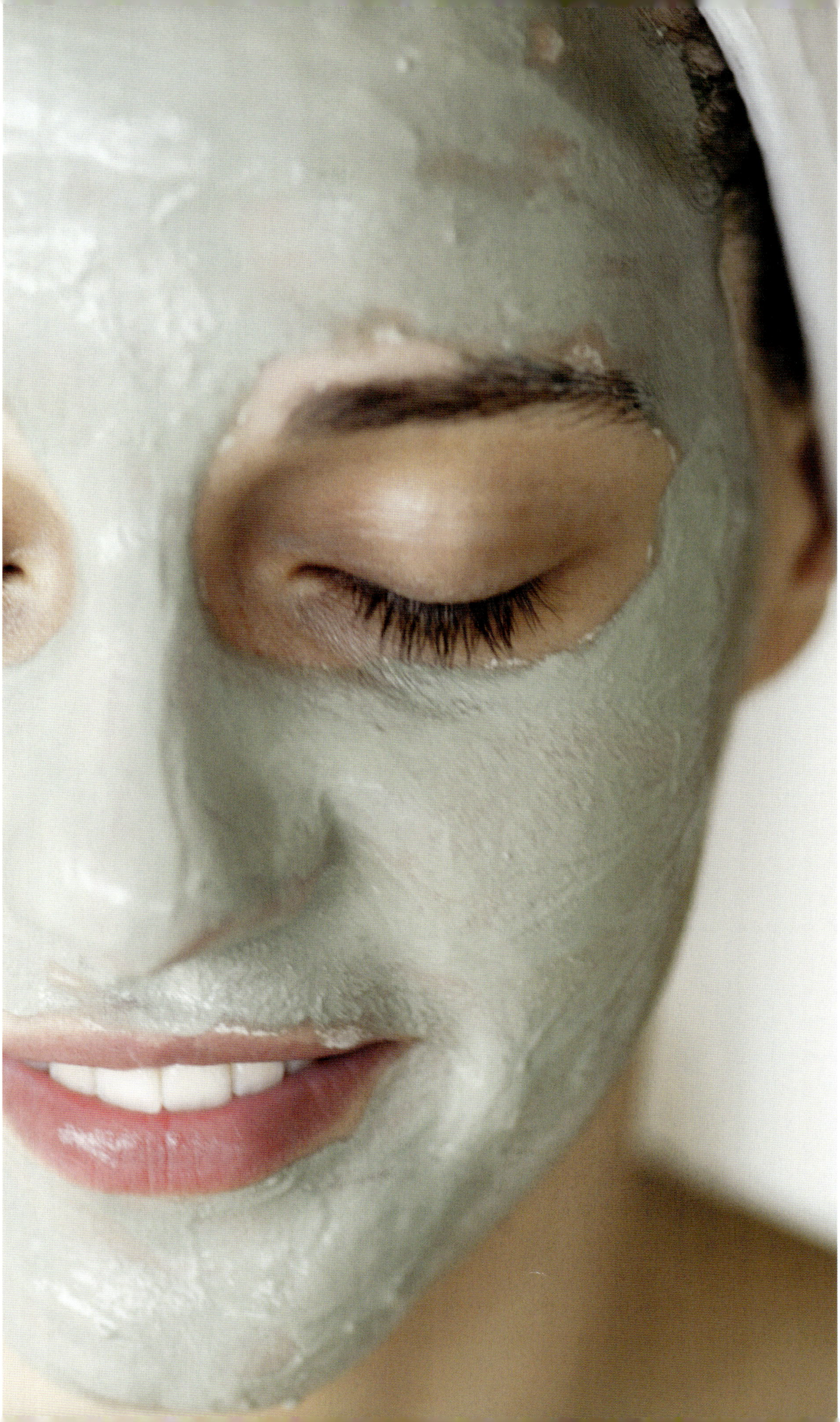

DIE AUGEN

Was die Sehschärfe mit Schönheit zu tun hat

Verspannte Muskeln haben Faltenbildung zur Folge. Entspannt schauen kann man aber nur, wenn man gut sieht. Natürlich kann nachlassende Sehschärfe mit Brillen und Kontaktlinsen ausgeglichen werden, aber ist es nicht sinnvoller, durch entsprechendes Verhalten und gesunde Ernährung seine Sehkraft lange zu erhalten und Augenkrankheiten im Alter so lange wie möglich zu vermeiden?

Gesunde Lebensmittel für einen lebenslangen Scharfblick

Auch die Augen brauchen die so genannten sekundären Pflanzenstoffe, Vitamine und Mineralstoffe für gutes Sehen bis ins hohe Alter! Eine in der Netzhaut enthaltene oxidationsempfindliche hochungesättigte Fettsäure braucht Schutz durch Vitamine. Vitamin A und seine Vorstufe, das Beta-Carotin, sind bei weitem nicht das einzige „Augenvitamin".

Unschlagbar: Vitamin C und E im Duo

Der oxidative Schutz beider Vitamine in Kombination ist ungleich höher als bei Vitamin C oder E allein – auch im Vergleich zu anderen Antioxidantien. Ein Mangel an beiden Vitaminen kann den Verlust an Sehschärfe beschleunigen. Eine augenstärkende vollwertige Kost enthält ausreichend frisches Obst und Gemüse. Auch Spinat wird in neuem Licht gesehen: dunkelgrüne Gemüsesorten sind reich an anderen Carotinoiden, die ebenso bedeutsam sind wie das klassische Beta-Carotin, das in hoher Konzentration in den Spirulina Meeresalgen (siehe S. 126) enthalten ist!

Tränen machen schön

Die salzig schmeckende Tränenflüssigkeit, zusammengesetzt aus einer Fett-, Wasser- und einer Schleimschicht, ist für gutes Sehen unerlässlich. Und was wir intuitiv schon immer wussten, ist längst wissenschaftlich erwiesen: In den Tränen sind kleinste Mengen an Stoffen enthalten, die den Schmerz lindern und die Seele beruhigen. Tränen entgiften sogar: Mit den Tränen werden Eiweißstoffe ausgeschieden, die im Körper bei starken Emotionen freigesetzt werden und in hoher Konzentration regelrecht krank machen können! Also öffnen wir unserer Gesundheit und Schönheit zuliebe die Schleusen!

Extrapflege für die Augen

Manche Gesichtspartien benötigen eine gesonderte Behandlung. Die Hautpartie um die Augen ist dünn und empfindlich und hat kaum Talgdrüsen. Beginnen Sie mit einer behutsamen Reinigung mit reizfreien Produkten, die keine ätherischen Öle enthalten.

Abschminken mit Reinigungsmilch oder Öl

Verwenden Sie entweder eine milde Reinigungsmilch, die einen ausreichenden Anteil an pflanzlichen Ölen enthält, oder verwenden Sie ein pures Pflanzenöl – Mandel, Olive oder Aprikose – zum Entfernen von Make-up, da Lidschatten, Wimperntusche, Eyeliner, etc. fettlöslich sind: Befeuchten Sie ein Wattepad mit wenig heißem Wasser (bis es auf der Haut ist, ist es nicht mehr heiß), verteilen Sie etwas Öl oder Reinigungsmilch darauf und drücken Sie die Mischung leicht auf das Auge – warten Sie einen Augenblick, damit sich das Öl mit der fettlöslichen Schminke verbinden kann – dann vorsichtig abwischen. Bei Bedarf den Vorgang wiederholen.

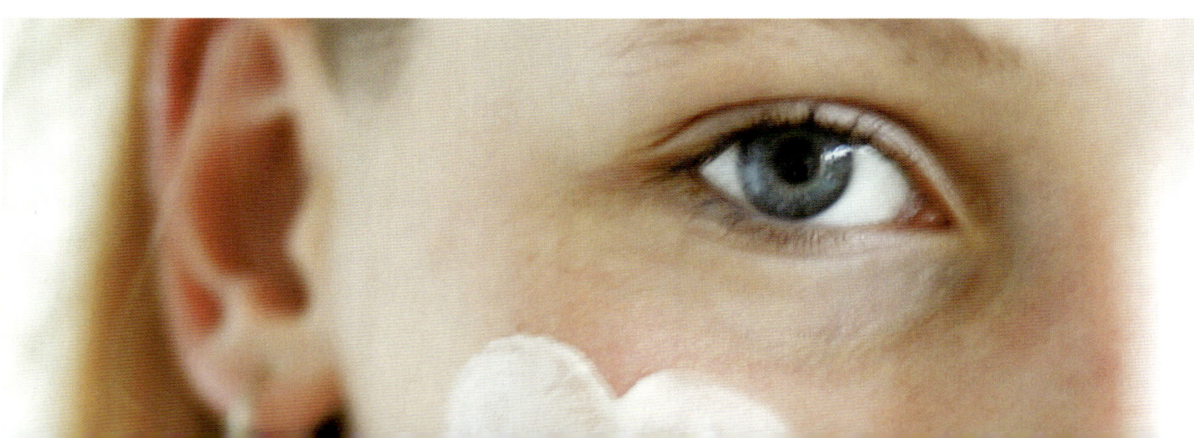

DER MUND

Cremen
Tragen Sie um die Augen vorsichtig entweder Ihre Gesichtscreme auf oder eine spezielle Augencreme mit beruhigenden Kräutern wie Augentrost oder Kamille. Die feine Haut nicht zerren, sondern die Creme leicht einklopfen. Wenn Sie die Creme im Kühlschrank aufbewahren, ist sie angenehm kühl. Als Intensivpflege fügen Sie Ihrer Augencreme einmal pro Woche eine zusätzliche Portion Wildrosensamenöl oder Nachtkerzenöl hinzu.
Mein Tipp: Setzen Sie die Linsen ein, bevor Sie die Creme auftragen!

Augentrost
Der Name ist wörtlich zu nehmen: Trost für überanstrengte Augen. Sind Ihre Augen ermüdet von Bildschirmarbeit, von zu viel oder zu wenig Licht, haben Sie gerötete, gereizte oder tränende Augen, hilft ein Augenbad oder eine entspannende Kompresse mit Euphrasia, was so viel heißt wie Frohsinn und Wohlbefinden. Bereiten Sie einen Tee, indem Sie 1–2 Teelöffel des Krautes mit ¼ Liter kaltem Wasser übergießen, zum Kochen bringen, 5 Minuten ziehen lassen. Bei Bindehaut- oder Augenlidentzündungen machen Sie am besten Augenspülungen mit Augentrost.

Kompressen
Vorher abgekochte, dann im Kühlschrank gekühlte Teebeutel 20 Minuten auf die Augen legen. Kamille wirkt beruhigend, schwarzer Tee abschwellend.
In duftendes Rosenwasser getränkte Wattepads entspannen auch von innen heraus!
Im Sommer sollten Sie unbedingt Sonnenbrillen tragen, um Ihre Augen vor UV-Licht zu schützen.

Zahnpflege
Glaubt man der Werbung, sind strahlend weiße Zähne der Traum vieler Menschen. Bedenkt man hingegen, dass wir uns im Durchschnitt lediglich alle 9 Monate eine neue Zahnbürste leisten, stimmt das nachdenklich. Man sollte sie nämlich alle 6 Wochen, spätestens jedoch nach 3 Monaten, wechseln, denn dann sind die Borsten abgenutzt und von Bakterien besiedelt. Grundsätzlich sollte nach jedem Essen geputzt werden – auf jeden Fall sollten zwischen dem Essen und Putzen nicht mehr als 8 Stunden vergehen, sonst bilden sich Rückstände, die schwer zu entfernen sind.
Zu einer guten Zahnbürste gehört eine gute Zahnpasta – und die ist nicht überall zu haben! Die meisten Zahnpasten enthalten bedenkliche Konservierungsstoffe und Emulgatoren, die die Mundschleimhaut durchlässig machen. Als Schaumbildner dienen meist Tenside, die nicht einmal in Haarshampoos zu empfehlen sind. Dazu synthetische Aroma- und Farbstoffe – all das stört das Gleichgewicht der Mundflora und belastet die Mundschleimhaut. Die Forderung nach „essbarer" Kosmetik erhält natürlich gerade bei der Zahnpflege eine große Bedeutung. Die Aufgabe einer Zahncreme ist die Reinigung der Zähne, um Zahn- und Zahnfleischerkrankungen vorzubeugen. Besonders für Kinder soll die Zahnpasta aber auch gut schmecken, ohne schädlichen Zucker zu enthalten und ein wenig schäumen. Das alles lässt sich sehr wohl mit natürlichen, gesunden Zutaten bewerkstelligen:

Yuccapalme, Honigblatt und Neembaum
Als mechanischer, Zahnschmelz schonender Putzkörper kann Kreide dienen, den Schaum liefert ein saponinhäl-

tiger Extrakt aus der Yuccapalme, die gesunde Süße kommt von Stevia – dem „Honigblatt" aus Brasilien, die antibakterielle Wirkung aus den Blättern und der Rinde des indischen Neembaumes. Für eine gesunde Mundschleimhaut und gute Durchblutung des Zahnfleisches sorgen Nelke, Myrrhe und Salbei. Auf den frischen Minzgeschmack muss auch während einer homöopathischen oder Bachblütenbehandlung nicht verzichtet werden: Krausminzöl enthält kein Menthol und gibt trotzdem einen frischen Minzegeschmack.

Salz verhindert und beseitigt Zahnstein

Ein übersäuerter Mundraum fördert Zahnsteinbildung und Karies. Ein einfaches, aber wirksames Mittel sind Mundspülungen und öfters Zähneputzen mit konzentrierter Sole aus vollwertigem Steinsalz. Stellen Sie eine 26%ige Sole aus vollwertigem Steinsalz (es muss nicht überteuertes Steinsalz aus dem Himalaya sein, wir haben genügend gleichwertige Steinsalzvorkommen in nächster Nähe!) her und stellen Sie die Flasche ins Bad. Die Sole kann verdünnt auch zum Gurgeln bei Halsentzündungen, für Nasenspülungen und als Gesichtswasser bei unreiner Haut verwendet werden!

Eine richtig verstandene Mundpflege beschränkt sich jedoch nicht nur auf die Reinigung der Zähne, sondern bezieht Zahnfleisch, Mundschleimhaut und Mundflora mit ein.

Die Lippen

Abgesehen davon, dass wir unsere Lippen schminken, behandeln wir sie ansonsten eher nachlässig und schützen sie nur im Winter. Mit sensiblen Sinneszellen ausgestattet, sind sie nicht nur eine aufmerksame Eingangspforte für Nahrung, sondern auch eine im höchsten Maß erogene Zone!
Dabei sind Lippen wenig gegen äußere Einflüsse geschützt. Im Winter ist es draußen kalt und windig, drinnen macht uns die trockene Heizungsluft zu schaffen. Sie haben weder Schweiß- und Talgdrüsen noch Melanin als Sonnenschutz eingelagert. Durch die dünne Oberhaut schimmern die feinen Blutkapillaren – daher die rote Farbe. Wir neigen dazu, die Lippen mit Speichel zu befeuchten, was sie noch trockener und nicht selten rissig und anfällig für Infektionen macht.

Schützen und pflegen

Beziehen Sie die Lippen in die tägliche Pflege mit ein, massieren Sie sie dabei mit festem Druck – das stärkt die dünne Oberhaut und macht sie geschmeidig. Verwenden Sie einen Lippenpflegestift aus natürlichen Ölen, Fetten und Wachsen. Nehmen Sie keinen Stift, der billige Paraffinöle, schädliche Konservierungs- und Duftstoffe sowie fragwürdige UV-Filter enthält. Naturkosmetikhersteller verwenden als natürlichen Lichtschutz pflanzliche Öle mit einem hohen Anteil an Carotinoiden und natürlichen Mineralien wie Zinkoxid und Titandioxid. Dass Frauen seltener an Lippenkrebs erkranken als Männer, dürfte auf die Tatsache zurückzuführen sein, dass färbige Lippenstifte mineralische Pigmente enthalten, die vor UV-Licht schützen. Einen Lippenpflegebalsam – auch mit schützenden färbigen Tonerden – können Sie sich ganz einfach selber herstellen (siehe S. 121).

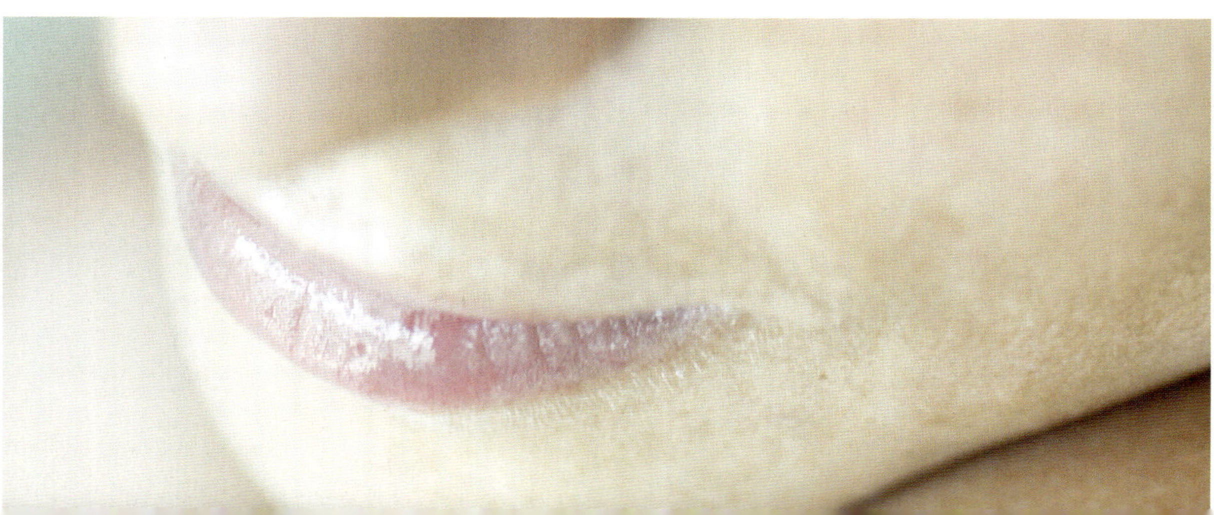

DIE HÄNDE

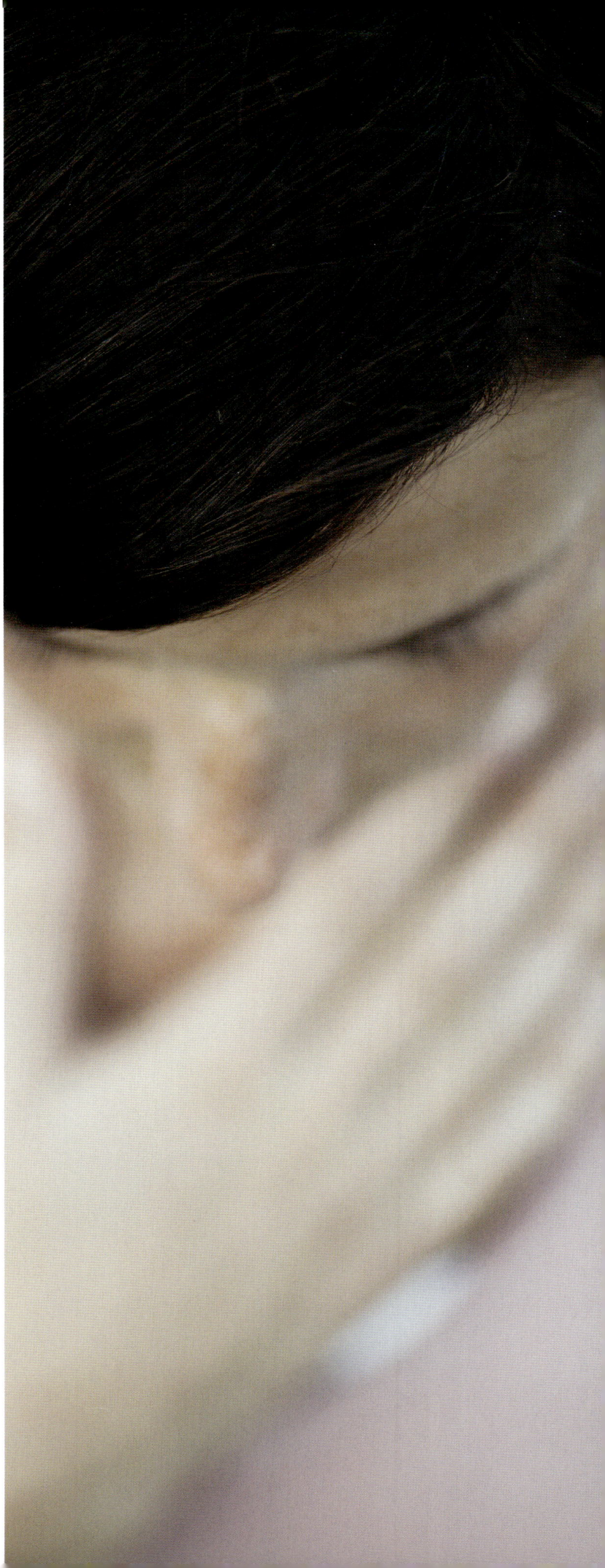

Visitenkarte Hände

Unsere Hände sind, so wie das Gesicht, immer sichtbar. Diese beiden Körperteile sind wie eine Visitenkarte, wir können sie nicht hinter Kleidung verstecken, ja, die Hände können wir nicht einmal unter einer Schicht Make-up verbergen, wie wir das mit der Gesichtshaut tun können. Permanent den verschiedensten Umwelteinflüssen ausgesetzt – trockener Heizungsluft im Winter, klirrender Kälte im Freien, Sonne und Hitze im Sommer, häufigem Händewaschen tagtäglich, Spül- und Putzmitteln – sieht man den Händen, besonders auf dem Handrücken, die Zeichen des Alterns am schnellsten an. Nicht zuletzt, weil den Händen das schützende und nährende Unterhautfettgewebe fehlt. Die Talgdrüsen sind vor allem auf der Handinnenfläche, nicht aber auf dem Handrücken, der dadurch wenig eigene „Schmiere" und Schutz erhält.

Unsere Hände sind ein wichtiger Teil unserer Persönlichkeit. Hände können heilen. Hände können sprechen (man denke nur an die Gebärdensprache der Gehörlosen). Es gibt Sicherheit, wenn man in einem Gespräch die Hände nicht verstecken muss, sondern mit ihrer Hilfe das Gesagte noch unterstreichen kann – gepflegte Hände mit gepflegten Nägeln sind schön, man betrachtet sie gerne.

Unser Fingerabdruck ist einzigartig

Papillen und Bindegewebszapfen in unterschiedlicher Dichte und Anordnung bilden auf der Oberhaut Bögen, Schleifen und Wirbel und sind für jeden Menschen so typisch und einzigartig, dass er daran unverwechselbar erkannt werden kann.

Unser Fingerspitzengefühl

ist äußerst sensibel und differenziert. Die Anzahl der Tastrezeptoren, die Unebenheiten bereits ab einem Zehntelmillimeter und Gewichtsunterschiede von 4 Milligramm wahrnehmen, ist in den Fingerspitzen besonders hoch. Wir leben zwar vordergründig in einer Welt des Sichtbaren und Hörbaren, aber es liegt an uns, darauf zu achten, dass uns alle fünf Sinne erhalten bleiben – und das tun sie nur, wenn wir sie benützen, sie schärfen und trainieren!

Ich habe viele Jahre als Lehrerin mit Kindern verschiedenen Alters gearbeitet. Es hat sich immer wieder gezeigt, dass „handelndes" Lernen über die Körpererfahrung sich nicht durch noch so ausgeklügelte Unterrichtsmodelle ersetzen lässt. Ein Beispiel aus der Mathematik: Erst wenn kleine Kinder Mengen mit ihren Händen „begriffen" haben, wenn sie immer wieder Plättchen, Kugeln, Steine, Kastanien usw. mit ihren Fingern erspürt und Ziffern und Zahlen zugeordnet haben, darf man sie auf die nächste Ebene der Anschauung führen. Hier werden nun Rechenoperationen durch Ziffern und Zahlen ausgedrückt, aber immer noch zusätzlich die Mengen bildlich dargeboten. Erst wenn das Kind von sich aus entscheidet, dass es diese bildliche Darstellung nicht mehr benötigt, soll auf der Abstraktionsebene gerechnet werden. Aber es muss dem Kind erlaubt sein, je nach Bedarf auf die beiden darunter liegenden Ebenen zurückzu„greifen".

Mit den Händen den Genuss der Langsamkeit entdecken

Die Welt über den Tastsinn wahrzunehmen, zwingt uns zur Langsamkeit. Was wir langsam wahrnehmen, bleibt im Gedächtnis. Unser Körper lässt sich durch Geschwindigkeit nicht überlisten. Immer mehr Eindrücke bringen nicht mehr Wissen und schon gar nicht mehr Lebensqualität. Das Gehirn braucht eine bestimmte Zeit, um einen Eindruck aufzunehmen, zu verarbeiten und zu speichern.
Unseren Tastsinn zu stärken und zu trainieren macht uns ruhiger, konzentrierter, entspannter – und damit schöner.

Mit den Händen zupacken

Wie kräftig ein Mensch – nicht nur körperlich – ist, zeigt er auch in seinen Händen. Sind die Hände kräftig, gesund und gepflegt, drücken sie eine gesunde Energie aus, können Wärme und Stärke vermitteln. Man spürt es im Händedruck.

Die richtige Pflege der Hände

Ihre Hände (wie im Übrigen auch die Füße!) brauchen genauso viel Pflege wie das Gesicht!

- Misstrauen Sie einer Handcreme, die mit: „... zieht rasch ein" beworben wird! Herkömmliche Handcremen sind zwar oft billig, haben aber häufig einen Wasseranteil von bis zu 80 %. Sie ziehen so rasch ein, weil es sich um eine Öl-in-Wasser-Emulsion mit einem hohen Anteil an synthetischen Emulgatoren, Stabilisatoren und billigen Öl-Ersatzstoffen handelt. Besonders Ihre Hände brauchen eine schützende Creme mit einer **Wasser-in-Öl-Emulsion**, um Wasser auf der dünnen Oberhaut der Hände zu speichern und die Hände vor Austrocknung und vorzeitiger Alterung zu bewahren! Sie können dafür Ihre Gesichtscreme oder eine spezielle Handcreme verwenden, und immer wieder Öl für Nägel und Hände, pur oder in Verbindung mit Zitronen- oder Grapefruitsaft.
- Verzichten Sie unbedingt auf **agressive Reinigungsmittel** (Ersatz durch eine Essig-Wasser-Mischung) und ungeschützte übermäßige Sonnenbestrahlung, um Ihre Hände und Nägel gesund zu erhalten, sie vor Austrocknung und somit vor vorzeitigem Altern zu bewahren.
- **Waschen** Sie Ihre Hände mit nicht zu heißem Wasser und einer milden Seife. Die Hände immer gut trocknen und mit einer Pflegecreme oder speziellen Handcreme mit einer W/O-Emulsion eincremen. Stört Sie während des Tages zu viel Fett auf den Handinnenflächen, tragen Sie die Creme auf dem Handrücken auf und reiben Sie beide Handrücken gegeneinander. Besprühen Sie die getrockneten Hände mit der Essig-Wasser-Mischung bevor Sie sie eincremen – der Säureschutzmantel ist nach der Verwendung einer alkalischen Seife dann sehr schnell wieder aufgebaut. Diese Mischung ist übrigens auch ein guter Geruchs-, Bakterien- und Kalkkiller in Ihrem Badezimmer!
- **Achten Sie darauf, wie Sie Ihre Hände benützen!** Welche Wohltat Sie Ihren Händen zukommen lassen, hängt sehr davon ab, was sie im Alltag machen: Menschen, die schwer körperlich arbeiten, wird es einfach gut tun, die Hände am Abend zu reinigen, sie zu cremen und sie einfach in den Schoß zu legen. Mehr und mehr Menschen verbringen jedoch viel Zeit mit Bildschirmarbeit – die Hände auf der Tastatur führen immer dieselben Bewegungen aus – man spricht von Repetitive Strain Injury (RSI), dem ständigen Wiederholen derselben Bewegungen (auch bei Musikern und Friseuren). Hier ist es wichtig, dass Sie auf die bestmöglichen Umgebungsbedingungen, aber auch auf Ihre Haltung und Atmung achten. Analysieren Sie Ihren Bewegungsablauf, machen Sie Pausen und setzen Sie Ausgleichsübungen und -massagen dagegen.

Zum Verwöhnen ...

Nach einem anstrengenden Arbeitstag tut ein Bad für Arme und Hände gut: Tauchen Sie Hände und Arme für ein paar Minuten bis zur Hälfte des Oberarmes ins Wasser. Für ein anregendes oder kühlendes Bad im Sommer kühles Wasser bis 20 °C, fügen Sie ein paar Tropfen anregende ätherische Öle wie Grapefruit, Minze oder Thymian hinzu. Sind Sie erschöpft und wollen noch ausgehen: Ein paar Tropfen Rosmarin stärken Kreislauf und Psyche! Wollen Sie sich entspannen, den Tag ausklingen lassen, wählen Sie eine normale Badetemperatur, etwa 37 °C, und verwöhnen Sie sich mit je einem Tropfen Ylang, Jasmin, Vanille und Mandarine. Wenn Sie dem Wasser im Waschbecken einen Teelöffel Öl (Mandel-, Aprikosen- oder Macadamianussöl) vermischt mit einem halben Teelöffel Honig oder Rahm als Emulgator hinzufügen, haben Sie gleichzeitig eine wunderbare

Meine Pflegetipps für **Hände**

- ***Öl und Saft:*** *Mischen Sie in einer durchsichtigen Flasche – wegen des Farbenspiels – je zur Hälfte Mandel-, Aprikosenkern- oder Olivenöl mit biologischem Grapefruitsaft. Die Farbsymphonie in der Flasche richtet sich nach den Zutaten, die Sie wählen. Wenn Sie ein gelbes Öl haben, geben Sie ein paar Tropfen Sanddornöl dazu, damit es orange ist. Das Öl schwimmt oben und bevor Sie Hände und Nägel mit dieser Delikatesse massieren und pflegen, müssen Sie die Flasche gut schütteln. Sie können auch ein paar Tropfen eines passenden ätherischen Öls hinzufügen. Warum empfehle ich immer wieder die Zitrusöle in der Handpflege? Die Zitrone oder Grapefruit – ob ätherisches Öl oder Saft – wirkt auf die Oberhaut zusammenziehend, verdichtend, stärkend. Dies nützt den Nägeln und der Haut. Mandarine, Orange, Clementine haben einen entspannenden Charakter, also den gegenteiligen Effekt. Übrigens – regelmäßig Zitrone auf der Haut lässt* ***Pigmentflecken*** *heller werden. (Manche schwören auf die Verwendung von Eigenharn für diesen Zweck.)*
- ***Zucker und Zitrone:*** *Geben Sie einen Teelöffel Staubzucker in die Hände, dazu den ausgepressten Zitronen- oder Grapefruitsaft und verreiben Sie beides in den Händen. Sie werden über den weich machenden Effekt erstaunt sein.*
- ***Die tägliche Reinigung und Pflege:*** *Reinigen Sie täglich Ihre Hände und Nägel mit einer weichen Nagelbürste und massieren Sie anschließend mit einer guten Handcreme oder Ihrer Gesichtscreme jeden Finger – die Nägel mit einbeziehen – und die ganze Hand, mit kreisenden Bewegungen den Arm entlang von unten nach oben. Am Abend sollten Sie reichlich Creme verwenden. Sheabutter ist wunderbar für die trockenen Ellbogen aber auch für die Hände – sie macht sie weich und geschmeidig und nach kurzer Zeit können Sie schon wieder ein Blatt Papier anfassen. In der Früh reiben Sie Arme und Hände mit einer nicht zu weichen Bürste oder einem Sisal-Handschuh.*
- ***Peeling und Packungen*** *für die Hände: Wenn Sie unter der Dusche Ihr Salz-Ölpeeling machen, ist es nahe liegend, die Hände, Arme und vor allem die meist trockenen Ellbogen mit einzubeziehen. Fügen Sie der Öl-Salz-Mischung ein paar Tropfen Shampoo, Duschcreme oder Duschgel hinzu, dann bildet sie eine geschmeidigere Masse, die sich leichter verteilen lässt. Packungen, die der trockenen Gesichtshaut helfen, sind auch für die Hände gut (siehe S. 121).*
- ***Gegen kalte Hände*** *hilft ein Arm-Wechselbad: Im Waschbecken heißes Wasser mit je einem Tropfen Zypresse, Wacholderbeere und Orange vermischen, daneben eine kleine Wanne mit kaltem Wasser. Tauchen Sie die Arme ca. 3 Minuten ins heiße, dann etwa 10 Sekunden ins kalte Wasser. Ein paar Mal wechseln und mit kalt abschließen. Das fördert die Durchblutung und stärkt die Abwehrkräfte.*

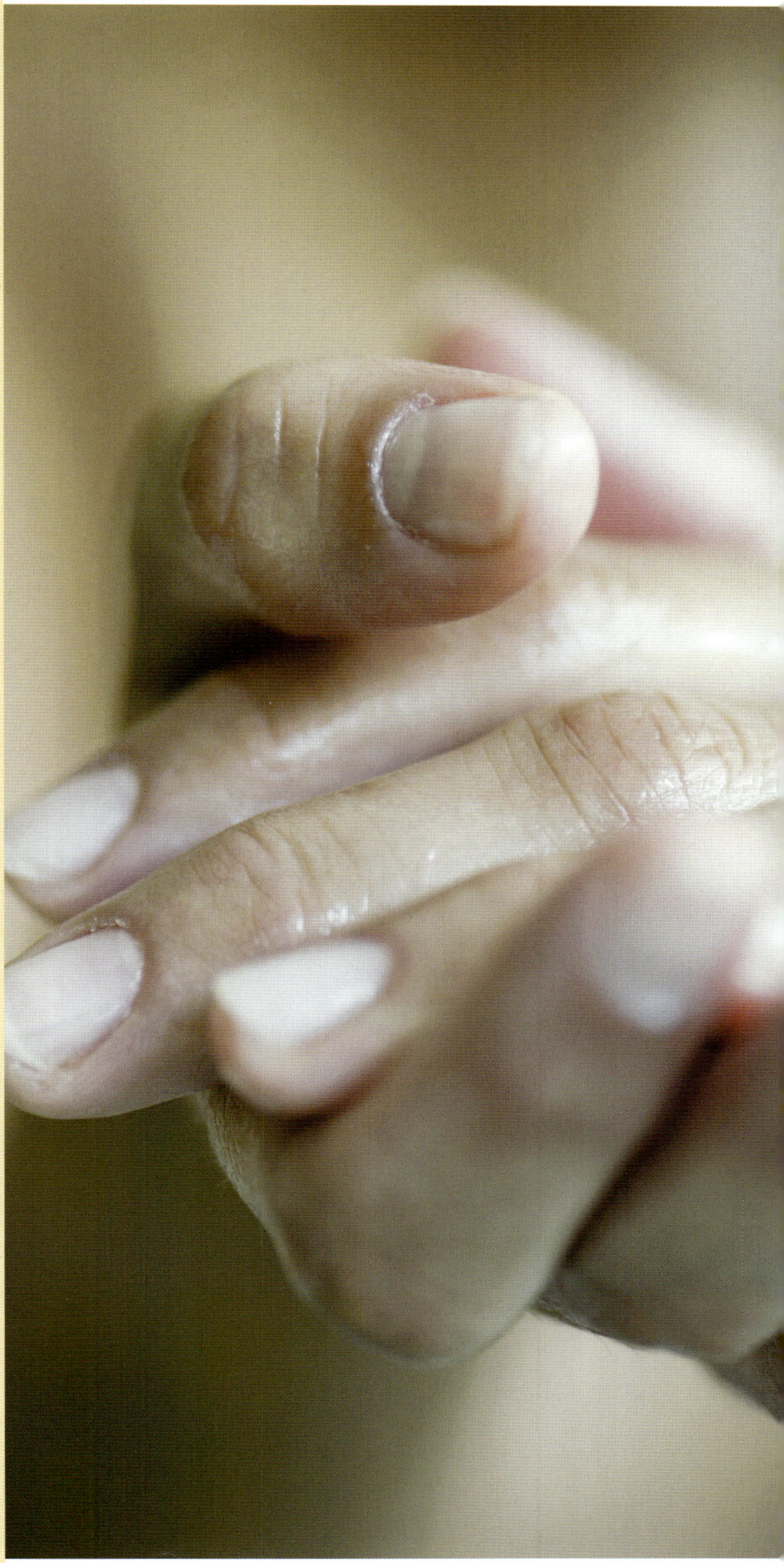

Pflege! Nach dem Bad das Wasser gut abstreifen, das verbliebene Öl gut in die Haut einmassieren.

Die Fingernägel

Unsere Fingernägel sind nicht nur modisches Beiwerk, sondern haben die wichtige Funktion, die empfindlichen Fingerspitzen zu schützen. Der Nagel besteht wie die Hornhaut aus toten Oberhautzellen und bildet eine harte Hornplatte. Die seitliche Abgrenzung ist der Nagelwall. Von der Nagelwurzel aus, die vom Nagelhäutchen geschützt wird, wächst er in 3 Monaten um 1 cm, die Fußnägel wachsen langsamer. Die Bilanz in 70 Jahren: 35 km Finger- und Fußnägel! Ein gesunder Nagel ist stark, aber so biegsam, dass er allen Anforderungen gewachsen ist.

Wenn uns etwas unter den Nägeln brennt...

Die Dame, die seit kurzem auch meine Nägel mit großer Sorgfalt und Aufmerksamkeit pflegt und die seit 20 Jahren täglich eineinhalb Stunden für mindestens fünf Menschen aufwendet, beobachtet sehr genau den Zusammenhang zwischen dem Zustand der Hände und Nägel und der Persönlichkeit der Kunden. Ihr besonderes Mitgefühl gilt den Menschen, die aus Stress oder anderen Ursachen (Grund kann auch ein Mineralstoff- oder Vitaminmangel sein!) Nägel beißen. Unter anderem mit aufgeklebten Kunstnägeln, unter deren Schutz die eigenen Nägel nachwachsen können, können Frauen dieses Problem in den Griff bekommen. Langfristig allerdings wohl nur, wenn auch die Ernährung und die „seelische Betreuung" stimmt.

Was Nägel über die Gesundheit aussagen

Fingernägel werden in der Ayurvedischen Medizin seit jeher einerseits zur Erkennung von Krankheiten herangezogen, andererseits werden anhand der „gesunden" Nägel Ernährungs- und Verhaltensempfehlungen dem Körpertypus entsprechend erteilt. Aber auch in der Schulmedizin beziehen Ärzte inzwischen in der Diagnose von Krankheiten Fingernägel mit ein: Bei Hautkrankheiten, wie z. B. der Schuppenflechte, lösen sich Hornzellen auf der Nageloberfläche und es entstehen Grübchen auf den Nägeln – man spricht von Tüpfelnägeln. Bei Neurodermitis kommt es zu Tüpfelnägeln und es bilden sich Rillen auf der Nageloberfläche. Auch Herz- und Lungenerkrankungen können im Zusammenhang mit Sauerstoffmangel zu Verformungen der Nägel führen.

Ernährung und Nägel

Fühlen Sie sich gesund und Ihre Nägel sind trotzdem brüchig oder weich, sollten Sie auf vollwertige Ernährung mit ausreichendem Rohkostanteil achten! Natürliche Nahrungsergänzung in belasteten Zeiten sind Spirulina Meeresalgen und grüne Tonerde. Was gut ist für Haut und Haar, ist auch für die Nägel gut (siehe S. 22).

Die richtige Nagelpflege

Gut gepflegte Nägel sollten täglich gebürstet, gecremt oder geölt und massiert werden. Massagen fördern die Durchblutung der Nagelwurzel und machen die empfindliche Haut um den Nagel widerstandsfähiger. Das Nagelhäutchen nicht schneiden, besser ist es, die Nagelhaut mit Öl zu erweichen und mit einem weichen Stäbchen zurück zu schieben. Mindestens ein Mal pro Woche sollten Sie Ihren Nägeln ein warmes Ölbad gönnen: Macadamianuss-, Oliven- oder Mandelöl erwärmen, eine Mischung aus ätherischem Lemongrass-, Zypressen- und Geranienöl dazumischen. Nach dem Ölbad das Öl in der ganzen Hand einmassieren. Vermeiden Sie es, Ihre Hände übermäßig zu strapazieren: So angenehm es ist, bei der Arbeit im Garten die Erde zu spüren, sollten Sie Ihren Händen zuliebe doch lieber Handschuhe tragen. Wenn Ihre Hände sehr belastet sind, massieren Sie sie mit ein paar Tropfen Sanddornöl, vermischt mit Ihrer reichhaltigen Handcreme, tragen Sie zum Schluss noch eine Schicht Creme auf und ziehen Sie über Nacht Baumwollhandschuhe an.

Nagelschere oder Feile?

Das ist Geschmacksache. Eher keine Nagelzwicker – vor allem, wenn die Nägel eher spröde sind. Verwenden Sie Sandpapierfeilen.

Nagelhärter

Verzichten Sie auf Nagelhärter – sie schaden den Nägeln und der Umwelt mehr als sie nützen. Wenn Ihre Nägel sehr weich sind, reiben Sie sie öfters mit Essig und Zitronensaft ab und massieren Sie die Nägel eine Zeit lang täglich mit der bereits beschriebenen Öl-Saft-Mischung. Sie bekommen davon auch einen besonders schönen Glanz. Achten Sie auf ausreichend Mineralstoffe in der Ernährung.

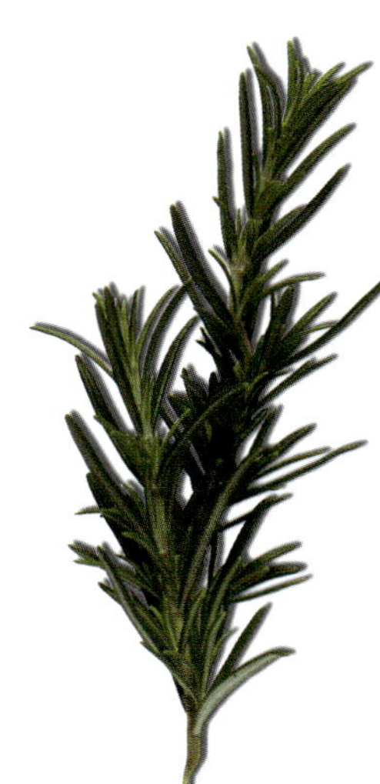

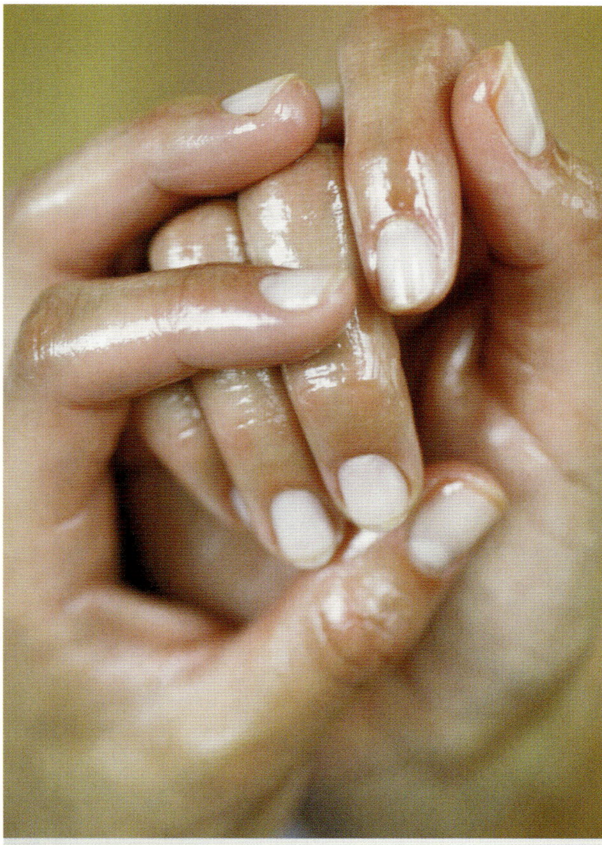

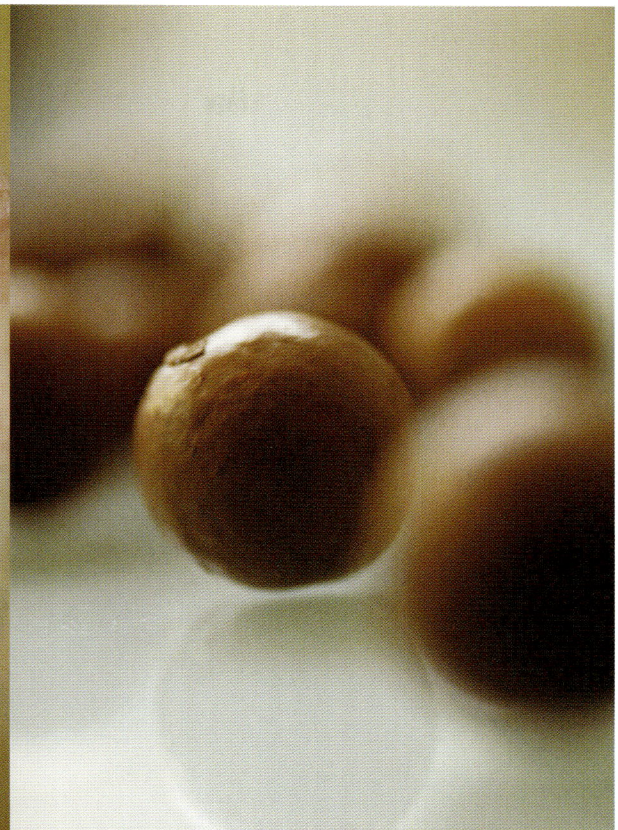

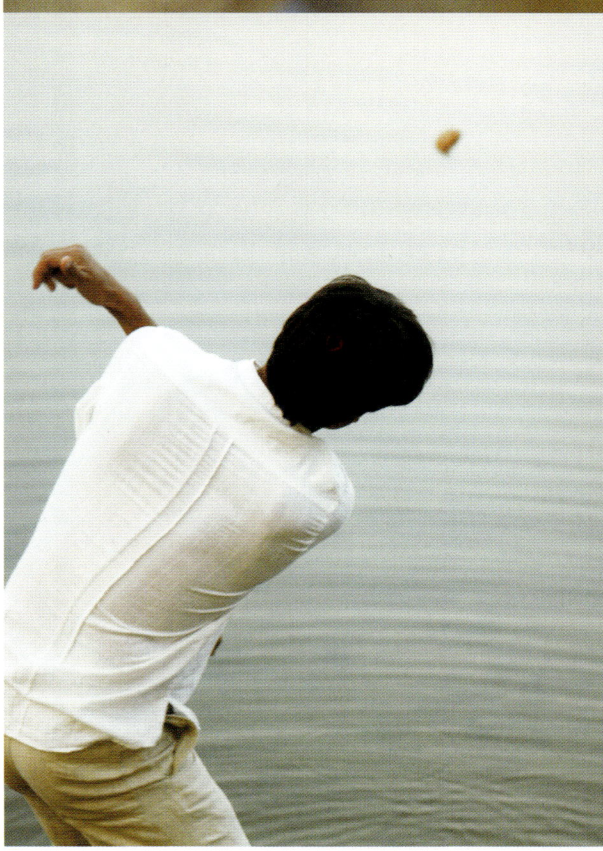

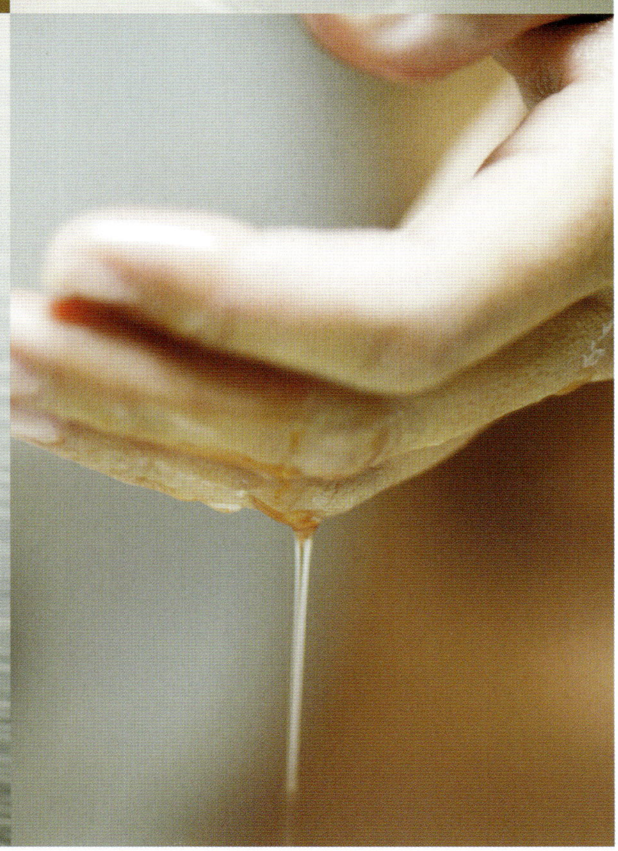

DIE FÜSSE

Eine Landkarte, die zeigt, wie jemand durchs Leben geht

Unsere Füße sind von unserer eigenen visuellen Wahrnehmung am weitesten entfernt, in unseren Breiten meist gut bedeckt und vor Blicken geschützt. Selten wirft sich jemand uns zu Füßen und auch wir selber schenken ihnen – so lange sie ihre Funktion erfüllen und nicht schmerzen – wenig Aufmerksamkeit. Im Laufe der menschlichen Geschichte sind viele Techniken entwickelt worden, ausgehend von einem Teilbereich, den Menschen in seiner körperlichen und seelischen Ganzheit zu erfassen.

Fußanalyse – die Grinberg-Methode

Für die, die die Zeichen lesen können, liefern die Füße zahllose Informationen über das Leben eines Menschen, sowohl über das vergangene als auch das derzeitige. Die Fußanalyse nach Grinberg ist eine ganzheitliche Methode, die die Füße des Menschen zum diagnostischen Ausgangspunkt gewählt hat. Der geübte Grinberg-Praktiker kann anhand von Form, Farbe, Temperatur, Hautbeschaffenheit, Linien, Falten und anhand von bestimmten Verhärtungen an den Fußsohlen Rückschlüsse auf den körperlichen, emotionalen und seelischen Zustand eines Menschen ziehen und sein Grundpotential – seine Fähigkeiten und Stärken – einschätzen. Ausgehend von der Fußdiagnose, die zeigt, wie jemand in der Welt steht, wie er/sie sich hält und ausdrückt, erfolgt dann die ganzheitliche Behandlung des Menschen an den Füßen und am ganzen Körper.

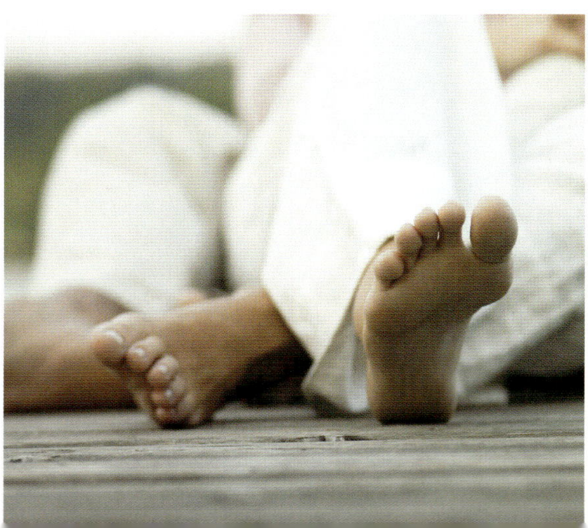

Wenn wir uns harmonisch und entspannt bewegen wollen, benötigen wir zwei gesunde, kräftige Füße. Ein altes indisches Sprichwort besagt, dass „Krankheiten niemanden heimsuchen, der vor dem Schlafen seine Füße massiert, genauso wie sich Schlangen keinen Adlern nähern".
So gesehen ist auch die tägliche Pflege der Füße eine einfache, angenehme und dazu äußerst kostengünstige Krankheitsvorsorge!

Hilfe bei Fußpilz

Die Erreger des Fußpilzes sind Faden- und Hefepilze. Sie sind zwar nicht gefährlich, aber lästig. Hohe Luftfeuchtigkeit und Wärme sind die idealen Bedingungen um sie sprießen zu lassen. Zwischen den Zehen fehlen unserer Haut zudem die Talgdrüsen und somit der schützende Säuremantel. Fußpilz erkennt man an grauweißlich verquollenen Hautstellen, die meist in den Zehenzwischenräumen auftreten. Es kann auch zu Einrissen der Haut kommen, die nicht nur schmerzhaft sind, sondern auch Keime eindringen lassen.

Hilfe bei müden Füßen

Sie werden wieder munter, wenn sie mit einem erfrischenden selbstgemachten Fußspray mit Pfefferminze, Rosmarin, Zitrone, Wacholder und Grapefruit besprüht werden. Sie können auch ein Hydrolat – Pfefferminze oder Rosmarin – verwenden. Hydrolate werden in der Naturkosmetik meist mit biologischem Weingeist konserviert, da sie sonst schnell verderben würden. Der Alkohol verdunstet rasch auf der Haut, was einen angenehmen Kälteeffekt zur Folge hat (siehe S. 122).
Fußgels sind eine angenehme Alternative zu Fußsprays – sie wirken angenehm kühl und gleichzeitig pflegend.

Hilfe bei Hühneraugen

Gegen einen ständigen Druck auf dieselbe Stelle wehrt sich die Haut durch vermehrte Verhornung. Es handelt sich um eine Wucherung von Hornhautzellen, die wie ein Zapfen in die Tiefe wächst und dort auf Nervenenden drückt. Die Hornhaut nicht mit einem scharfen Messer entfernen und versuchen, den Dorn herauszuschneiden! Überlassen Sie das der medizinischen Fußpflege. Sie können zu Hause erweichende Fußbäder machen, Hühneraugenpflaster und Ringe verwenden, die den Druck mindern. Die Vorsorge ist ganz einfach: Passendes Schuhwerk tragen!

PFLEGETIPP

Meine Pflegetipps für **Füße**

- ***Fußbad:*** *Salz kann hier gute Dienste leisten, denn es hat eine desinfizierende Wirkung. Gleichzeitig regeneriert sich durch das Salz die Haut und wird in ihren Abwehrreaktionen gegenüber Pilzen, Bakterien und Viren gestärkt. Machen Sie täglich ein Salz-Fußbad und geben Sie antibakteriell wirkende ätherische Öle wie Teebaum, Thymian, Zitrone und Lemongrass dazu. Wenn Sie noch einen Esslöffel grünen Lehm und einen Teelöffel Backpulver dazumischen, haben Sie ein hervorragendes basisches Fußbad.*
- ***Fußpackungen:*** *Auch Salzölpackungen, die ein paar Stunden auf der Haut bleiben, haben sich bewährt. Fußpilz lässt sich auch gut mit einem Fußwickel aus einer Mischung aus grünem Lehm, Pfefferminzhydrolat, Nachtkerzen- und Olivenöl und ätherischem Teebaum- und Zitronenöl behandeln. Sie können eventuell Salz hinzufügen, aber die Mischung ist auch so sehr wirkungsvoll, wenn Sie Salz aufgrund von Hauteinrissen nicht vertragen. Mineralerde (Lehm), Salz und gutes Wasser sind übrigens für viele krankhafte Hauterscheinungen eine hervorragende Mischung.*
- ***Innerlich:*** *Salzanhänger schwören übrigens darauf, gleichzeitig innerlich eine Kur mit hochwertigem Vollsalz zu machen: Jeden Morgen einen Teelöffel Sole (26 %ige = gesättigte Salzlösung) in gutem Wasser gelöst trinken. Ich würde sagen, geben Sie noch zwei Teelöffel grünen Lehm dazu und einen halben Teelöffel Sanddornöl und Sie haben den „Powerdrink" schlechthin! Anstatt des Salzes können Sie auch einen Teelöffel guten Apfelessig nehmen – der fördert gleichzeitig die Fettverbrennung.*
- *Alle oben angegebenen Maßnahmen sind übrigens auch hilfreich bei* ***übermäßigem Fußschweiß:*** *Fügen Sie den Bädern, Packungen und Einreibungen mit Salz und Lehm noch Salbei hinzu – als Kräuterabkochungen mit frischen oder getrockneten Kräutern oder/und ätherisches Salbeiöl. Gegen Fußschweiß aufgrund von Nervosität und Angst hilft der wunderschöne großblättrige Muskatellersalbei (Aufgrund seiner die Hormonbildung anregenden Wirkung hat er auch einen festen Platz in der natürlichen Behandlung von Wechselbeschwerden wie Stimmungsschwankungen und Schweißausbrüchen). Sie können ihn im Blumentopf oder im Garten pflanzen. Sein ätherisches Öl hat einen warmen, holzigen Duft.*

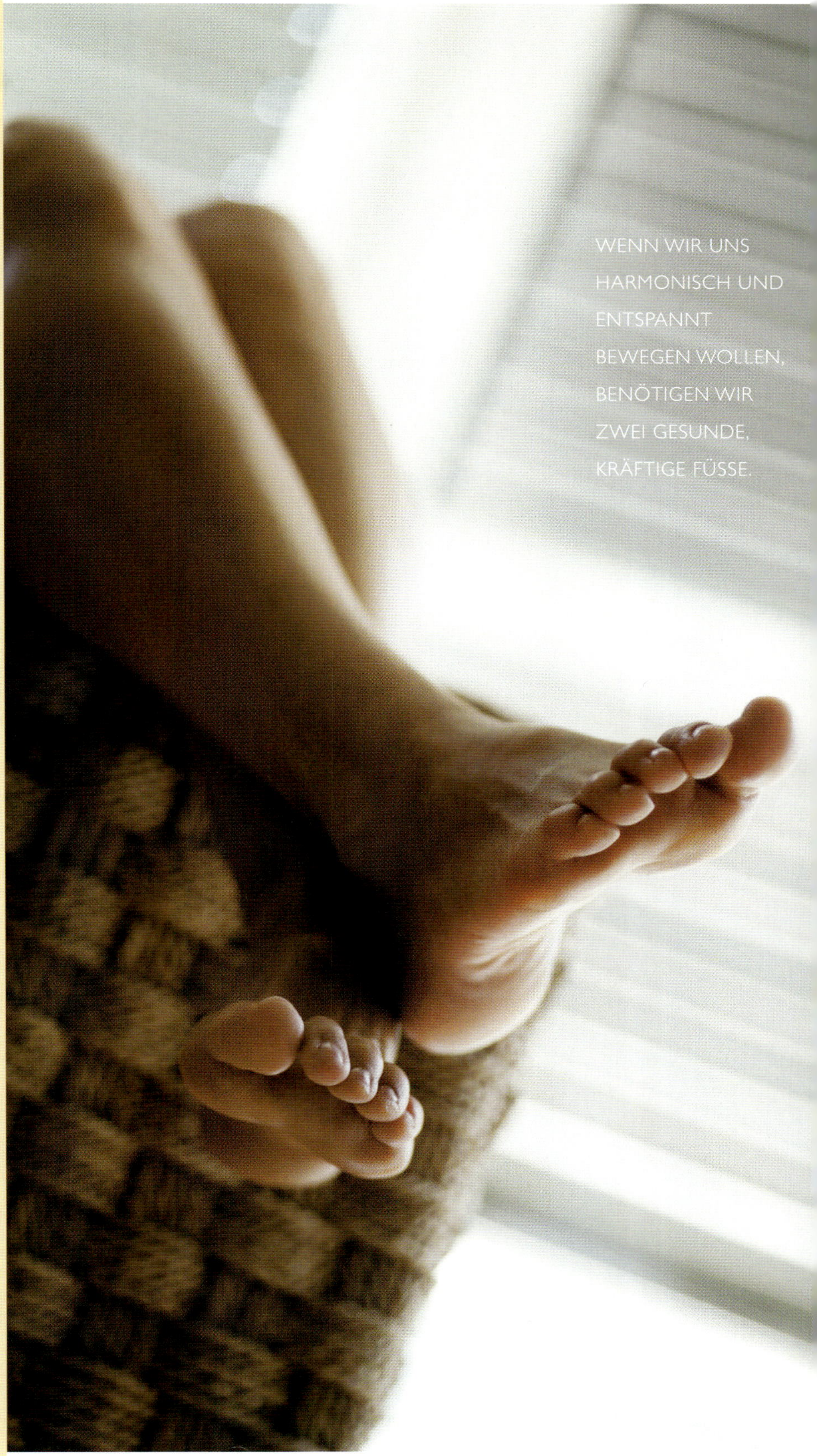

WENN WIR UNS HARMONISCH UND ENTSPANNT BEWEGEN WOLLEN, BENÖTIGEN WIR ZWEI GESUNDE, KRÄFTIGE FÜSSE.

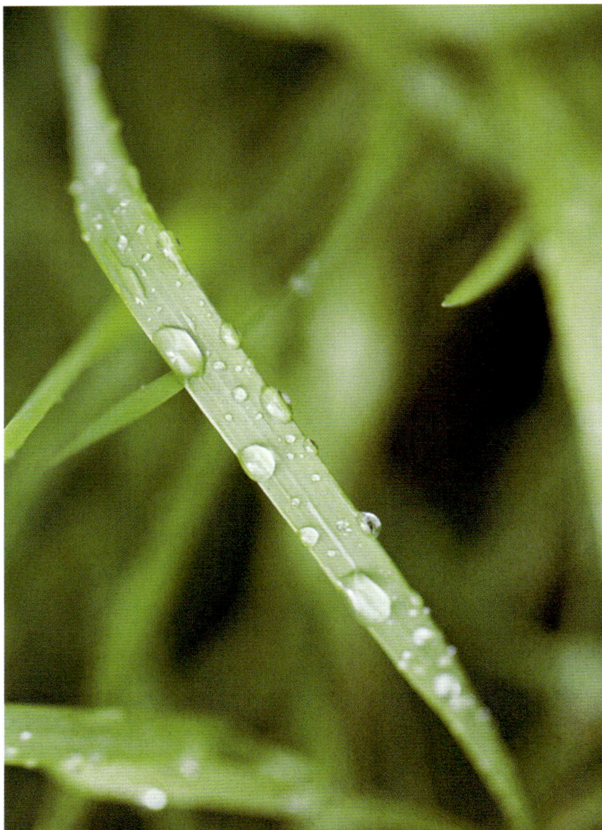
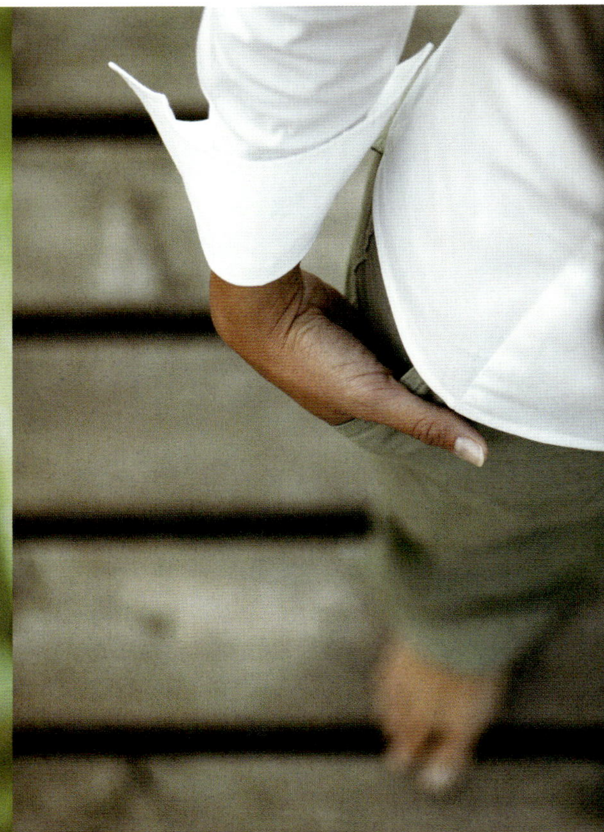
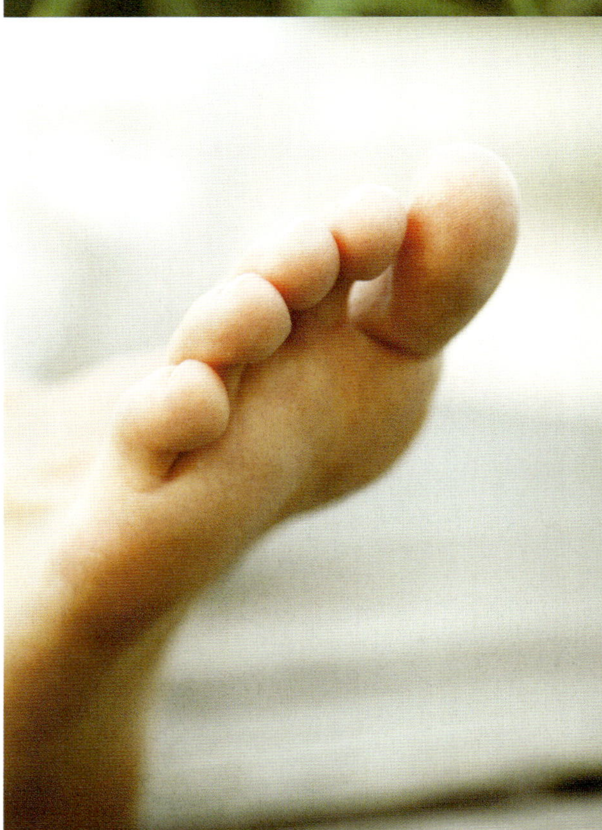
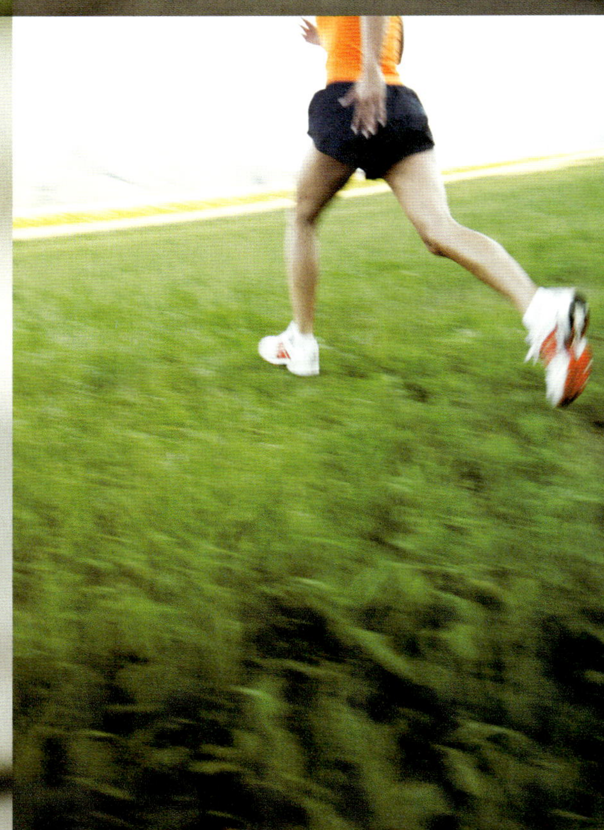

Fußreflexzonenmassage

Sie hat sich als eine Form der Druckpunktmassage aus einer Jahrtausendealten chinesischen Massagetechnik entwickelt und basiert auf der Erkenntnis, dass alle Körperorgane, Drüsen und Körperregionen – somit der gesamte Organismus – auf den Füßen und Händen abgebildet ist.
Der erfahrene Therapeut kann sehr gezielt behandeln und einwirken, aber auch der informierte Laie kann bei Alltagsbeschwerden helfen, Schmerzen lindern, die Lebensgeister wecken oder bei chronischen Beschwerden die ärztliche Behandlung unterstützen. Tasten Sie Ihre Fußsohlen ab und Sie werden spüren, dass es Stellen gibt, die besonders schmerzhaft sind. Ist Ihr Nacken sehr verspannt, werden Sie das an der Wurzel der großen Zehe deutlich spüren. Massieren Sie täglich sanft die schmerzenden Stellen – oder noch besser – lassen Sie sich massieren.

Zum Verwöhnen – Fußbäder für viele Zwecke

Fußwaschungen mehrmals am Tag sind in heißen Ländern, in denen man ja auch nicht festes, geschlossenes Schuhwerk und Strümpfe trägt wie bei uns, selbstverständlich. So wäscht man Hände, Gesicht und Füße vor dem Meditieren oder Essen. Fußbäder sind auch bei uns ein allgemein anerkanntes Hausmittel um sich vor Krankheiten zu schützen, Befindlichkeiten zu verbessern oder Krankheitsbehandlungen zu unterstützen.

Verwenden Sie einen Eimer oder eine Schüssel, die groß genug ist, dass Ihre Füße bis zu den Knöcheln bedeckt sind. Legen Sie sich einen natürlichen Bimsstein, ein Handtuch, eine Nagelschere und pflegendes Öl, Lotion oder Creme zurecht. Hauptbestandteil ist immer Wasser – allein die Temperatur löst spezielle Reize aus und sollte abhängig gemacht werden vom Zustand des Gesamtorganismus. Geben Sie nie kalte Füße in ein lauwarmes Fußbad! Zusätze wie Kräuter, Gewürze, Salz, Tonerden, Essig, Milch, Pflanzenöle und ätherische Öle können zu einem bestimmten Zweck hinzugefügt werden. Fußbäder können bei einer beginnenden Erkältung Schlimmeres abwenden, sie können am Abend die Schlafbereitschaft fördern, die Übersäuerung des Körpers mildern oder die Füße für eine Massage oder Fußpflege vorbereiten. Ein Wechselfußbad ist eine gute Hilfe für Menschen, die ständig unter kalten Füßen leiden und sollte immer mit kaltem Wasser schließen!

Hilfe bei verhornter Haut

Verwenden Sie keine scharfe Feile oder Ähnliches, um sie zu entfernen. Verwenden Sie einen natürlichen Bimsstein – wenn nötig täglich, dann sammelt sich nie so viel Hornhaut an. Afrikanische Sheabutter ist ein ausgezeichnetes Pflegemittel für Füße und hat auch einen günstigen Einfluss auf die Verhornung.

7 (Meilen)schritte zu gesunden und schönen Füßen

- *Tragen Sie keine Schuhe, die einengen. Folgen sind Hühneraugen, Verformungen, schlechte Haltung und Durchblutungsstörungen, die zu kalten Füßen und damit zu Schnupfen führen können.*
- *Nach dem Baden oder Duschen die Füße immer eincremen – dabei gut massieren.*
- *Trockenbürsten mit einer Fußbürste fördert die Durchblutung und entfernt trockene Hautzellen.*
- *Beziehen Sie die Füße in das Körperpeeling mit ein und reiben Sie sie häufig mit einer Öl--Salz-Mischung ab.*
- *Gehen Sie ganz langsam – eventuell mit geschlossenen Augen – barfuß und spüren Sie in Ihre Füße hinein.*
- *Fußnägel gerade schneiden – die seitlichen Ränder nicht schneiden oder feilen, denn dadurch kann es zum Einwachsen der Nägel kommen.*
- *Verwöhnen Sie Ihre Füße mit einem duftenden Hydrolat oder einem selbstgemachten Fußspray (siehe S. 122).*

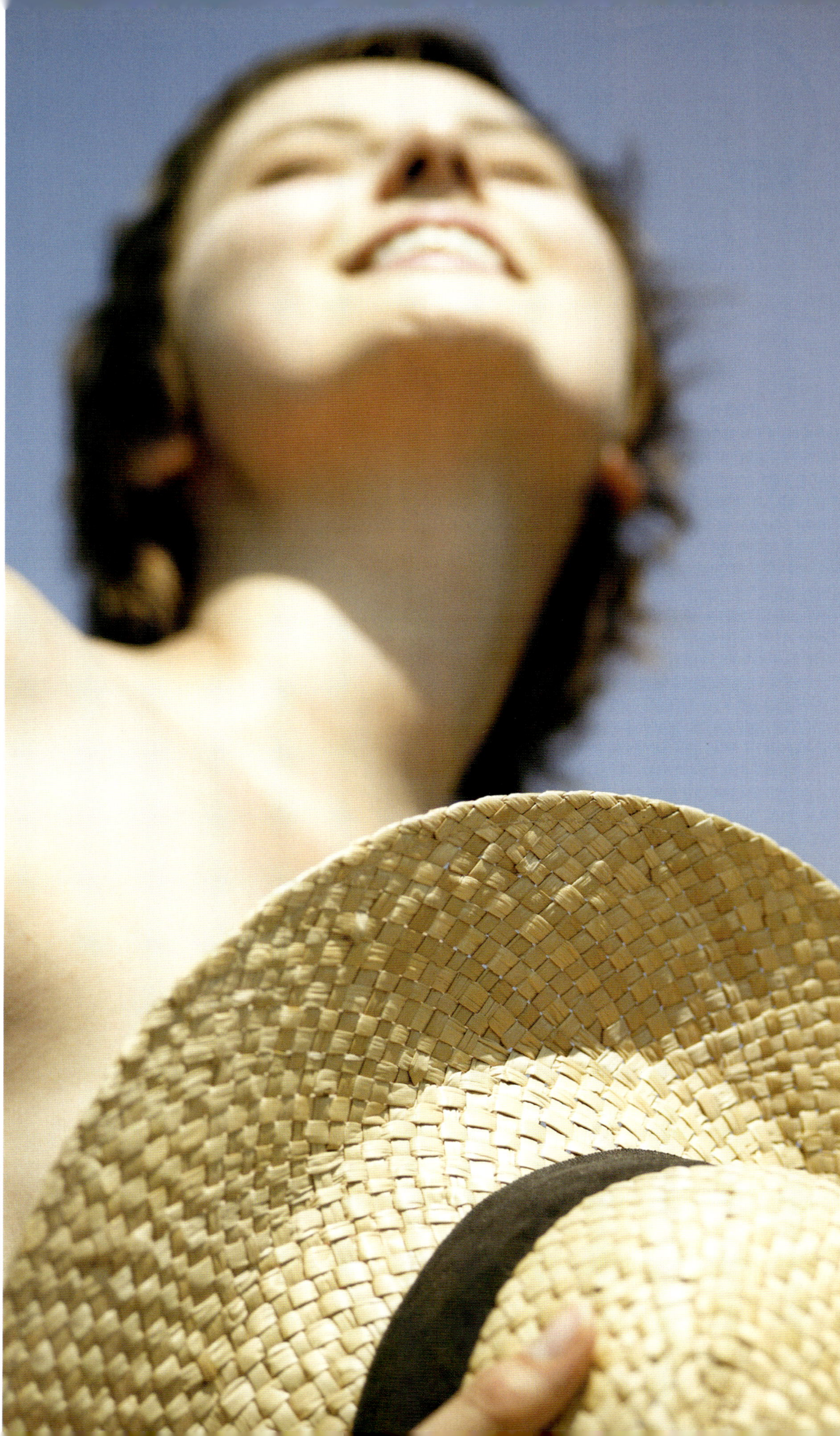

SONNE SONNEN- UND SCHATTENSEITEN

Die Sonne als Lebenselixier

Goethe hat im letzten Gespräch, das er vor seinem Tode mit Eckermann führte, die Bedeutung der Sonne so in Worte gefasst: „Fragt man mich, ob es in meiner Natur sei, die Sonne zu verehren, so sage ich abermals: durchaus! Denn sie ist gleichfalls eine Offenbarung des Höchsten, und zwar die mächtigste, die uns Erdenkindern wahrzunehmen vergönnt ist. Ich anbete in ihr das Licht und die zeugende Kraft Gottes, wodurch allein wir leben, weben und sind und alle Pflanzen und Tiere mit uns."

Die Sonne gibt uns die Wärme und das Licht, das wir zum Leben brauchen. Wenn wir an einem schönen Tag ins Freie gehen, fühlen wir uns nach kurzer Zeit entspannt, beruhigt und erholt, denn durch die Einwirkung von Sonnenlicht wird die Konzentration der Stresshormone Adrenalin und Cortisol im Körper verringert. Auch die körperliche und geistige Leistungsfähigkeit ist kurzzeitig erhöht. Der Kreislauf arbeitet ökonomischer, die Fließeigenschaft des Blutes verbessert sich und die unspezifische Immunabwehr ist durch die Anregung der Interferonproduktion angeregt. Die Vitamin-D-Synthese wird erhöht, das heißt, der Einbau von Calcium in die Knochen wird sichergestellt. Hautleiden wie Akne, Schuppenflechte und Neurodermitis lassen sich durch eine Sonnenkur positiv beeinflussen. Die Strahlen der Sonne regen den Stoffwechsel und die Hormonbildung an – das Frühjahr ist die Jahreszeit der Verliebten!

Nahrung für Körper und Seele

Pflanzen brauchen das Sonnenlicht, um mit Hilfe von Chlorophyll aus dem Kohlendioxid der Luft den Sauerstoff herzustellen, den wir zum Atmen benötigen. Der menschliche Organismus nimmt das Sonnenlicht über die Augen, über die ganze Haut und sogar über die Lungen auf, wenn er sonnendurchstrahlte Luft einatmet – sozusagen eine „Ernährung" durch Licht. Fehlendes Licht kann die Seele verdunkeln – vielen Menschen in unseren Breiten wird spätestens im November, wenn das Licht abnimmt und die Nächte lang sind, die Seele schwer. Lichttherapien mit speziellen Lampen sowie Massagen mit Farbölen – das sind spezielle Mischungen aus ätherischen Ölen, die die jeweilige Farbqualität in sich tragen – bringen für viele Betroffene eine erstaunliche Besserung. Nicht zuletzt wird immer noch durch gebräunte Haut unbewusst ein gewisses Maß an Gesundheit, Jugend und Fitness signalisiert!

Das richtige Maß entscheidet

Sonne bedeutet Leben, aber auch Gefahr für das Leben. Das schnellere Altern, Austrocknung, Fleckenbildung und Verlust der Spannkraft sind noch die geringeren Folgen von unkontrollierter Sonnenbestrahlung. Schlimmere Auswirkungen sind die Schwächung des Immunsystems und die Entstehung von Hautkrebs.

Selten trifft der kluge Satz, dass das richtige Maß über Nutzen oder Schaden entscheidet, so zu wie im Zusammenhang mit dem Sonnenlicht. „Die Dosis macht das Gift" – die Strahlenmenge entscheidet über eine gute oder schlechte Wirkung auf den Organismus.

Unsere Hautfarbe und wo wir leben

Eine zentrale Aufgabe der Sonne ist die Anregung der Vitamin-D-Synthese zum Aufbau der Knochenmasse. Menschen in nördlichen Breiten brauchen eine hellere Haut mit größerer Durchlässigkeit für die Sonnenstrahlen, um mit weniger Sonnenstunden ausreichend Vitamin D zu produzieren. Je nach Hauttyp dauert es unterschiedlich lange, bis der körpereigene Sonnenschutz durch Pigmentierung und Lichtschwiele aufgebaut ist. Im genetischen Plan sind die Urlaube in heißen Ländern, der Alterssitz in Mallorca und die Zerstörung der Ozonschicht durch den Menschen nicht vorgesehen.

Strahlen: Sichtbar und unsichtbar – spürbar und nicht spürbar

Zwei Arten von Sonnenstrahlen sind für unsere Sinne unmittelbar wahrnehmbar: Das sichtbare Licht in den Farben des Regenbogens, und die spürbaren, wärmenden, langwelligen Infrarotstrahlen. Der Teil der Strahlen, der uns – je nach aufgenommener Menge – nützen oder

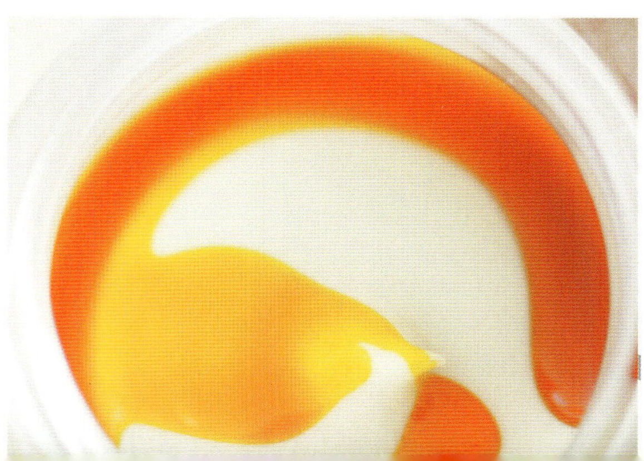

schaden kann, sind die kurzwelligen, unsichtbaren Ultraviolettstrahlen, kurz UV-Strahlen genannt. Das sind „kalte" Strahlen, das heißt sie kommen nicht nur in der heißen Sommersonne vor. Ultraviolettstrahlen werden nach ihrer Wellenlänge in UVA, UVB und UVC eingeteilt.

UVA, UVB und UVC

UVC-Strahlen sind am gefährlichsten, weil ihre Wellenlänge in der Nähe der Röntgenstrahlen liegt. Sie werden von der Ozonschicht ausgefiltert und gelangen in der Regel nicht bis zur Erde. Die durch den Menschen verursachte Abnahme der Ozonschicht stellt uns vor ein großes Problem: Sollte eine Umkehr nicht gelingen, werden wir mehr und mehr mit Schäden, ausgelöst durch UVC-Strahlung, konfrontiert sein. UVB-Strahlen sind lebensnotwendig, können aber auch lebensvernichtend sein: Sie dringen bis in die Basalschicht der Oberhaut ein und bewirken die Bildung von Vitamin D. Bei zu intensiver Einstrahlung rufen sie Sonnenbrand hervor und sind für Zellschäden – bis zur Entwicklung von Hautkrebs – verantwortlich. Sie sind mittags, im Hochgebirge, im Hochsommer, in heißen Ländern und in der Nähe von reflektierenden Flächen, wie z. B. Wasserflächen, Gletschern oder am Meeresstrand, am stärksten. UVA-Strahlen setzen die Melaninbildung, den hauteigenen Sonnenschutz, in Gang. Sie dringen jedoch sehr tief – bis in die Lederhaut – ein und führen zu Hautschädigung im Bindegewebe. Die Haut trocknet aus, altert und wird in ihrer Regenerationsfähigkeit geschwächt. Diesen Strahlen sind wir von morgens bis abends und unabhängig von der Jahreszeit immer in gleicher Stärke ausgesetzt. UVA- und UVB-Strahlen sind für die Bildung der Lichtschwiele, des zweiten hauteigenen Sonnenschutzes, verantwortlich.

Der UV-Index

Er gibt die Intensität der UV-Strahlung der Sonne an. Null bis eins gelten als niedrig, zwei bis vier als mittel, fünf bis sieben als hoch. An sonnigen Tagen werden häufig hohe Werte erreicht, im Gebirge Werte über acht. Je höher der Wert, desto mehr müssen wir uns schützen. Der tägliche europaweite UV-Index kann unter http://www.dwd.de/de/WundK/W_aktuell/UV-Index.htm erfragt werden. Er wird wohl neu geschrieben werden müssen, da er auf den Berechnungen einer rechtwinkeligen Einstrahlung beruht. Neueste Forschungen kamen zu dem Ergebnis, dass es einen Unterschied macht, ob ein Mensch liegt oder steht, ob die Strahlen schräg auftreffen, wie etwa gegen Sonnenuntergang oder senkrecht auftreffen wie zu Mittag. Schlussfolgernd ist ein Mensch, der in der Mittagszeit in der Sonne liegt am stärksten gefährdet. Eigentlich auch wieder etwas, was einem das Gefühl sagt ...

Was passiert beim Sonnenbaden?

Der hauteigene Sonnenschutz – Melaninbildung und Lichtschwiele

Die Melanozyten beginnen mit dem Auftreffen von UVB-Strahlen auf der Haut in der Basalschicht der Oberhaut mit der Bildung von Melanin, einem Farbstoff oder Farbpigmenten, die sich – vereinfacht gesagt – kappenartig über den empfindlichsten Teil einer Zelle, den Zellkern, legen. Die Natur hat es so eingerichtet, dass dunkelhäutige Menschen in heißen Ländern über einen ständigen Melaninvorrat verfügen, hellhäutige Menschen in nördlichen Ländern über weniger Melanin, das langsam aufgebaut wird, um eine ausreichende Bildung von Vitamin D zu gewährleisten. Da es Tage dauern kann, bis schützendes Melanin in ausreichender Menge vorhanden ist, setzen UVA-Strahlen eine schnelle, aber schwächere, direkte oberflächliche Pigmentierung durch eine Vorstufe des Melanins in Gang, die gemeinsam mit der Lichtschwiele für einen sofortigen Schutz sorgen, ohne die Vitamin-D-Bildung zu beeinträchtigen.

Lichtschwiele

Da es relativ lange dauert, bis bei hellhäutigen Menschen das Melanin in ausreichender Menge produziert ist, schützt sich die Haut in dieser Notsituation gemeinsam mit der oben beschriebenen schnellen Oberflächenpigmentierung durch die Verdickung der Hornschicht, die einen relativ hohen Lichtschutz erreicht. Man spricht von der so genannten Lichtschwiele, die in gewisser Weise auch bräunt, jedoch nicht so nachhaltig wie das Melanin,

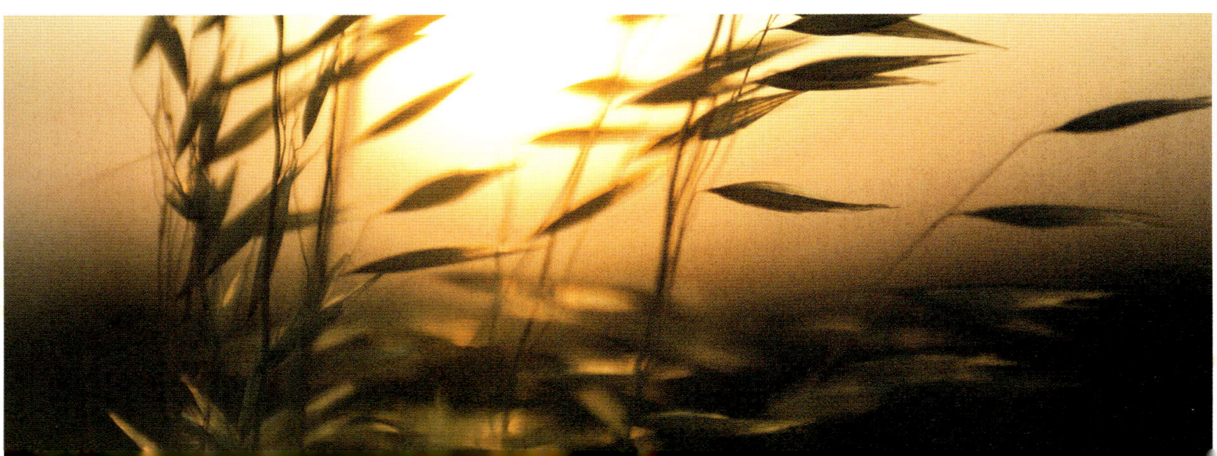

und die in der Badewanne oder Dusche abgerubbelt werden kann. Auch die Lichtschwiele fördert die vorzeitige Hautalterung.

Hauteigenes Reparatursystem

Da der hauteigene Sonnenschutz nicht immer ausreicht, kann die Haut bis zu einem gewissen Schweregrad Schäden mit Hilfe des eigenen Immunsystems reparieren. Wird ein gewisses Maß an Schädigung überschritten, ist das hauteigene Reparatursystem überfordert und es kann zu Schäden in der Erbsubstanz und später zu Hautkrebs kommen. Untersuchungen haben gezeigt, dass das tieforange Sanddornkernöl unterstützend auf dieses Reparatursystem einwirken kann. Sein Einsatz in Sonnenschutzmitteln, aber auch in After-Sun-Produkten ist daher sinnvoll.

Der Sonnenbrand als Feuerwehr

In gewisser Weise ist der Sonnenbrand der wichtigste Hautschutz. Er ist ein Signal, aus der Sonne zu gehen und es ist fraglich, ob das Ausschalten dieser Warnleuchte klug ist! Da mir dieser Punkt im Zusammenhang mit der permanenten Debatte um Sonnenschutzmittel und Sonnenschutzfaktoren in Anbetracht der steigenden Hautkrebsraten interessant erscheint, möchte ich eine Studie zitieren, die an der Grazer Universitäts-Hautklinik zu diesem Thema durchgeführt wurde. Fazit: Sonnenmilch oder Sonnenöl mit herkömmlichen chemischen, absorbierenden Filtersubstanzen schützen zwar vor Sonnenbrand, nicht aber vor Hautkrebs. Die Studie untersuchte, ob durch die chemischen UV-absorbierenden Filter herkömmlicher Sonnenschutzmittel die Immunschutzwirkung im selben Maße gegeben ist wie der Schutz vor Sonnenbrand. (Der gesetzlich vorgeschriebene Test, der so genannte COLIPA-Test zur Überprüfung des Lichtschutzfaktors eines Produktes, bezieht sich lediglich auf den Schutz vor Sonnenbrand. Andere Schäden bleiben unberücksichtigt.) Die UV-Filter konnten trotz vollständigen Schutzes vor Sonnenbrand das verstärkte Wachstum von Melanomzellen nicht verhindern, das bedeutet, dass der „immunprotektive" Faktor eines Präparates deutlich unter dem Wert des Lichtschutzfaktors liegt. Dem liegt die Tatsache zugrunde, dass für die Sonnenbrandreaktionen andere Stoffe (Prostaglandine) bedeutsam sind, als für die Schwächung des Immunsystems (Langerhans-Zellen). Wenn man bedenkt, dass von den meisten Menschen Sonnenschutzpräparate aufgetragen werden, um länger in der Sonne liegen zu können, kommt der Leiter der Studie zu dem Schluss, dass das Hautkrebsrisiko durch Sonnenschutzmittel sogar erhöht sein kann.

Was geschieht beim Sonnenbrand

Sonnenbrand wird durch UVB-Strahlen hervorgerufen und wird oft irrtümlich als Vorstufe der Bräunung genannt. Die Zellen reagieren wie bei einer Verbrennung mit der Erweiterung der Kapillargefäße, bei starkem Sonnenbrand füllen sie sich mit Flüssigkeit, wodurch die Haut leicht anschwillt. Die geschädigten Zellen werden während des Heilungsprozesses durch neue Zellen ersetzt, die eine veränderte DNS (= der genetische Bauplan der Zelle) durch die UV-Schädigung aufweisen können. Was tun?

Erste Hilfe

Als erstes sollten Sie natürlich sofort aus der Sonne gehen, bis die Rötung völlig abgeklungen ist. Die betroffenen Hautpartien mit lauwarmen Umschlägen kühlen – nicht kalt duschen, das würde das Brennen verstärken. Kühlendes Alo- Vera-Gel, vermischt mit Sanddornöl, Umschläge mit grüner Tonerde (wirkt abschwellend), vermischt mit Aloe-Gel oder Rosenblütenhydrolat beruhigen die Haut. Das Aufsprühen von Hydrolaten ist angenehm und kühlend. Vergessen Sie nicht, viel zu trinken.

Das kann ins Auge gehen!

Beim „Sonnenbrand der Hornhaut" röten sich die Augen, schwellen an und sind äußerst lichtempfindlich. Die folgenschwerere Quittung kann später kommen: UV-Strahlung steht im Verdacht, den grauen Star zu fördern, auch das Risiko einer Makula-Degeneration, einer Augenerkrankung, in deren Verlauf die Netzhautmitte beschädigt wird, kann durch UV-Belastung beträchtlich erhöht werden. Auch intensive Infrarotstrahlung kann die Netzhaut verbrennen. Eine gute Sonnenbrille sollte das Licht zu etwa 80 % absorbieren und die UV-Anteile vollständig blockieren. Erkennbar ist der UV-Schutz am Etikett mit dem Hinweis „100 % UV-Schutz" oder „UV 400". Das CE-Zeichen auf dem Bügel soll die EU-Norm garantieren, ist aber häufig nicht echt. Wer sicher gehen will, kauft die Sonnenbrille in einem Fachgeschäft. Wenn Sie einen Sonnenhut oder – vor allem Kinder – eine Schirmmütze tragen, können Sie ca. 40 % des einfallenden Sonnenlichtes reduzieren!

Die Sonne lässt uns alt ausschauen

UVA- und UVB-Strahlung beschleunigen die Hautalterung – jede auf ihre Weise: UVA-Strahlen dringen tief in die Haut ein und können dort die DNS, den genetischen Code, verändern, der normalerweise sicherstellt, dass jede Zelle nach dem gleichen Muster gebaut wird. Die größte Gefährdung der DNS geschieht durch freie Radikale, das sind ungebundene Sauerstoffmoleküle, die oxidative Reaktionen auslösen und die DNS angreifen. Freie Radikale führen zu Elostase, dem Zusammenbruch der Elastin- und Kollagenfasern, die der Haut ihre Spannkraft verleihen. Sie können Gene so verändern, dass sie nicht mehr in derselben Weise gebildet werden können.
UVB-Strahlen produzieren in der Oberhaut einen „Botschafter", das Interleukin-1, das die Information zur Zerstörung der Fasern gibt.
Durch umfassenden Sonnenschutz – der vor allem kluges Verhalten beinhaltet – können wir zu einem hohen Prozentsatz diese Hautschäden vermeiden!

Sonnenschutz aus der Tube – Chemie contra Natur

Einmal besteht die Möglichkeit des Schutzes durch so genannte chemische UV-Absorber, die meist sowohl im UVB-Bereich (290 bis 320 Nanometer) als auch im UVA-Bereich (320 bis 400 Nanometer) schützen, indem sie die Strahlung in Wärme umwandeln, zum anderen in der von den meisten Naturkosmetikherstellern gewählten Möglichkeit des Schutzes durch mineralische Filter, so genannte Mikropigmente, die durch ihre Oberflächenbeschaffenheit die gesamte Strahlung reflektieren. Nicht zu vergessen eine Anzahl von hautschützenden naturbelassenen Pflanzenölen und -fetten (Sanddorn, Jojoba, Olive, Nussöle und Sheabutter) sowie Extrakten aus Pflanzen (Apfelwurzeln, Balsampappel, Mädesuß, Edelweiß, Kaffee), die UV-schützende Substanzen enthalten.

Chemische Filter im Test

Jährlich werden im Frühjahr von ÖKO-TEST und Konsumentenschutzorganisationen eine große Anzahl von Sonnenschutzpräparaten im Labor untersucht und getestet, die Ergebnisse sind nicht erfreulich: Die am häufigsten verwendeten Filter stehen im Verdacht, wie ein Hormon zu wirken. Sie werden über die Haut aufgenommen und sind in der Muttermilch nachzuweisen. Es finden sich solche, die krebsfördernd sein können und auch die Basis lässt zu wünschen übrig: Minderwertige Silikone, Paraffine und Erdölprodukte in der Fettphase, Emulgatoren, die „Mallorca-Akne" auslösen können und die Haut für Schadstoffe durchlässig machen, bedenkliche Konservierungsstoffe und künstliche Duftstoffe, die sich im Fettgewebe anreichern und die Leber schädigen können, werden verwendet.
Fast alle chemischen Lichtschutzfilter können Allergien auslösen. Grund genug, ein paar Euro mehr (es finden sich jedoch auch in den als gesundheitsgefährdend eingestuften Produkten sehr hochpreisige Marken) für einen gesunden Schutz auszugeben.

Achtung! Medikament in der Tube „schützt" vor Schmerz!

Ein Vertreter der bedenklichen Rohstoffgruppe Polyethylenglycole, die in der Regel als Emulgatoren oder Tenside in herkömmlichen Kosmetikprodukten stecken, wirkt auf der Haut örtlich betäubend und kann Juckreiz oder Schmerz unterdrücken. Polidocanol – so der Name der pharmakologisch wirksamen Substanz, die gezielt in Sonnlotionen eingearbeitet wird, lässt einen aber auch – und das ist besonders bei Sonnenschutzpräparaten höchst gefährlich – den aufziehenden Sonnenbrand nicht spüren! Dies ist dem wissenschaftlichen Beratungskomitee der EU für kosmetische Mittel bekannt, und es ist auf ein ehest mögliches Verbot zu hoffen.

Physikalische Sonnenschutzstoffe

Mikrofeines Titandioxid und mikrofeines Zinkoxid, Mikropigmente genannt, sind die wichtigsten mineralischen Lichtschutzstoffe. Ihre Wirkung wird über Reflexion und Lichtbrechung der Sonnenstrahlen erklärt. Sie bilden eine abweisende Decksubstanz. Durch ihre mikrofeine Vermahlung konnte der anfänglich von den Benutzern unbeliebte „Weißeleffekt" auch bei hohem LSF wesentlich vermindert werden, und mit Hilfe geeigneter Emulgatoren können sogar sprühbare Produkte hergestellt werden. Naturkosmetikhersteller setzen zu einem Großteil ausschließlich Mikropigmente ein. So lang die Liste der Nachteile von chemischen Filtersubstanzen ist, ebenso lang könnte die der positiven Eigenschaften von Naturkosmetik-Sonnenprodukten mit mineralischem Sonnenschutz sein. Man kann es aber auch in einem Satz ausdrücken: Sie sind einfach gut!

- Der Schutz beginnt sofort nach dem Auftragen – Produkte mit chemischen Filtern müssen mindestens 20 Minuten vor dem Sonnenbad aufgetragen werden.

Dauerbrenner Sonnenschutz

– Eine Frage des gesunden Menschenverstandes

- *Die beste Möglichkeit, sich nicht nur vor Sonnenbrand und sonnenbedingter vorzeitiger Hautalterung, sondern auch vor Zellschädigung und Hautkrebs zu schützen, ist demnach ein vernünftiger Umgang mit der Sonne:*
- *Erhöhen Sie Ihre Eigenschutzzeit, indem Sie Ihre Haut im Frühjahr langsam an die Sonne gewöhnen. Beachten Sie dabei Ihren Hauttyp: Wenn Sie sehr hell sind, können bereits nach 5 Minuten direkter ungeschützter Sonnenbestrahlung am Meer Zellen geschädigt werden.*
- *Beachten Sie, dass Zellen schon vor der Rötung der Haut geschädigt werden können, das heißt wenn die Warnlampe leuchtet, ist es höchste Zeit, aus der Sonne zu gehen!*
- *Steigern Sie im Urlaub in heißen Ländern langsam die Zeit an der Sonne und bevorzugen Sie den Schatten. Wenn Sie ein sehr heller Typ sind, ist es unter Umständen für Sie gesünder, in einem Ihnen gemäßen Klima Erholung zu suchen.*
- *Beachten Sie die unterschiedliche Strahlungsintensität je nach Tageszeit, Seehöhe, und dem Vorhandensein von reflektierenden Flächen.*
- *Eine vollwertige „Schöne-Haut-Kost" wie im Kapitel 2 beschrieben dient auch dem Schutz der Zellen vor sonnenbedingtem oxidativem Stress. Und vergessen Sie nicht, ausreichend Wasser zu trinken.*
- *Bedenken Sie, dass Sonnenschutz auch bei bedecktem Himmel nötig ist.*
- *Bedenken Sie, dass Hautstellen, die in der Regel von Kleidung bedeckt sind, besonders gefährdet sind.*
- *Bedenken Sie, dass UV-Strahlen Kunststoffgewebe durchdringen können – achten Sie besonders bei Kindern auf ausreichende Bekleidung aus natürlichem Gewebe.*
- *Schützen Sie die Augen mit Sonnenbrille oder bei Kindern wenigstens mit einer Schirmmütze.*
- *Selbstverständlich sollen Babys überhaupt nicht der direkten Sonnenbestrahlung ausgesetzt werden.*

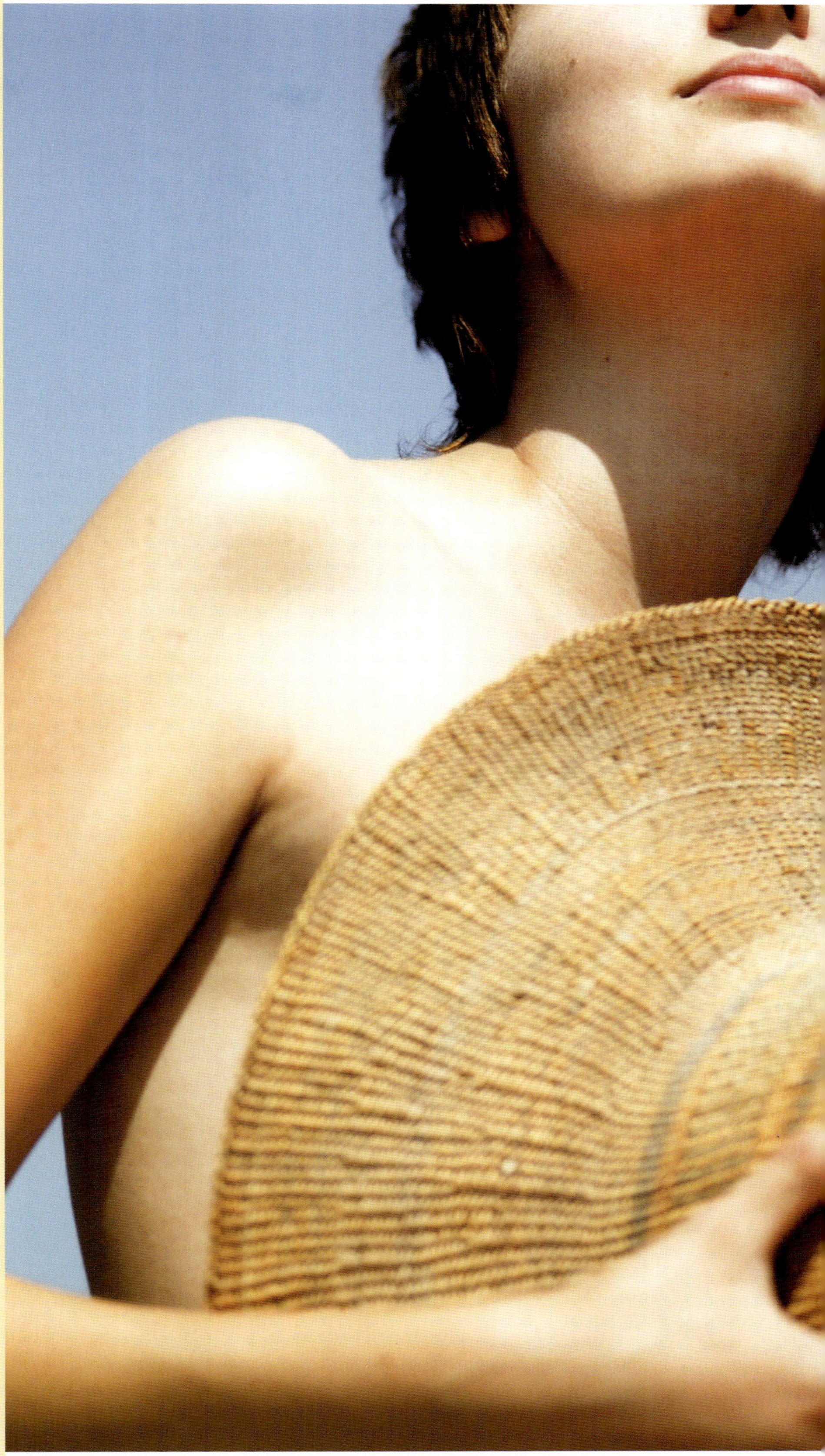

- Die Strahlen – UVA und UVB – werden reflektiert und gelangen so gar nicht in die Tiefe.
- Die Zusammensetzung der Produkte bewirkt einen Schutz vor freien Radikalen durch hochwertige Pflanzenöle mit ihren bioaktiven Wirkstoffen und natürlichen Vitaminen. Die Rezepturen sind so zusammengestellt, dass sie nicht nur vor dem breiten Spektrum an UV-Strahlen schützen, sondern gleichzeitig die Haut pflegen und keine die Haut irritierenden Bestandteile enthalten.

Sanddornöl für umfassende Sonnenpflege

Die auffällig leuchtend orangeroten Sanddornbeeren enthalten neben ihrem reichlich vorhandenen Vitamin C eine große Anzahl von biologisch aktiven Substanzen. Aus dem Fruchtfleisch wie auch aus den Kernen wird durch schonende Pressung Öl gewonnen – unterschiedlich in der Zusammensetzung und Farbe, jedoch beide Pflanzenöle eine Kostbarkeit.

Sanddornöl vor, während und nach der Sonne und als Lichtschutz von innen

Der Begriff Sonnenpflege beinhaltet die Vorbereitung auf vermehrte Sonnenbestrahlung, den Schutz während der Einwirkung der Sonne sowie die Beruhigung der Haut und die Unterstützung der Hautregeneration danach. Und nicht zuletzt: Sonnenschutz von innen.
Das alles vermag Sanddornöl: Mischen Sie Oliven-, Mandel-, Macadamianuss- oder Jojobaöl mit 5 % Sanddornöl und massieren Sie diese Mischung als Vorbereitung so oft wie möglich in die Haut ein. Der hohe Carotinoidgehalt fördert die Melaninbildung, gleichzeitig werden die Hornzellen leicht gefärbt und Sie haben das ganze Jahr über einen gesunden Teint! Menschen mit dunklerem Hauttyp, deren Haut schon an die Sonne gewöhnt ist und die ein „vernünftiges" Verhalten an den Tag legen, kommen mit dieser Ölmischung als Sonnenschutz gut über das ganze Jahr. Wenn die Haut gerötet ist, unterstützt der hohe Anteil an ungesättigten Fettsäuren die Zellerneuerung. Der hohe Anteil an Pamitoleinsäure, die in dieser Menge in keiner anderen Pflanze enthalten ist, unterstützt die Haut in der Wundheilung und Epithelisierung. Sie können die oben angegebene Ölmischung auf die betroffenen Stellen auftragen oder Sanddornöl pur in eine Mischung aus grünem Lehm, Aloe-Vera-Gel, Rosenblütenhydrolat und Meeresalgen einrühren.
Als unübertroffene Nahrungsergänzung und Sonnenschutz von innen: Ein paar Mal täglich 10 Tropfen genügen. Das schützende Betacarotin, die Vorstufe des fettlöslichen Vitamin A, kommt außerdem reichlich in der Karotte, im Kürbis, in Kohlarten, im Spinat und vor allem in Spirulina Meeresalgen vor.

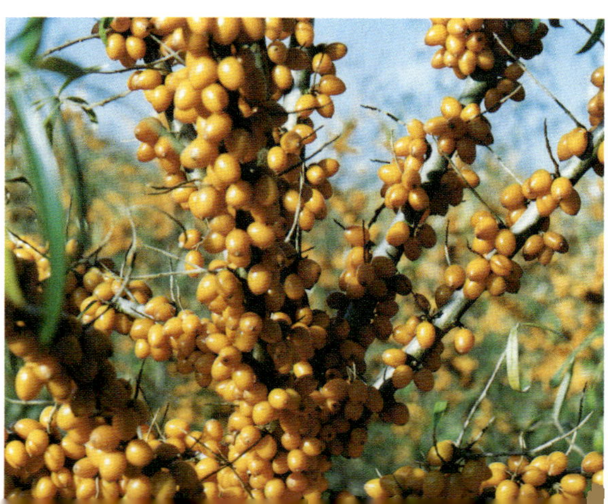

Was der Lichtschutzfaktor aussagt

Der Lichtschutzfaktor (LSF) eines Produktes wird, wie bereits erwähnt, durch eine gesetzlich vorgeschriebene Methode (COLIPA-Methode) bestimmt und überprüft. Er drückt aus, um wie viel länger eine Haut aufgrund des Sonnenschutzmittels der Sonnenbestrahlung ausgesetzt werden darf, bevor eine Rötung auftritt. Kurz gesagt geht es um die Verlängerung der Eigenschutzzeit. Bezüglich der Wahl des Lichtschutzfaktors: Untersuchungen haben ergeben, dass der Schutz nur bis LSF 15 linear verläuft, ab diesem Faktor haben Sie eine unwesentliche Steigerung. Ein LSF über 20 bringt laut der Kommission zur Früherkennung von Hautkrebs einen unwesentlich besseren Schutz. Bei einem höheren Lichtschutz muss zudem unnötig viel Filtersubstanz auf die Haut aufgetragen werden.
Wir sollten uns jedoch aus den oben angegebenen Gründen nicht zu sehr in Sicherheit wiegen. Ich kann mir gut vorstellen, dass wir auch im Zusammenhang mit dem Sonnenschutz eines Tages ähnliche Überraschungen wie mit den jahrelang bedenkenlos verordneten Hormonersatztherapien erleben werden. Denken Sie auch daran, dass der angegebene Schutz nur gegeben ist, wenn alle Körperstellen – besonders die am meisten gefährdeten – immer mit genügend Sonnenschutzmittel bedeckt sind. Verlassen Sie sich nicht zu sehr auf die Bezeichnung „wasserfest" und cremen Sie sich nach dem Schwimmen wieder ein. W/O-Emulsionen bleiben länger auf der Haut und sind vor allem als Sonnenschutz im Winter die einzige Alternative! Gleichzeitig haben Sie mit dieser Emulsion einen Kälteschutz. Leichte O/W-Emulsionen sind im Sommer sehr beliebt, lösen sich jedoch durch Wasser schneller von der Haut und Sie müssen häufig nachcremen.

Sonne aus der Steckdose

Wir gehören dem hellhäutigen Menschentypus an und leben nicht zufällig auf einem Teil der Erde, dessen Klima uns zwingt, mindestens während der Hälfte des Jahres den Großteil unserer Haut zu bedecken. Das ist auch eine Chance für die Haut, sich zu regenerieren.

Ursprünglich galten Sonnenbänke als die sichere Bräunungsmethode. Alarmiert durch die krebserregenden Eigenschaften von UVB-Strahlen werben nun Sonnenstudios mit UVA-Licht. Es gilt jedoch nicht als gesichert, dass die langwelligen UVA-Strahlen neben der vorzeitigen Hautalterung nicht auch Krebs hervorrufen. Vergleichende Studien zeigen, dass selbst Besucher von UVA-Solarien gegenüber Nichtbenutzern ein wesentlich höheres Risiko haben, an Krebs zu erkranken.

Strahlenschutz

Laut Empfehlung der Strahlenschutzkommission sollten Sonnenbänke nicht stärker als die Mittagssonne am Äquator strahlen, also 4,5 MED pro Stunde. Eine MED ist eine englische Abkürzung und bezeichnet die kleinste, eine Hautrötung auslösende UV-Strahlendosis. Die meisten Solarien liegen über dem empfohlenen Wert. Das Studiopersonal muss die Besonnungsdauer unter Berücksichtigung des Hauttyps, der Vorbräunung und der Gerätestrahlung festlegen. Für das erste Sonnenbad nach längerer Pause ist nach europäischer Norm (DIN EN 60335-2-27) eine maximale Strahlendosis von 0,4 MED empfohlen.

Was tun?

Es gibt nicht wirklich einen vernünftigen Grund, ein Sonnenstudio aufzusuchen. Zur Vorbereitung auf einen Urlaub am Meer kann die Melaninbildung der Haut im Frühjahr genussvoller für Körper und Sinne in der „echten" Sonne und/oder durch Sanddornöl aktiviert werden. Sollte Ihnen sportliche Bräune rund ums Jahr ein großes Anliegen sein, bieten sich Bräunungscremes (achten Sie auf die Qualität) an, die die Hornschicht färben aber – aufgepasst – keinen Strahlenschutz bieten! Sie sind zwar braun, aber nicht vor Zellzerstörung geschützt!

Suchen Sie trotzdem ein Solarium auf:

- Fragen Sie nach, wie stark die abgegebene Strahlung ist.
- Ein gutes Solarium hat geschultes Personal, das ein Kundengespräch führt und Sie individuell beraten kann.
- Geschultes Personal fragt nach kritischer Medikamenteneinnahme und Hauterkrankungen und bittet Sie, sich abzuschminken.
- Es stellt Ihnen ungefragt eine Sonnenschutzbrille zur Verfügung.
- Die Haut wird weniger belastet, wenn Sie sie vorher mit einer W/O-Emulsion pflegen.
- Pflegen Sie Ihre gestresste Haut nach dem Sonnenbad mit einer Öl- oder Lotionsmischung, die Aloe-Gel und Sanddornöl enthält und trinken Sie ausreichend Wasser.

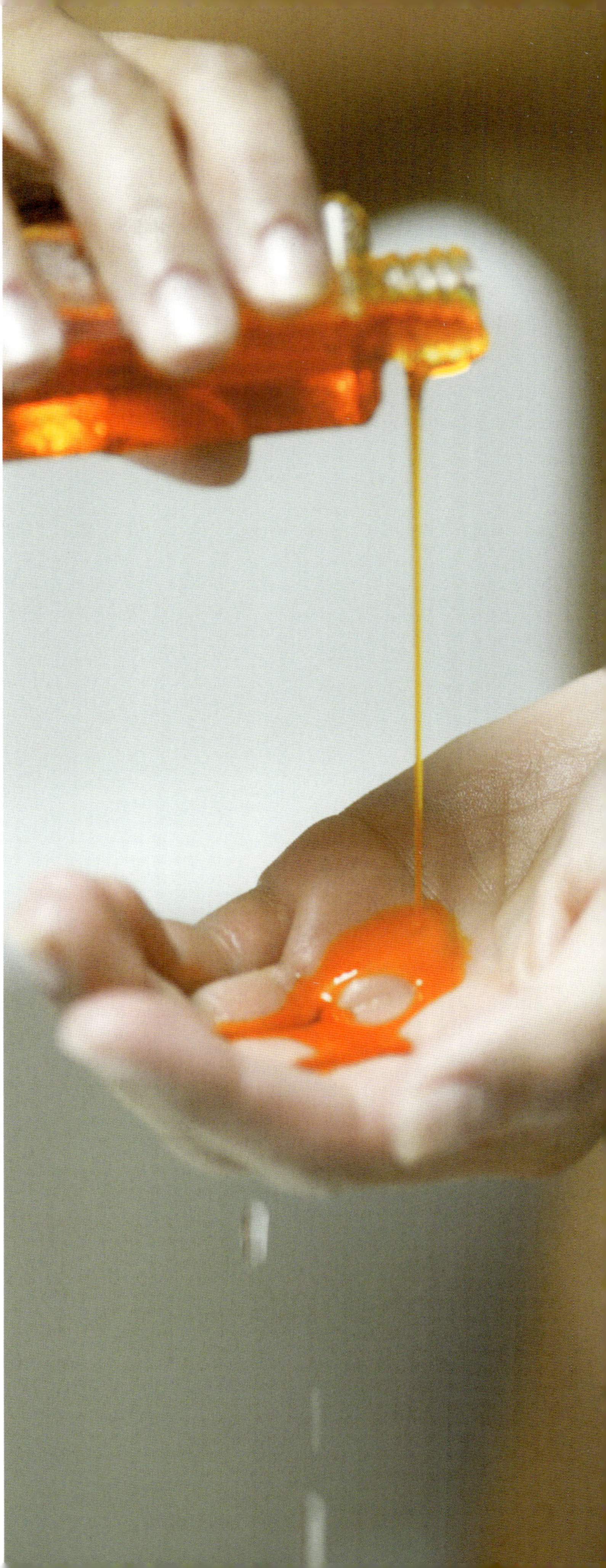

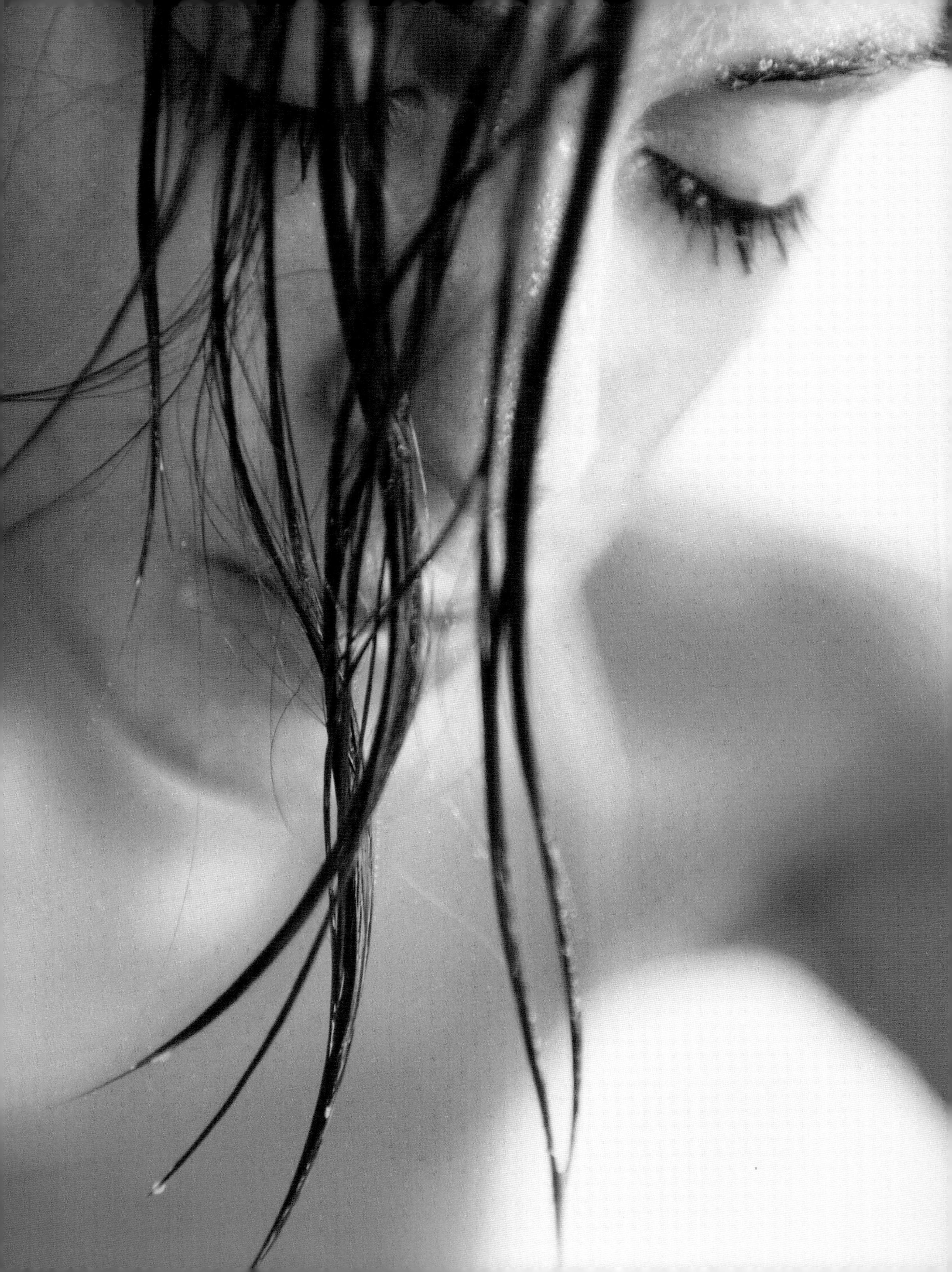

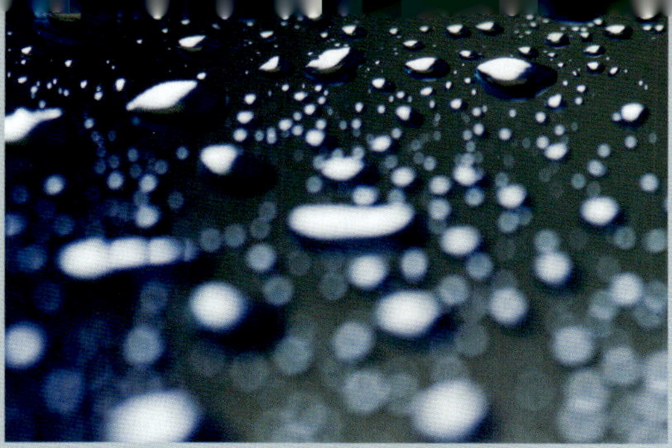

HAARE

MEHR ALS NUR

SCHÜTZENDE KOPFBEDECKUNG

Ob lang oder kurz, geflochten oder offen, gefärbt, geschmückt, modisch „gestylt" oder natürlich und trotzdem chic, verborgen unter einem Tuch oder bedeckt von einem Hut, oder letztendlich gar nicht (mehr) vorhanden – Haare senden Signale aus und sind Kommunikationsmedium; wir werden wahrgenommen und beurteilt, aber wir können das Medium Haar so wie Kleidung, Sprache und Gestik auch gezielt einsetzen. Haare und Frisur können ein Symbol eines religiösen, gesellschaftlichen oder politischen Standpunktes sein, können unsere körperliche oder seelische Befindlichkeit zeigen und werden nicht zuletzt als Symbol für Weiblichkeit und Männlichkeit gesehen.

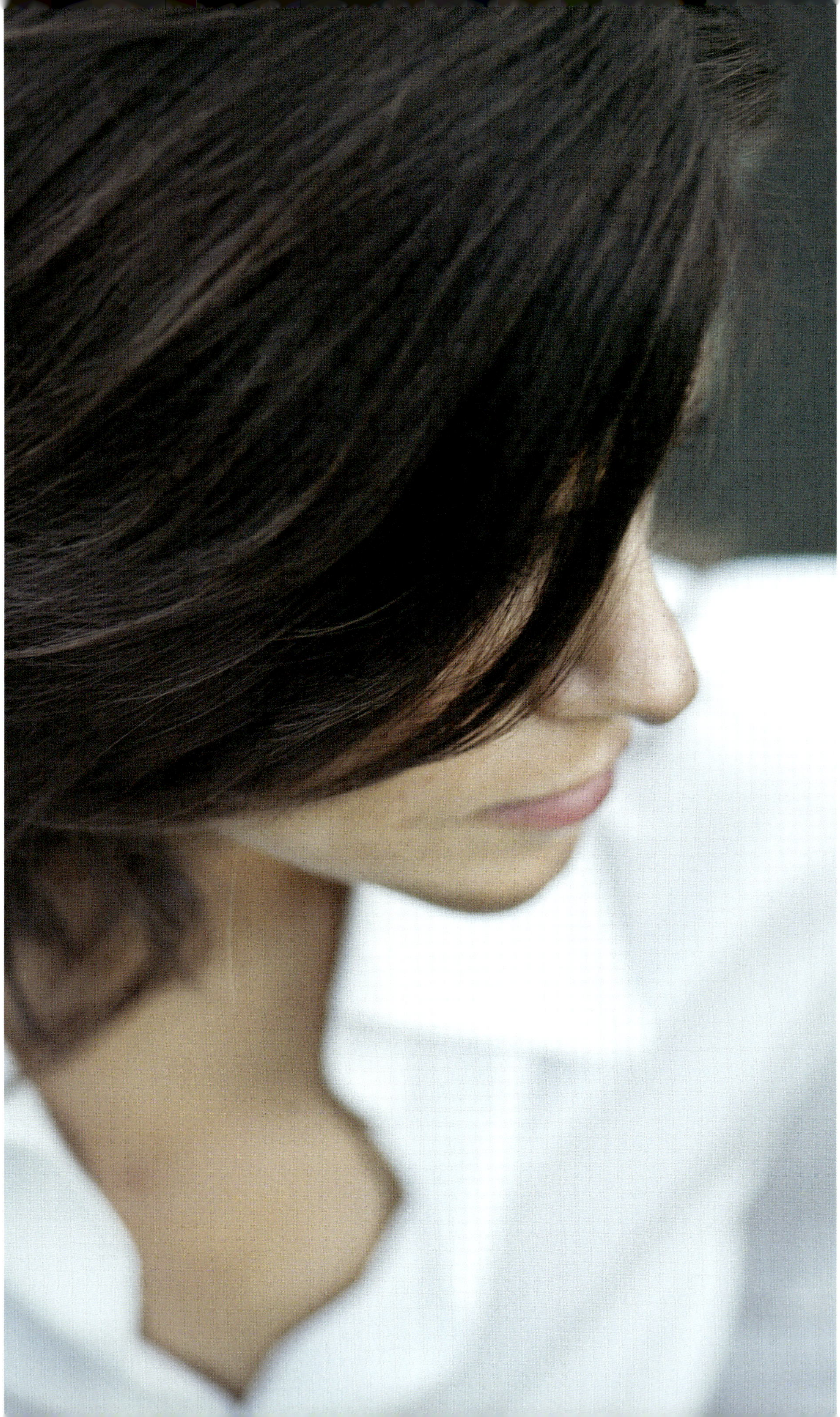

GESCHICHTE UND RITUALE

Griechische Götter, Könige und Priester wurden meist mit langen Haaren dargestellt, denn ihnen wurden magische Kräfte zugeschrieben. Sklaven ließ man kahl scheren und Sklavinnen mussten es sich als Zeichen ihres niedrigen Standes kurz schneiden. Die Ägypter, Meister der Frisierkunst, gaben ihren Toten Kämme, Scheren und Lockenkämme mit auf die Reise ins Jenseits. Reiche Römerinnen beschäftigten mehrere Zofen, die nur für den Kopfschmuck zuständig waren und ihre kahlköpfigen Ehemänner ließen sich schon damals Perücken anfertigen. Im Mittelalter war das Zeigen des Haares in der Öffentlichkeit verboten – was heute immer noch im Islam gilt, wo die Frauen ihr Haar unter einem Tschador verbergen müssen, damit fremde Männer nicht in Versuchung geraten. Afrikanische Frauen verbringen oft viele Tage miteinander, um sich gegenseitig die Haare zu flechten und zu färben – in unseren Breiten erledigt das der Friseur heute auf ökonomischere Weise.

Haare und Symbolik

In den Märchenbüchern sind Hexen rothaarig, böse Königinnen haben schwarzes Haar und Prinzessinnen sind blond. Zuordnungen von Haarfarben zu Charaktereigenschaften finden auch heute noch statt. Da Haare auch als Ausscheidungsprodukt des Körpers gesehen werden können, wurden sie in vergangenen Zeiten und Epochen oft als Symbol der körperlichen und geistigen Reinigung geschnitten. Während der Zeit der Hexenverbrennungen etwa wurden die Frauen zuerst einmal „gereinigt", indem man sie geschoren hat, anschließend wurden sie auf dem Scheiterhaufen verbrannt. Die Menschen in den Konzentrationslagern des Zweiten Weltkrieges wurden all ihres Hab und Gutes beraubt und zuletzt noch ihrer Haare – dem Rest ihrer noch verbliebenen Individualität.

Haare als Opfergabe für den Gott Venkateswara oder nur für die Eitelkeit der Männer?

Tausende von Pilgerinnen opfern auf indischen Tempelfesten – das bekannteste in Tirupati – dem Gott Venkateswara ihr schönes, starkes, „naturbelassenes" Haar. Eine Schar emsiger Friseure ist rund um die Uhr mit der Annahme der kostbaren Opfergaben beschäftigt – eine exzellente Einnahmequelle für einen Tempel. Die zu Zöpfen geflochtenen Haare werden in der Folge in einem „Billigland" gewaschen, getrocknet, von flinken Händen zu Teilen für Haarverlängerungen, Perücken und Toupets weiterverarbeitet, um ihre Reise schließlich auf einem reichen Haupt – nicht selten auf dem eines Japaners – zu beenden.

Haare als Form des jugendlichen Protestes und der Selbstinszenierung

Für Jugendliche auf dem Weg zur unverwechselbaren Persönlichkeit bieten die eigenen Haare eine gute Möglichkeit, ihre Individualität zu betonen. Meine Tochter erzählt noch heute mit Vergnügen die Geschichte ihrer

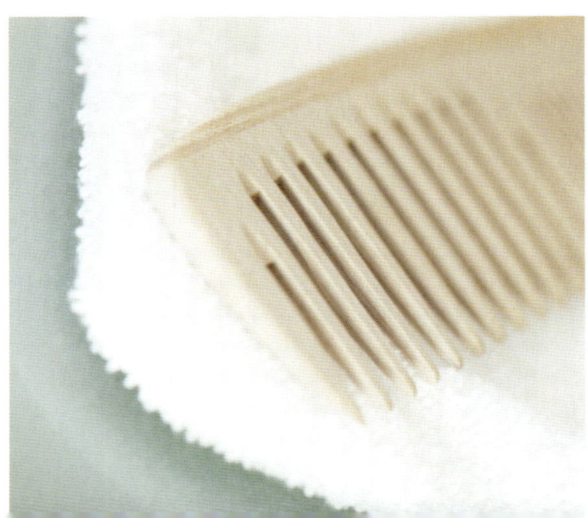

„Haarverweigerung": Fünfzehnjährig stand sie eines Tages ohne Haare vor uns: kahl geschoren und glatt rasiert. Es scheint eine ganz besondere, für manche Menschen wichtige Erfahrung zu sein, auf diese Weise die Blicke auf sich zu ziehen. Dem Anblick eines schönen Gesichtes ohne Haare auf dem Kopf kann sich niemand entziehen. Der nächste (männliche) Pubertierende in der Familie konnte uns mit derselben Aktion nicht mehr wirklich erschüttern – sein haariger Protest in blau und grün hatte mehr Erfolg und unser Letzter in der Reihe kam bisher vom Friseurbesuch mit wasserstoffperoxid-gebleichten Haaren und blutiger Kopfhaut zurück.

Haare – ein Wunder genau betrachtet

Das Wissen um den großartigen und sinnvollen Aufbau des Haares, um seine Funktion und seinen Rhythmus im Wachsen und Vergehen macht es uns einfacher, es entsprechend zu schützen, zu pflegen, zu verschönern und vor Schaden durch unnatürliche Manipulationen zu bewahren. Das Verständnis von Zusammenhängen macht es uns auch leichter, die richtigen Pflegeprodukte aus dem riesigen Angebot zu wählen oder selber herzustellen, und es kann uns bei der Wahl des Friseurs hilfreich sein! Hatte die Haarbekleidung des Urmenschen die Aufgabe, ihn vor Sonne und Kälte zu schützen, sind die Haare auf dem Kopf für uns größtenteils ein schmückender Bestandteil und wir sind darauf bedacht, sie gesund und schön zu erhalten. Die Struktur unserer Haare, seien es jene auf unserem Kopf oder in anderen Körperregionen, entspricht der jeweiligen Aufgabe, die sie zu erfüllen haben. Hier soll vor allem von den Haaren auf dem Kopf die Rede sein.

Aufbau des Haares

Unsichtbar und sichtbar: Haarfollikel und Haarschaft

Der Haarfollikel: Haarwurzel, Haarmuskel und Talgdrüsen

Die Haarwurzel reicht bis in die Lederhaut und ist von einer Einstülpung der Oberhaut umgeben. Im Zentrum der Haarwurzel entwickelt sich aus der Markschicht der Haarschaft, der sich am Ende der Wachstumsphase am Haarboden – bereits versehen mit der schützenden Schuppenschicht – als neues Haar zeigt. Die Markschicht ist von der Faserschicht – der stärksten Schicht – umgeben, die für wichtige Stoffwechselvorgänge, für Reißfestigkeit, Stärke und Farbe des Haares zuständig ist. Sie ist von einer dünnen Keimschicht umgeben. Mark-, Faser- und Keimschicht sind vom Haarbalg umschlossen. In jeden Haarbalg entleert mit Hilfe des Haarmuskels eine Talgdrüse ihr Sekret. Beide Sekrete, das der Talg- und das der Schweißdrüsen, bilden gemeinsam eine gesunde, schützende „Schmiere" für Kopfhaut und Haare.

Der untere Teil der Haarwurzel ist die Haarzwiebel und sitzt der Haarpapille, dem Versorgungszentrum auf. Die Papille versorgt die Keimschicht mit allen wichtigen Nährstoffen aus dem Blut und sorgt für den Abbau von Stoffwechselendprodukten. Wird sie zerstört, können die Haare nicht mehr nachwachsen. Die gesamte Haarwurzel, einschließlich Haarmuskel und Talgdrüse, wird als Haarfollikel bezeichnet. In 1 cm^2 Kopfhaut sitzen durchschnittlich 150 Follikel.

Der Haarschaft: Mark-, Faser- und Schuppenschicht

Gesundes Haar ist belastbar, glänzend und reißfest. Es besteht hauptsächlich aus Proteinen, also Eiweiß – Keratin ist verhorntes Eiweiß.

So lange wir keine Probleme haben, beschäftigt uns meist nur der sichtbare Teil des Haares, der Haarschaft, der aus der inneren Markschicht, der mittleren Faserschicht oder Rinde und der äußeren, der Schuppenschicht besteht. Dazwischen liegt jeweils eine geringe Menge Kittsubstanz, die dafür sorgt, dass das Haar geschlossen bleibt! Zusätzlich ist das Haar von einem schützenden Film aus Talg und Schweiß, der auch unsere Körperhaut vor Austrocknung und Schaden von außen bewahrt, eingehüllt. Krause und stark gelockte Haare haben immer weniger Glanz, da die Schuppenschicht in den Biegungen nicht so fest anliegt wie bei glattem Haar. Der Bauplan des Haares ist sehr durchdacht, es ist kräftig und widerstandsfähig gegen so manche Naturgewalt. Jedoch gegen das Heer von Forschern in den chemischen Labors und gegen die Millionen von emsigen Haaremachern weltweit, deren Ziel nicht seine Gesunderhaltung, sondern seine beliebige Veränderbarkeit ist, kann es häufig nicht gewachsen sein.

Haarwachstum: Primär-, Sekundär- und Terminalbehaarung

Gegen Ende des 3. Schwangerschaftsmonats beginnt die Entwicklung der Haare. Wir kommen mit der so genannten Primärbehaarung und mit einer bestimmten Anzahl von Haarfollikel auf die Welt, die sich auch in ihrer Stärke zeitlebens nicht mehr verändert. Nach einem halben Jahr haben wir ein neues flaumiges Haarkleid auf dem Körper und Wollhaare auf dem Kopf – die so genannte Sekundärbehaarung. Erst in der Pubertät werden wir mit den bleibenden Haaren, der Terminalbehaarung, ausgestattet.

Phasen, die das Haar durchläuft: Wachstums-, Übergangs- und Ruhephase

Ein Haar wächst pro Tag 0,1–0,3 mm, auf 1 cm^2 befinden sich ca. 100 Haare, wovon sich 85 % in der Wachstumsphase und 15 % in der Ruhephase befinden. Die Wachstumsphase kann 2 bis 6 Jahre – je nach erreichbarer Haarlänge – dauern und beginnt mit der Teilung der Zellen im Follikel. Das entstehende Haar schiebt das alte aus dem Haarkanal nach oben. Es folgt eine kurze Übergangsphase von etwa einem Monat, dann kommt das Haar in die Ruhephase, die Zellen in der Wurzel sterben ab, die Papille schrumpft und der Follikel ruht zwei bis vier Monate. Am Ende der Ruhephase fällt es aus, oder wird beim täglichen Bürsten entfernt. Ein täglicher Verlust von 50–100 Haaren pro Tag ist ganz normal. Daraus folgt, dass eine einmalige kosmetische Haarentfernung mittels Strom an den gewünschten Stellen nicht ausreicht. Um auch die Haare, die sich während der ersten Behandlung in der Ruhephase befanden bis auf die Wurzel auszurotten, muss nach etwa vier Wochen neuerlich eine Behandlung erfolgen.

Chemisch betrachtet – Farbe, Dichte, Dicke

Anders betrachtet sind Haare 45 % Kohlenstoff, 7 % Wasserstoff, 28 % Sauerstoff, 15 % Stickstoff und 5% Schwefel, wobei die chemische Zusammensetzung je nach Menschentyp – ob hell oder dunkel – variiert. In der mittleren Schicht – der Faserschicht – sind die Farbpigmente eingelagert, die für die jeweilige Haarfarbe verantwortlich sind. Haare erscheinen grau, wenn farblose Haare, denen Melanin fehlt, und normal gefärbte Haare gemischt auftreten. Blonde haben mehr, dafür aber dünnere Haare auf dem Kopf als Dunkelhaarige und Rothaarige besitzen die geringste Haardichte. Menschenhaare sind zwar hauchdünn – auf 1 mm lassen sich zwischen 10 und 20 Haare nebeneinander legen –, aber außerordentlich reißfest.

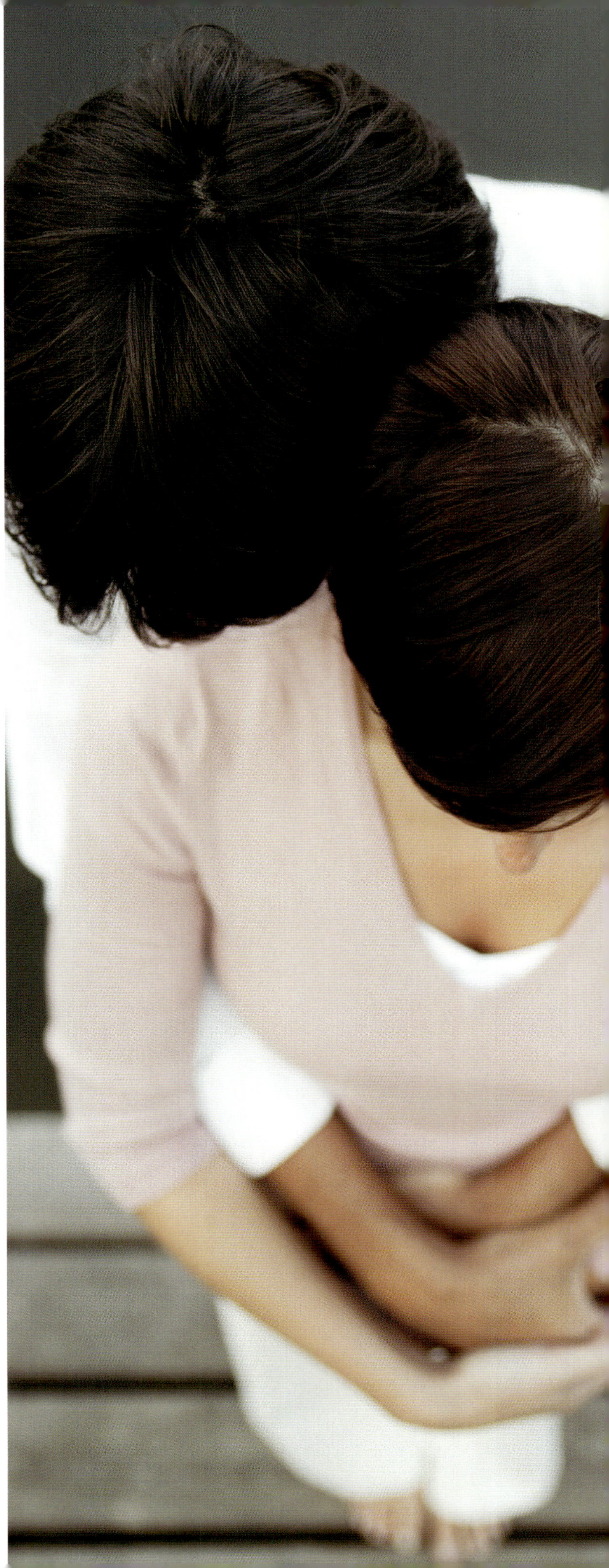

HAARPFLEGE ZUM GENIESSEN UND WOHLFÜHLEN

Haarpflege beginnt bei der richtigen Reinigung

Kopfhaut und Haare sollen so oft wie nötig mit Shampoo und möglichst täglich mit einer Bürste von Ausscheidungen und Ablagerungen auf der Kopfhaut befreit werden, um sie so zu „durchlüften" und das gesunde Wachstum des Haares nicht zu beeinträchtigen.

Haarwäsche – wie und wie oft?

Unser Reinigungsverhalten hat sich in den letzten 50 Jahren mit dem Einzug des Badezimmers stark verändert. Wir waschen uns zu viel und mit zu starken Reinigungsmitteln. Das Ergebnis ist eine steigende Zahl von Kopfhauterkrankungen, ständiger Juckreiz, allergische Reaktionen und „strapaziertes" Haar. Mussten sich im Mittelalter die Frauen noch vor den aus den Haaren springenden Läusen schützen, die es sich in den selten gewaschenen Haaren gemütlich eingerichtet hatten, werden heute Haut und Haar unter Einsatz von Unmengen aggressiver Reinigungsmittel ständig geschruppt und gewaschen, als gäbe es einen Feind abzuwehren. Auch hier verhält es sich so, wie bei Vielem im Leben: Das Maß ist entscheidend! Wie oft Sie Ihr Haar waschen, hängt von vielen verschiedenen Faktoren ab – von der Tätigkeit der Talgdrüsen, der Luftverschmutzung, dem Zustand der Kopfhaut, etc. Man kann keine allgemeingültige Regel aufstellen. Lassen Sie sich aber auf keinen Fall einreden, Sie müssten mit fettigen Strähnen durchhalten, bis die Woche vorbei ist! Bürsten Sie Ihr Haar täglich und waschen Sie es so oft, dass Sie sich wohl fühlen in Ihrer Haut. Das kann mit einem milden Naturshampoo auch dreimal die Woche sein.

„Shampoo – Haar kaputt, Haut ruiniert"

So hat ÖKO-TEST auf dem Titelblatt des Heftes vom Oktober 2003 das Ergebnis einer Untersuchung von 30 Shampoos auf den Punkt gebracht. Ähnliche Aussagen wiederholen sich in regelmäßigen Abständen. Fazit: Hinschauen, was in der Flasche ist, vor allem welche Tenside enthalten sind: Laurylsulfate und Laurylethersulfate reizen die Haut, sind schlecht abbaubar und umweltbelastend in der Herstellung. Ethersulfate sind zwar durch die „Veretherung" wesentlich weniger aggressiv als Laurylsulfat, jedoch entsteht bei diesem Vorgang giftiges Dioxin. Als Tenside werden auch umstrittene Polyethylenglykole oder deren Abkömmlinge eingesetzt, erkennbar in der Buchstabenkombination *PEG* bzw. an der Endung *-eth* in Verbindung mit einer Zahl. Solche Tenside sind kostengünstig, einfach zu verarbeiten und können durch Zugabe von Kochsalz beliebig verdickt werden, was einen geringen Einsatz ermöglicht. Und sie erzeugen Berge von Schaum – ganz so, wie es der Konsument schätzt. Die Entwicklung von industriellen Reinigungs- und Pflegeprodukten erfolgt meiner Beobachtung nach allgemein vornehmlich nicht nach dem Gesichtspunkt der Notwendigkeit für Haut und Haar, sondern in erster Linie nach der Kundenakzeptanz unter Berücksichtigung der allgemeinen Trends.

Naturshampoos – gut für Haut, Haar und unsere Umwelt

Die Wahl des Shampoos spielt für eine schonende Haarreinigung eine zentrale Rolle: milde pflanzliche Tenside in Kombination mit pflegenden Proteinen und Kräuterabkochungen, Pflanzenauszüge und ätherische Öle als Duft- und Wirksubstanzen je nach Haartyp, natürliche Feuchtigkeitsfaktoren und Pflanzenöle als rückfettende Pflegekomponenten mit einem haut- und haarfreundlichen pH-Wert zwischen 5 und 6. Die Inhaltsstoffe sind wertvoll und teuer, die Verarbeitung aufwändig. Das erklärt auch den höheren Preis, der aber durch die hohe Konzentration und dem damit einhergehenden geringen Verbrauch wettgemacht wird. Pflanzliche Tenside aus nachwachsenden Rohstoffen sind aufwändiger in der Verarbeitung und die Verdickung ist nicht so einfach zu bewerkstelligen wie bei Industrieshampoos. Sehr wohl kann man inzwischen durch gezielte Zusammensetzung pflanzlicher waschaktiver Substanzen und saponinhältiger Pflanzenauszüge sowie einer entsprechenden Verarbeitung ausreichend Schaum erzeugen. Er ist zwar nicht Voraussetzung für das Waschvermögen eines Shampoos, jedoch erzeugt weicher Schaum ein angenehmes Gefühl beim Waschen, besitzt für den Abtransport des Schmutzes eine gewisse Bedeutung und vor allem fließt das Shampoo nicht gleich wieder ins Waschbecken ab. Die einfache Gleichung, dass ein Shampoo nur gut sein kann, wenn es nicht schäumt, stimmt nicht mehr. Hier zeigt sich das Bemühen von Naturkosmetikherstellern, nicht nur gesunde Produkte anzubieten, sondern sehr wohl auch den berechtigten Wünschen der Konsumenten entgegenzukommen, soweit dies sinnvoll und im Rahmen der gesetzlichen Vorgaben für Naturkosmetik möglich ist.

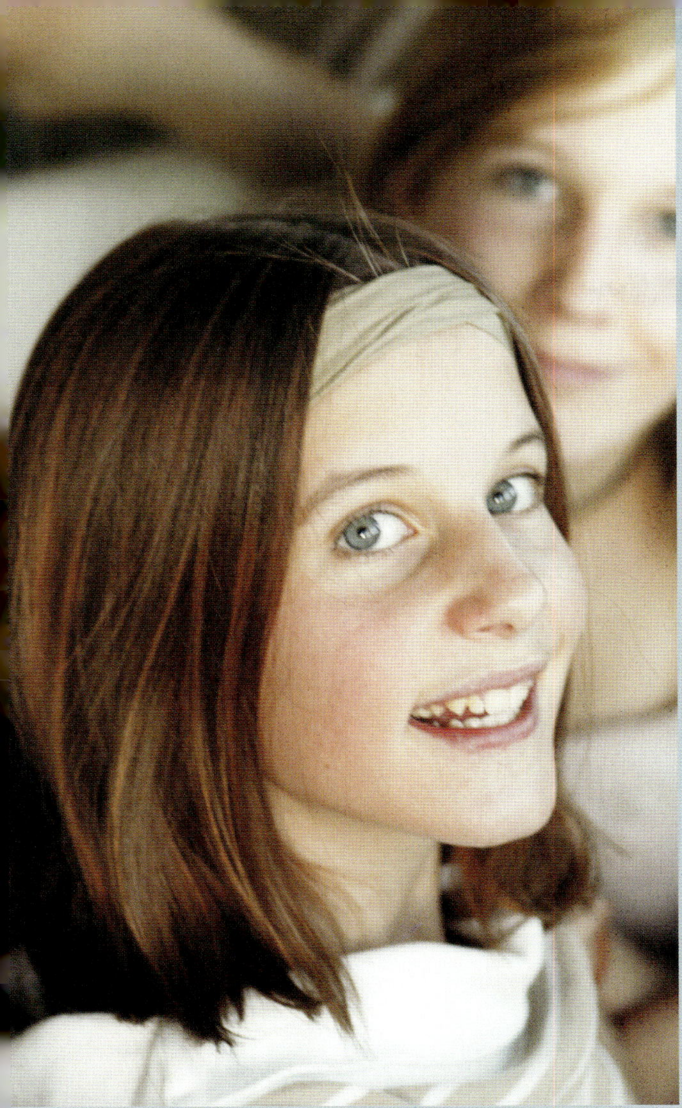

HAARPFLEGE

- Was für die Hautpflege und -reinigung gilt, ist im Wesentlichen auch für unsere Kopfhaut und Haarpracht gültig: Produkte und Reinigungsvorgang sollen dem Haut(=Haar)typ angepasst sein. Wer unter fetter Gesichtshaut leidet, hat meist auch eine rege Talgdrüsenproduktion auf der Kopfhaut, sollte ihr aber trotzdem durch zu häufiges Waschen nicht das Signal zu noch mehr Produktion geben. Trockene Kopfhaut muss von innen und außen genährt, gepflegt und viel gebürstet werden.

BÜRSTEN

- Als Vorbereitung für die Haarwäsche sollten Sie die Kopfhaut kräftig bürsten, um Hautablagerungen zu entfernen oder zu lockern, die Talgdrüsen zu einer Ausschüttung anzuregen (was besonders bei schnell fettender Kopfhaut wichtig ist!) und Reste von Stylingprodukten auszubürsten.

KUREN

- Gönnen Sie Ihrem Haarboden und Haar von Zeit zu Zeit – sollten Sie Haarprobleme haben regelmäßig – vor dem Haarewaschen eine Extrabehandlung in Form einer Packung oder Kur (Rezept siehe S. 123). Nach jeder Ölpackung oder -kur geben Sie zum Auswaschen unverdünntes Shampoo auf die ölige Kopfhaut. Sonst sind Ihre Haare erst nach zigmaligem Shamponieren fettfrei.
- Sind Ihre Haarspitzen gespalten oder haben Sie krauses, poröses Haar, so besprühen Sie Ihre Kopfhaut und Ihre Hände mit duftendem Rosenblütenhydrolat, verreiben dazu einen halben Teelöffel Mandel- oder Aprikosenkernöl zwischen den Händen und massieren die Mischung in die trockenen Haarlängen und vor allem Haarspitzen ein. Unter einem Handtuch 10 Minuten einwirken lassen und mit der Haarwäsche beginnen. So sind die geschädigten Haarteile während der Haarwäsche besonders geschützt. Das ist auch eine gute Methode, wenn Ihre Haare durch Färben, Dauerwellen, dem Sonnenbaden, etc. geschädigt sind oder Sie auf natürliche Pflege umsteigen wollen. Der Umstieg ist manchmal eine sensible Zeit und kann durch die kompetente Begleitung eines Naturfriseurs erleichtert werden.

SHAMPONIEREN

- Natursshampoos sind konzentriert und können – je nach Haar – 2- bis 4-fach verdünnt werden. Wenn Sie sich die Haare häufig waschen oder Sie feines, empfindliches oder sehr strapaziertes, trockenes Haar haben, sollten Sie das Shampoo noch stärker verdünnen. Probieren Sie einfach aus, wie es für Sie am besten passt. Natursshampoos sind so mild, dass sie direkt

PH-Wert:

Die Bezeichnung pH ist abgeleitet von dem lateinischen Ausdruck potentia hydrogenii und bedeutet so viel wie Wasserstoffionenkonzentration. Die Skala reicht von 0–14, ein pH-Wert von 7 ist neutral, das ist der pH-Wert von reinem, destilliertem Wasser. Gibt man Säure dazu, sinkt der pH-Wert. Der saure Bereich liegt zwischen 6,9 und 0. Eine Zitrone hat einen pH-Wert von ca. 2. Alles was höher als 7 ist, also 7,1–14 ist alkalisch oder basisch. Grüner Lehm zum Beispiel ist basisch. Die Basen sind das Gegenteil der Säuren, flüssige Basen nennt man Laugen. Sie können genauso aggressiv wie starke Säuren sein. Der saure pH-Wert der Haut liegt zwischen 5 und 6 und wirkt hemmend auf das Wachstum von Krankheitserregern. Haut-, auch Kopfhautpflege, hat die Aufgabe, den schützenden Säureschutzmantel zu erhalten. Sie können den pH-Wert eines Produktes mit Hilfe von Indikatorstreifen aus der Apotheke messen. Achten Sie in der Ernährung auf ausreichend basische Produkte!

auf die Haut aufgetragen werden können. Da sich Ausscheidungen wie Talg, Schweiß, Umweltablagerungen und Staub vor allem auf der Kopfhaut befinden, soll auch hier gereinigt werden, und nicht, wie das meist der Fall ist, die Längen und Spitzen bearbeitet und geschädigt werden. Wie oft Sie während einer Haarwäsche das Shamponieren wiederholen, hängt wieder vom Zustand Ihrer Kopfhaut und Haare ab, ihrem Verschmutzungsgrad und wie häufig sie gewaschen werden. Viele Naturshampoos schäumen beim ersten Shamponieren sehr wenig, der beliebte Schaum kommt erst – auch bei sehr geringer Menge Shampoo – beim zweiten Mal.
Gründlich ausspülen! Shampooreste können Juckreiz auslösen und den Glanz der Haare beeinträchtigen. Die letzte Spülung sollte kühl, nicht kalt sein, um die Talgproduktion nicht gleich nach der Haarwäsche anzuregen.

SPÜLEN

- Jede Haarwäsche soll mit einer kühlen Spülung abgeschlossen werden.
- Eine einfache „saure Spülung" besteht aus gutem Essig und Wasser im Verhältnis 1:7. Durch den sauren pH-Wert schließen sich nicht nur die Hautporen, sondern auch die Schuppenschicht und das Haar ist geschmeidig, gut kämmbar und glänzt. Da sie nicht ausgespült werden muss, können spezielle Wirksubstanzen in Form von Kräuterauszügen, ätherischen Ölen, Proteinen, Aloe-Vera-Gel, Honig, Fruchtkonzentraten und Hydrolaten für eine bessere Durchblutung der Kopfhaut, zur Behandlung von übermäßiger Talgproduktion, Schuppenbildung und empfindlicher oder juckender Kopfhaut einmassiert werden.
- Bei schnell fettender Kopfhaut ist immer eine saure Spülung angezeigt. Wirksubstanzen in Shampoos, wie beispielsweise ein Brennnesselextrakt, können nie denselben Effekt haben, da sie relativ rasch wieder abgewaschen werden!
- Bei Kur-, Creme- oder Pflegespülungen (es ist meist nur eine Frage der Bezeichnung) genügt schon eine Erbsengröße – sie wird in die Haarlängen eingebracht, eventuell mit einem grobgezinkten Kamm verteilt und nach kurzer Einwirkzeit ausgespült. Naturkosmetik-Haarspülungen enthalten keine Silikone – sie haben ja auch nicht die Funktion, geschädigtes Haar zu kitten, da mit Naturshampoos gewaschene und natürlich gepflegte Haare keine Schäden haben. Sie dienen lediglich der besseren Nass-Kämmbarkeit, geben ein angenehmes Gefühl und helfen eventuell „fliegende" Haare zu vermeiden. (Ein Rezept für eine Salbei-Spülung finden Sie auf S. 123.)

TROCKNEN

- Nach der Haarwäsche die empfindlichen, nassen Haare nicht trockenrubbeln, sondern ausdrücken und in ein Handtuch einschlagen. Den Turban nicht zu lange auf dem Kopf belassen, sonst entsteht ein Hitzestau!
Die Haare nun, falls keine Spülung gemacht wurde, besonders vorsichtig mit einem grobzinkigem Holz- oder Hornkamm entwirren und auskämmen.
Verwenden Sie für nasses Haar keine Bürste. Arbeiten Sie sich von den Haarspitzen nach oben.

FESTIGEN

- Mit einer sauren Spülung aus 1 Teil Apfelessig, 7 Teilen Bier, ½ TL Honig (vorher in einer kleinen Menge heißem Wasser aufgelöst) erzielt man bereits auf ganz natürliche Weise eine Festigung des Haares – sie hinterlässt garantiert keinen Geruch. Diese festigende, kühle Spülung wird langsam über die handtuchtrockenen Haare gegossen. Spülungen, die nicht ausgewaschen werden müssen eignen sich gut, um beispielsweise Farbeffekte zu erzielen und sind auf S. 80 (Haare färben) beschrieben.

FÖHNEN

- Mehr als die täglich milde Haarwäsche schaden dem Haar große Föhnhitze, Lockenstäbe, straffes Ziehen über Rundbürsten und kantige Klammern. Lassen Sie das Haar in der Luft antrocknen und schalten Sie Ihren Föhn auf eine niedrige Wärmestufe. Am schonendsten ist das Trocknen an der Luft, aber nicht in der Sonne. Während des Trocknens immer wieder „kopfüber" bürsten, so erhalten Ihre Haare Fülle.

Bürsten und Kämmen als ganzheitliche Methoden zur Beeinflussung der Meridiansysteme

Ein selbstverständlicher Bestandteil der Chinesischen Haarpflege ist neben einer entspannenden, tiefgehenden Kopf-, Schulter- und Armmassage auch eine Bürsten- und Kammmassage. Auf diese Weise werden über die auf den Meridianen befindlichen Akupunkturpunkte, die als „Türöffner" wirken, Organe und Drüsensysteme beeinflusst. Auch wenn Sie die Bahnen der einzelnen Meridiane und die Akupressurpunkte nicht kennen: Während einer Bürstung wie unten beschrieben, erreichen Sie alle Meridiane, die sich auf dem Kopf befinden.

100 Bürstenstriche – die tägliche Wohltat mit großer Wirkung

Unser Organismus ist während der Nachtstunden auf Ausscheidung ausgerichtet. Über die Schweißdrüsen werden am ganzen Körper – und ganz wesentlich über die Kopfhaut – Mineralsalze und Stoffwechselprodukte ausgeschieden. So gesehen wäre in der Früh – besonders für Morgenmenschen – der beste Zeitpunkt, die Haare zu bürsten. Die Bürste entfernt auch abgestoßene Hautschuppen, die von der übrigen Körper- und Gesichtshaut durch die Kleidung abgerieben oder durch die tägliche Körperpflege entfernt werden. Durchblutungsfördernde Bürstenmassagen und gute Ernährung sind die zwei wichtigsten Faktoren für gesunden Haarboden, gesundes Haar und sind eine wichtige Vorbeugung gegen Haarausfall.

Die richtige Bürste

Durch eine leicht gerundete Form an die Konturen des Kopfes angeglichen, liegt die Bürste auf der Kopfhaut auf und der Druck verteilt sich gleichmäßig. Die Borsten müssen stark genug sein, um den Haarboden zu erreichen. Am besten eignen sich Bürsten mit Wildschweinborsten, die es in verschiedener Stärke gibt. Die Auswahl muss individuell erfolgen – jemand mit starkem, dichtem Haar braucht eine andere Bürste, als jemand mit empfindlichem Haarboden und dünnem Haar. Wählen Sie die Bürste mit Bedacht, pflegen (das Holz mit ein paar Tropfen Ihres Körperöls) und reinigen Sie sie regelmäßig.

Das richtige Bürsten

Mit nach vorne geneigtem Kopf bürsten Sie in langsamen, ruhigen Bewegungen zuerst in drei Bahnen nach vorne zum Scheitelpunkt, dann von jedem Ohr hinauf. Sie bleiben weiterhin in vorgebeugter Haltung, sodass die Haare frei schwingen und bürsten nun in drei Bahnen von der Stirn wieder zum mittleren Scheitelpunkt, sodass der ganze Kopf gebürstet wird. Streichen Sie immer mit der freien Hand nach, um eine elektrische Aufladung zu vermeiden.

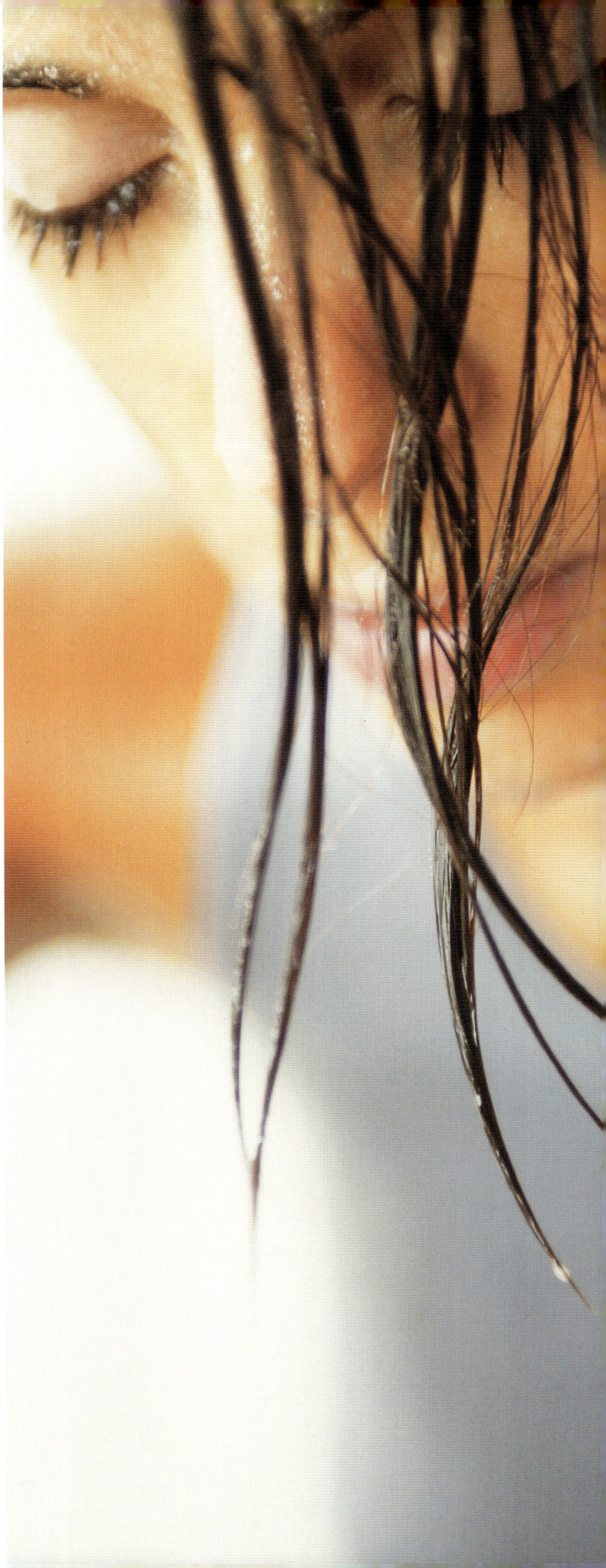

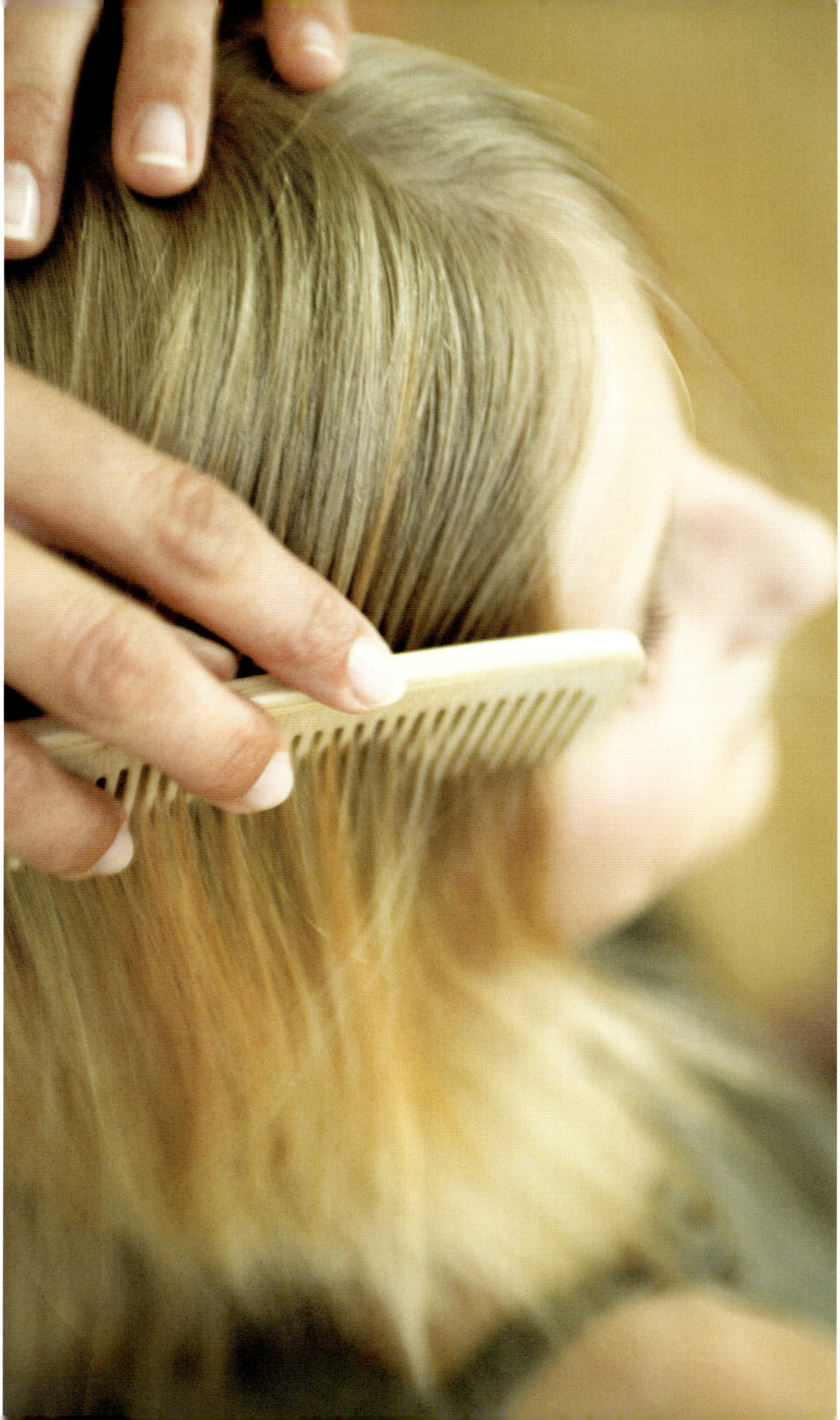

Beim Naturfriseur

Eine Insel schaffen, für ein paar Stunden mit allen Sinnen in eine ganz natürlich pflegende, sanft berührende und regenerierende Welt eintauchen ... Haut und Haar werden, da untrennbar miteinander verbunden und auch bei Störungen gemeinsam betroffen, von einer Hand oder vielen zusammenwirkenden Händen mit den von der Natur in großem Reichtum zur Verfügung stehenden Mitteln gepflegt und Schäden und Verschleißerscheinungen sanft repariert. Anspannungen in Nacken und Rücken werden mit Hilfe von Massagen, bestehend aus Pflanzenölen, duftenden Essenzen, Salzen, Erden und Pflanzenwässern behandelt. Auf der Kopfhaut eine duftende Kokosölpackung, die Füße in einem Kräuterbad aus Salbei, Lavendel und Rosmarin während geübte Hände über das Gesicht streichen und mit einer tiefenwirksamen, sanften Meridianmassage das Gesicht entspannen.

Diese Wohlfühloase kann ruhig „Frauensache" sein.

Solche und ähnliche Wünsche haben viele Frauen und der Text könnte einer Werbebroschüre für ein Wellnesshotel entnommen sein – nur – es gibt dieses ganzheitliche Angebot, das die natürliche Haarpflege mit einschließt, mit einigen wenigen Ausnahmen (noch) kaum im Bereich der reinen Naturkosmetik.

Wohl haben auch Friseure bei sinkenden Umsätzen die Zeichen der Zeit erkannt und werben beispielsweise mit Haarfarben und Produkten „auf Basis der Natur", oder bieten während des Haarewaschens eine Massage in Form einer elektrischen „Rüttelmatte" an. Tatsache ist aber, dass sich bei den Produkten meist außer der Verpackung und den Werbeaussagen nicht viel geändert hat: Der Aloe-Saft stammt aus Monokulturen, ist chemisch konserviert und im Produkt mit Wasser gestreckt, die Shampoos beinhalten nach wie vor haar-, haut- und umweltschädigende Tenside, synthetische Farb-, Duft- und Konservierungsstoffe, chemische Haarfarben sind nach wie vor krebserregend, von Dauerwellenpräparaten gar nicht erst zu sprechen.
Wenn man bedenkt, wie viel belastetes Wasser von Friseurbetrieben in die Kanalisation gelangt und welch biologisch nicht abbaubare Substanzen es enthält, wäre das alleine schon ein hinlänglicher Grund umzusteigen.

Was spricht für den Naturfriseur?

Waschen, schneiden, föhnen, den Kopf massieren, die Seele streicheln, gute Düfte einatmen, eine anspruchsvolle Lektüre lesen, einfach schweigen und genießen oder ein schönes Gespräch führen – Naturfriseure, ob weiblich oder männlich, gibt es zunehmend mehr. Schon äußerlich erkennen Sie den Unterschied: Sie finden keine Produkte herkömmlicher Firmen, dafür einige wenige, multifunktionale Naturkosmetikprodukte. Denn ein Hydrolat, das Ihr Gesicht mit Feuchtigkeit versorgt, tut auch der Kopfhaut Gutes. Naturshampoos sind sanft zu Haut und Haar und so auch zum Duschen geeignet. Eine angenehm ruhige Atmosphäre – keine grünen, blauen und gelben Strähnen in den Haaren der MitarbeiterInnen und auch keine geröteten und geschundenen Hände, kein stechender, beißender oder ätzender Geruch, dafür feiner Duft nach natürlichen Rohstoffen und ätherischen Ölen, sogar die Auswahl der aufliegenden Zeitungen ist anspruchsvoller und der angebotene Kaffee aus „fair trade".
Es ist ganz einfach: Ein Naturfriseur hat die schönsten Haarfarben, zusammengesetzt aus Pflanzen und Mineralien zur Verfügung, er ist ein Meister der Haarschneidekunst, da schlechtes handwerkliches Können hier nicht hinter Dauerwellen und überdeckendem Styling versteckt werden kann, der Preis liegt, trotz kostbarer Rohstoffe und ganzheitlichem Service nicht höher und Naturkosmetikprodukte haben längst die „Hauptsache gesund"-Nische verlassen.

Was kann ein Naturfriseur nicht, was ein Chemiefriseur kann?

Drei Dinge sind es, die mit ausschließlich natürlichen Substanzen nicht erreicht werden können:

- Beträgt der Weißanteil im Haar über 80 %, hat man also beinahe weißes Haar, kann mit Naturhaarfarben – da der Haarschaft nicht aufgerissen, sondern nur ummantelt wird – kein dunkler Haarton erreicht werden, sehr wohl jedoch jeder Braunton und jede Rotnuance. Es ist ein Irrtum, zu glauben, mit Naturhaarfarben könne man keine grauen oder weißen Haare färben! Und ich spreche absichtlich nicht von Henna, denn das ist nur eine von vielen Pflanzen aus dem natürlichen Farbtopf.
- Dunkles Haar kann aus demselben Grund nicht aufgehellt werden – passt aber meist gar nicht zum Gesicht!
- Aus geradem Haar kann kein Lockenkopf gemacht werden. Viele Frauen lassen sich eine Dauerwelle machen, damit sie immer gut frisiert sind. Naturfriseure sind meist gute Haarschneider, da sie häufig Chemie durch handwerkliches Können kompensieren müssen. Ein guter Schnitt, der die natürliche Wuchsrichtung des Haares miteinbezieht und auf Ihre Persönlichkeit abgestimmt ist, erzielt einen besseren Effekt als eine Dauerwelle!

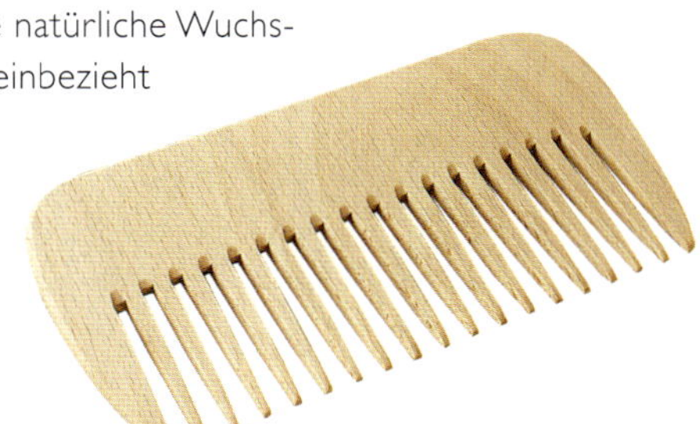

STÖRUNGEN – WENN HAARE, KOPFHAUT UND DER GANZE MENSCH BELASTET SIND

Angesichts der Tatsache, welch vielfältige Bedeutung die Haare haben, wie sehr ihr Aussehen neben dem der Haut unser Wohlbefinden beeinflusst, trifft die Werbung haargenau unsere Wünsche: Schön, verführerisch glänzend, voller Spannkraft, elastisch, vital und voller Farbkraft soll unser Haar sein. Die Realität sieht anders aus: Mehr als die Hälfte der Menschen ist mit ihrem Haar nicht zufrieden. Es ist entweder zu dünn und fettet schnell, ist zu dick und widerborstig, zu brüchig und glanzlos, die Spitzen kaputt, die Kopfhaut schuppt sich und juckt, und die Hälfte aller Männer ist täglich mit dem Verlust ihrer Symbole für Manneskraft und Sexualität in Form von ausgefallenen Haaren auf dem Kopfkissen konfrontiert.
Einige häufige Erscheinungen sollen hier behandelt werden, gleichzeitig möchte ich aber betonen, dass durch einen Umstieg auf natürliche Haarpflege, die neben der Verwendung von naturkosmetischen Produkten eine richtige Behandlung des Haares, tägliches Bürsten, eine gesunde, vollwertige Ernährung und den Verzicht auf haar- und gesundheitsschädigende Manipulationen am Haar beinhalten, viele „Störungen" sehr schnell verschwinden oder sich wesentlich bessern.

Haarausfall

Wenn Sie besorgt sind, weil Ihr Haar immer schütterer wird, zählen Sie an einem Tag die ausgegangenen Haare auf dem Kopfkissen und die, die in der Bürste zurückgeblieben sind. Wenn es nicht mehr als hundert sind, ist es nicht besorgniserregend – dann handelt es sich um einen ganz normalen Haarwechsel am Ende von Wachstums-, Übergangs- und Ruhephase.
Schauen Sie sich die ausgefallenen Haare genau an: Haare, bei denen beide Enden gleich dick sind, sind nur abgebrochen. Haare mit einer Wurzel erkennen Sie an einer Verdickung an einem Ende – diese sind ausgefallen. Sind es über einen längeren Zeitraum eine größere Anzahl, ist es besorgniserregend.
Ein akuter Fall für den Hautarzt sind Sie, wenn Sie die Haare plötzlich büschelweise in der Hand haben. Die Ursache muss festgestellt und ein breit angelegter Therapieplan, der im besten Fall ganzheitliche Heilweisen mit beinhaltet, erstellt werden.
Die verschiedenen Formen des Haarausfalles reichen vom irreversiblen androgenen Haarausfall bei Männern und Frauen, bedingt durch die Kombination von erblicher Belastung und hormoneller Störung, über den kreisrunden Haarausfall, dessen Ursachen noch wenig bekannt sind, bis zum gleichmäßig verteilten Haarausfall, dessen Ursache in vielfältigen gesundheitlichen Störungen liegen kann: von mangelhafter Ernährung über Medikamenteneinnahme, Belastung des Haares durch schädigende Maßnahmen wie Dauerwelle, chemische Haarfärbungen, Zugbelastungen und lang anhaltende psychische Belastungen.

Diagnose

Eine richtige Therapie bei schweren Formen von Haarausfall setzt eine Diagnose durch einen Hautarzt voraus. Neben einer genauen Haaranalyse, einer Blutuntersuchung, einem Trichogramm (Haarwurzelstatus), unter Umständen einer Biopsie (Gewebeuntersuchung) wird mit Hilfe eines Fragebogens der Gesamtzustand des „Patienten" inklusive seiner Lebensgewohnheiten erfasst.

Therapie

Das Angebot an Haarwuchsmitteln ist groß und das Geschäft mit der Hoffnung blüht. Ganze Industriezweige beschäftigen sich mit der Entwicklung von Produkten zum Stoppen des Haarausfalles und solchen, die den Haarwuchs anregen sollen. Daneben werden Haarverdichtungen, Haartransplantationen, und schließlich als letzte Möglichkeit Toupets, Perücken und Haare zum Aufstreuen aus Japan (Super Million Hair®) als Haarersatz angeboten. In Apotheken wird eine wirksame Substanz (Minoxidil) rezeptfrei angeboten, die in Gelform auf die Kopfhaut aufgetragen, in bis zu 90 % aller Fälle den Haarausfall – vorausgesetzt er ist nicht hormonell bedingt – stoppt. Fragwürdige Medikamente wie Minoxidil kombiniert mit Cortison und einer Wunderpille für Männer, die in den männlichen Hormonhaushalt eingreift, kommen aus Amerika. Frauen werden häufig Hormonpräparate verschrieben, die neben Östrogenen so genannte Antiandrogene enthalten, die die übermäßige körpereigene Produktion von männlichen Hormonen hemmen sollen. Hautärzte verschreiben auch eigene Mischungen aus verschiedenen Substanzen, gelöst in einem Haarspiritus. All diese Mittel sollten mit Bedacht gewählt werden. Sie sind nicht unumstritten, da ihre Nebenwirkungen und Langzeitfolgen noch nicht ausreichend beobachtet werden konnten.

Natürliche Haarpflege

Trotz aufwändiger Untersuchungen haben viele Betroffene oft keinen organischen Befund. Besonders hier gilt

Tipps für alle Formen des Haarausfalles:

- *Tägliches Bürsten fördert die Durchblutung und somit die Versorgung der Haarwurzeln. Keine Angst, es werden keine Haare entfernt, die nicht ohnehin ausfallen würden!*
- *Kopfmassagen entspannen den Haarboden – ein verspannter Haarmuskel kann zur Lockerung der Haarwurzel führen.*
- *Essen Sie vollwertig, kombiniert mit natürlichen Nahrungsergänzungsmitteln wie Spirulina Meeresalgen, Pflanzenölen mit mehrfach ungesättigten Fettsäuren, Aloe-Frischpflanzensaft, Sanddornöl und -saft, grüner Tonerde u. a.*
- *Naturheilmittel sind frei von Nebenwirkungen und unerwünschten Spätfolgen und sind Medikamenten vorzuziehen.*
- *Verwenden Sie ausschließlich naturkosmetische Haarpflegeprodukte.*
- *Sparen Sie sich das Geld für dubiose Wundermittel.*

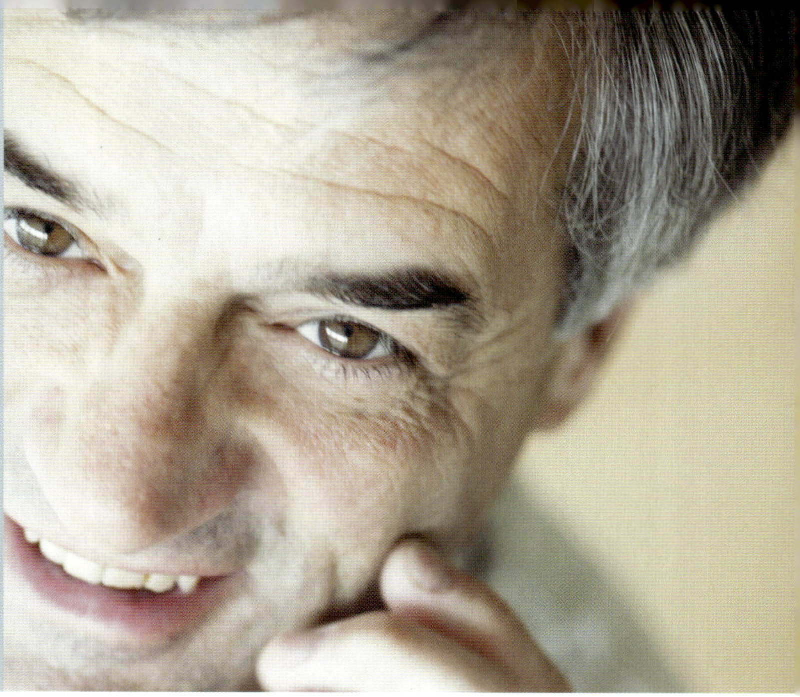

es, seine Lebenssituation zu betrachten und ganzheitliche Unterstützungen in Anspruch zu nehmen. Bei jeder Form von Haarausfall ist es wichtig, spätestens jetzt keine Chemie mehr an Kopfhaut und Haar zu lassen, sich etwas Gutes zu tun und Haar und Kopfhaut in die Hände eines Naturfriseurs zu legen.

Talgproduktion: Zu viel oder zu wenig – Seborrhoe oder Sebostase

Fette und trockene Schuppen

Bei der übermäßigen Talgproduktion wird zu viel Talg erzeugt und abgestoßen. Man muss jedoch zwischen zwei Formen der Seborrhoe unterscheiden:

Die „ölige" Form = Seborrhoe oleosa

Die Haare beginnen rasch nachzufetten und der Talg verteilt sich schnell auf dem ganzen Haar. Diese Haare müssen öfter gewaschen werden und es entsteht ein Teufelskreis, wenn dies mit herkömmlichen aggressiven Shampoos geschieht. Meist ist diese Form der Seborrhoe eine Erscheinungsform bei Jugendlichen während der Pubertät. Die Maßnahmen für Haut und Haar sind grundsätzlich dieselben. Es muss durch genügend bürsten und waschen darauf geachtet werden, dass die Kopfhaut frei bleibt, sonst kann es zu fetten Schuppen und Entzündungen auf der Kopfhaut kommen (näheres dazu siehe im Kapitel „Ein Leben lang" und im Rezeptteil auf S. 123).

Die „trockene" Form = Seborrhoe sicca

Der Talg ist bereits eingetrocknet wenn er an die Oberfläche kommt und bildet dort helle Talgschuppen, die einen regelrechten Belag entstehen lassen können – eine wunderbare Brutstätte für Pilze und Bakterien! Diese Haare müssen besonders sorgfältig gepflegt und gebürstet werden. Sie benötigen saure Spülungen, antibakteriell wirkende ätherische Öle wie Teebaum, Zitrone und Pfefferminze sowie eine Vorbehandlung mit aufweichenden Packungen und Massagen.

Sebostase

Durch eine Unterfunktion der Talgdrüsen wird zu wenig Fett produziert. Kopfhaut und Haar sind trocken, kleine, trockene Hornschüppchen lösen sich von der Kopfhaut. Im Unterschied zu den großen Talgschuppen der Seborrhoe sicca, die sich zwischen den Fingern zerreiben lassen, ist dies bei diesen Hautschuppen nicht möglich. Grundsätzlich handelt es sich um einen ganz normalen Hauterneuerungsprozess, bei dem sich die abgestorbenen Zellen von der verhornten Oberhaut lösen. Dieser Prozess wird aber durch die zu geringe Talgproduktion beschleunigt. Der beschleunigte Prozess der Hauterneuerung – normalerweise dauert er 28 Tage – findet überall am Körper statt, fällt jedoch nicht auf, weil die Schuppen bei der Hautreinigung und durch die Kleidung abgerieben werden. Diese Menschen sind vom Typ her meist eher feingliedrig und nervös, die zu schnelle Hauterneuerung geht mit ihrer Gesamtkonstitution konform – in der Ayurvedischen Lehre sind sie dem „Vata-Typ" zugeordnet. Nicht nur die Kopfhaut muss gepflegt und genährt werden, sondern der gesamte Mensch bedarf einer Beruhigung. Wichtig ist tägliches Bürsten der Kopfhaut und zusätzliche Pflege durch Packungen und Massagen (siehe S. 123).
Das beschleunigte Zellwachstum ist auch ein Grund für das Erscheinungsbild der Schuppenflechte. Hier ist der Erneuerungsprozess auf 5–6 Tage verkürzt. Gleichzeitig wird durch den erhöhten Anteil an entzündungsförderndem Eiweiß in der Lederhaut eine Entzündungsreaktion ausgelöst.

TATORT: „CHEMIEFRISEUR"

ODER BESONDERE STRAPAZEN FÜR DAS HAAR

BLONDIEREN

Die schützende Schuppenschicht wird durch eine alkalische Behandlung, die das Haar aufquellen lässt, aufgerissen, sodass die Chemikalien eindringen und die Farbpigmente zerstören können. Die gesamte Faserstruktur des Haarschaftes wird dadurch gelockert, das Haar ist strukturgeschädigt – da hilft selbst eine anschließende Haarkur nicht wirklich. Wichtig ist eine nachfolgende saure Spülung, damit alkalische Reste entfernt werden und die Schuppenschicht sich wieder ein wenig schließen kann. Chemisch gefärbte, blondierte, dauergewellte Haare sollten übrigens auch nach der Haarwäsche zu Hause immer eine saure Spülung bekommen.

FÄRBEN

Die Auswirkungen sind im Wesentlichen dieselben wie beim Blondieren. Das Haar wird aufgerissen, der natürliche Farbstoff – das Melanin – gebleicht.

DAUERWELLEN

Bei diesem aggressiven Umformungsvorgang – man spricht vom Aufbrechen der stabilisierenden Schwefelstrukturen – verliert das Haar an Substanz, Schuppenschicht und Kittsubstanz werden beschädigt, das Haar wird trocken und brüchig. An der mangelnden Elastizität Ihrer Haare können Sie erkennen, wie krank sie bereits sind: Ein gesundes Haar lässt sich aufgrund der spiralförmigen Struktur der Faserschicht etwas 30 % dehnen, ohne zu reißen – versuchen Sie es lieber an einem einzelnen Haar. Ob sauer oder alkalisch, es gibt keine schonende Dauerwelle.

HERAUSZIEHEN VON LOCKEN

Diese Prozedur ist genauso schädigend wie die Tortur einer Dauerwelle und besitzt dieselben Folgen. Bei all den vorher genannten Anwendungen darf neben der physikalischen Schädigung des sichtbaren Haares das Eindringen der Chemikalien durch den Haarschaft in die Haut und somit in den Blutkreislauf nicht außer Acht gelassen werden!

HEISSE STÄBE, FÖHNBÜRSTEN UND HAARTROCKNER

Das Ergebnis ist logisch: Die Haare verbrennen, verlieren Feuchtigkeit, werden brüchig und spalten sich. Derart geschädigte Haare können nicht – auch wenn die Werbung Gegenteiliges behauptet – repariert werden. Sie können entweder geschnitten werden oder über die Zeit, bis alle geschädigten durch Nachwuchs ersetzt sind, mit Spülungen, Kuren, Ölen und Packungen optisch verbessert werden.

MEERSALZ, CHLORWASSER UND SONNENBADEN

Meersalz und Chlorwasser sollten immer gut ausgespült werden. Haare sind ein Teil des Strahlenschutzes für den Körper, es ist jedoch günstiger zusätzlich einen Sonnenhut zu tragen, um das Gesicht besser zu schützen und auch das Haar selbst vor dem Ausbleichen zu bewahren. Einen eigenen Sonnenschutz für das Haar erachte ich nicht als notwendig und sinnvoll. Der beste Schutz: Lassen Sie sich vor dem Urlaub Ihre Haare mit Henna färben. Es erfolgt eine Ummantelung des Haares, die nicht nur einen ausgezeichneten Sonnenschutz bildet, sondern auch vor Schäden durch Meerwasser schützt. Wenn Rot nicht Ihre Lieblings(haar)farbe ist, können Sie eine Haarpackung mit farblosem Henna machen. Das hat denselben Effekt und Sie behalten Ihre eigene Haarfarbe (siehe S. 122).

HAARE NATÜRLICH FÄRBEN

Veränderbar

Wie kein anderer Teil unseres Körpers kommen die Haare unserem Wunsch nach Veränderung entgegen. Mit einfachen Mitteln lassen Haare sich verändern und gestalten. Wer sich von einer Stunde zur anderen von seiner hüftlangen Haarpracht trennt, sucht vielleicht auch im Leben nach neuen Werten. Eine neue Frisur kehrt neue Facetten der Persönlichkeit hervor und kann bei einem Vorstellungsgespräch die geforderte Fähigkeit nach Innovation und Flexibilität unterstreichen. Wenn die graue Maus plötzlich zur roten Gefahr mutiert beginnt ein neues Leben – zumindest äußerlich, aber das Innere könnte ja nachfolgen. Und nicht zuletzt wollen viele von uns nicht zu den „Grauen Panthern" zählen und schauen lieber farbenfroh in die Welt.

Chemiebombe auf dem Kopf

Jahrtausendelang haben sich Menschen mit Farben aus Pflanzen und Mineralien bemalt, synthetische Farben gibt es erst seit 150 Jahren. Der Wunsch nach einem neuen Kopf oder einfach das Bestreben nach dem Anders-Sein lässt heute Frauen und Männer jeden Alters in die Farbtöpfe greifen – sei es beim Friseur oder im Supermarkt. Aber das gesundheitliche Risiko ist groß. Obwohl chemische Haarfarben – ob Tönungen oder dauerhafte Oxidationshaarfarben – seit Jahren im Kreuzfeuer der Kritik stehen und auf EU-Ebene ein wissenschaftlicher Ausschuss tagt, der die EU-Kommission in Bezug auf Kosmetik berät, hat sich bezüglich chemischer Haarfarben nicht wirklich etwas zum Besseren verändert. So hat das unabhängige Konsumentenmagazin ÖKO-TEST im Januar 2004 zum wiederholten Mal getestet und das Ergebnis war wieder einmal erschreckend. Von den 40 getesteten Produkten waren alle – auch solche mit einem „grünen Mäntelchen" – gesundheitsgefährdend. Die Gefahrenbeschreibung reicht von krebserregend über erbgutschädigend, bis zu nieren-, leber- und fruchtschädigend – die Gefahr von allergischen Reaktionen und kaputten Haaren erscheint einem da in der Aufzählung noch als harmlos. Es wird lange dauern, bis sämtliche auf dem EU-Markt befindlichen chemischen Haarfarben umfassend getestet und entsprechende Verordnungen über Beschränkungen und Verbote zum Schutze des Konsumenten erlassen sind.

Die gesunde Alternative: Pflanzenhaarfarben

Bis dahin und darüber hinaus stehen dem Konsumenten ausreichend Naturhaarfarben in jeder Couleur zur Verfügung, die kaum etwas zu wünschen übrig lassen. Zur Farbe kommt der erfreuliche Nebeneffekt von gesunden Haaren – von der Wurzel bis zur Spitze: Der Haarboden wird gekräftigt, schnell fettende Haare bleiben länger frisch und das Haar, von natürlichen Farbpigmenten ummantelt, wird vor Umwelteinflüssen, wie Ausbleichen und Schädigung durch Sonnenbestrahlung, Chlor- und Salzwasser, geschützt. Und worüber sich viele Frauen freuen können: Dünnes Haar wird stark und bekommt Volumen! Für diese Vorteile kann man/frau auch ein paar Beschwerlichkeiten im Zusammenhang mit dem Anrühren und Aufbringen des pulvrigen Pflanzenbreies auf das Haar und der längeren Einwirkzeit auf sich nehmen – nach einigen Anwendungen wird Routine einkehren. Dann haben Sie Ihre „Färberausstattung" schon griffbereit: eine kleine Schüssel mit Gabel oder Schneebesen zum Anrühren, ein altes T-Shirt, um Ihre Kleidung zu schützen, dünne Gummihandschuhe, eine Creme als Schutz vor Verfärbungen am Haaransatz,

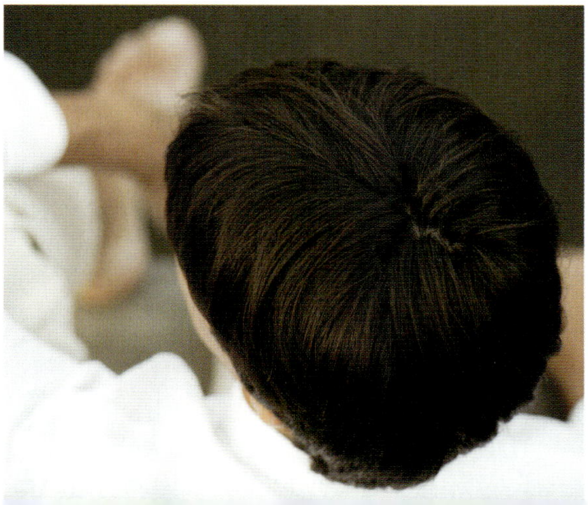

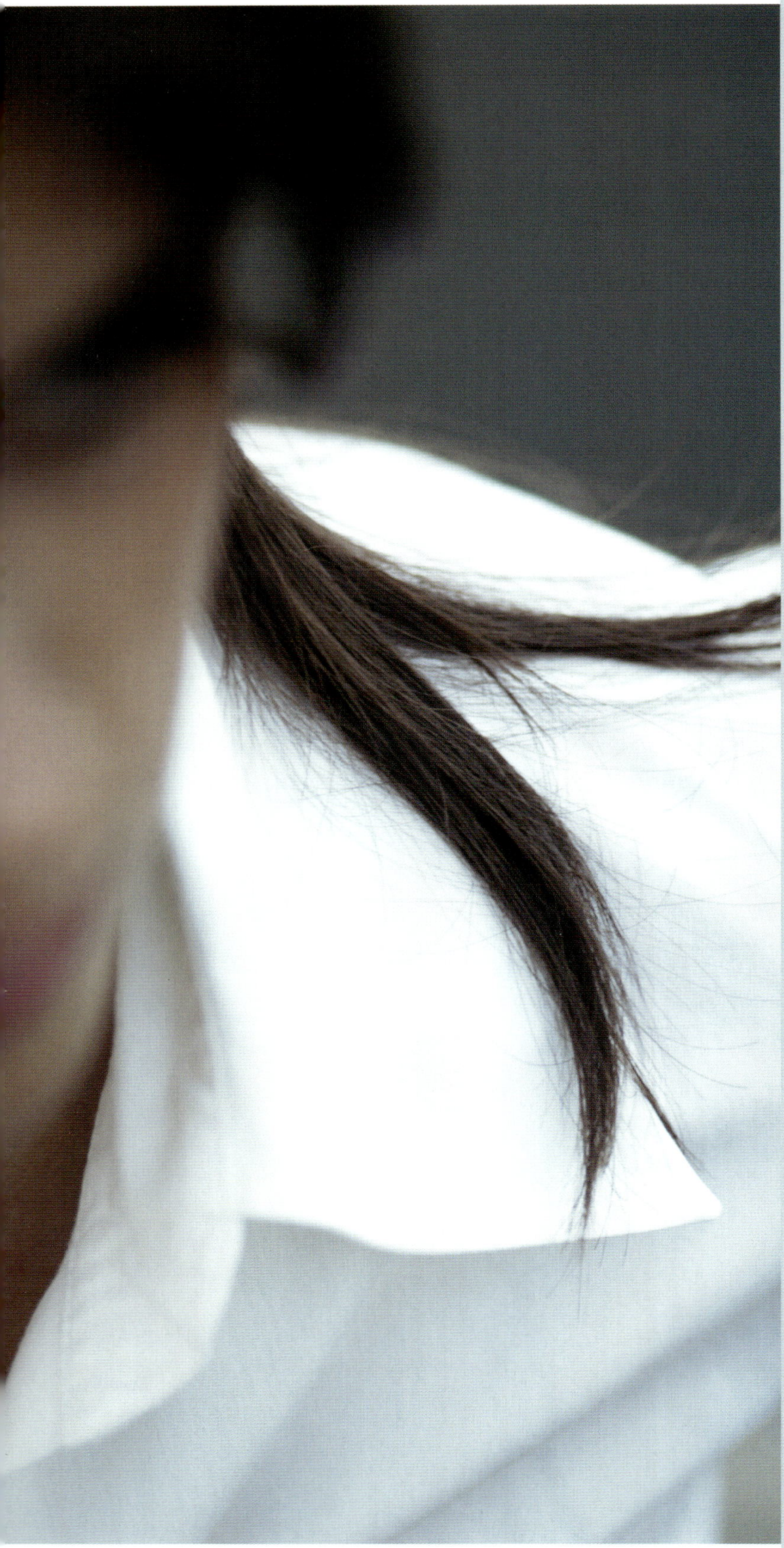

FÄRBETIPPS

Rund ums Färben mit **Pflanzenhaarfarben**

Da Sie die genauen Anweisungen, wie eine Färbung vor sich zu gehen hat immer als Packungsbeilage zu den Pflanzenhaarfarben bekommen bzw. Ihnen der Naturfriseur speziell zu Ihren Haaren genaue Anweisungen geben wird, möchte ich mich hier damit begnügen, ein paar nützliche Hinweise anzubringen.

Graue und weiße Haare

- *Auch graue und weiße Haare können – außer mit schwarz – mit allen Pflanzenhaarfarben gefärbt werden. Bevorzugt werden meist sanftere Töne. Es ergeben sich übrigens sehr interessante „Strähneneffekte" dadurch, dass die weißen Haare die Farbe stärker annehmen als die (noch) nicht ergrauten. Je mehr graue Haare, desto heller fällt die Färbung aus. Sie können die Farbe ohne Schaden für Haar und Kopfhaut verstärken, indem Sie in kürzeren Abständen färben.*
- *Sie sollten immer eine Probefärbung an einer Haarsträhne vornehmen, besonders bei grauem und weißem Haar ist das unumgänglich.*
- *Die Intensität der Farben hängt unter anderem von der Einwirkzeit ab. Bei grauen Haaren sollten Sie beispielsweise für eine Blondfärbung die Farbe nur kurz einwirken lassen. Nach ca. 5 Minuten sind die Haare blond, nach 10 Minuten gelb und nach 20 Minuten dottergelb.*
- *Schließen Sie die Färbung immer mit einer Haarwäsche mit Shampoo und einer sauren Spülung ab.*
- *Saure Dauerwellen vertragen sich nicht mit Pflanzenfarben, sehr wohl aber alkalische. Sind die Haare bereits chemisch gefärbt, unbedingt eine Probesträhne färben. Henna verträgt sich nicht mit Wasserstoffperoxid.*

Farbspülungen selbst gemacht

- *Sie können aus der „letzten Spülung" nach jeder Haarwäsche die auf dem Haar verbleibt, eine Farbspülung machen, indem Sie – je nach Ihrer Haarfarbe – Kräuterabkochungen und -tinkturen, Kaffee oder Tee hinzufügen. Wenn Sie sich gleich eine größere Menge herstellen wollen, können Sie sie mit 10 % der Tinktur konservieren. Ein Farbzusatz im Shampoo wird für die Farbe am wenigsten bringen, da der Kontakt mit dem Haar zu kurz ist.*
- *Für helles Haar nehmen Sie Ringelblumenblüten, Kamillenblüten, helle Rosenblüten und vor allem Rhabarberwurzeln und Zitronenschalen, für dunkles Haar Pfefferminze, Salbei, Rosmarin, Walnussblätter oder zermahlene Walnussschalen, Kaffee und schwarzen Tee. Falls Sie selbstbewusst Ihr graues Haar tragen: Spülungen aus Kornblumen und Malvenblüten geben einen schönen Schimmer und pflegen. Grundsätzlich können Sie alle Kräuter abkochen, die oben als „Färbepflanzen" genannt wurden, wie die Abkochungen und Tinkturen hergestellt werden, lesen Sie bitte auf Seite 118 nach.*
- *Wenn man berücksichtigt, wie viele Vorteile natürliche Haarpflege als Teil einer bewussten Lebensführung, von der eigenen Gesundheit über die Schonung der Umwelt bis zum einfachen „Sich-Wohlfühlen" ohne echten Verzicht zu bieten hat, muss die Entscheidung eine eindeutige sein.*

Watte, um die Haut nach dem Eincremen abzudecken, Frischhaltefolie zum Abdecken der Haare, alte Handtücher, einen Pinsel zum Auftragen, heißen Rotwein, Kaffee oder Tee zum Anrühren und ein wenig Pflanzenöl bei trockenem Haar. Trotz all dieser Vorbereitungsmaßnahmen kann auch dann noch ein unterstützendes Familienmitglied hilfreich sein. Ein gemeinsamer Verschönerungsnachmittag mit Freundinnen lässt sich für diesen Zweck auch sehr angenehm gestalten. Wir haben anlässlich eines „Haarseminars" die Verschönerungen und wohltuenden Massagen an einem einsamen griechischen Strand durchgeführt und den Brei im Meerwasser liegend vom Kopf gespült. Außerdem bietet Ihnen – fachlich kompetent in Farbmischung, Farbberatung und Durchführung und zum selben Preis wie eine chemische Haarfarbe – der Naturfriseur auch hier seine Dienste an.

Henna, Zwiebelschalen, schwarze Johannisbeeren, Rote Bete und vieles mehr

Das bekannteste pflanzliche Färbemittel stammt vom Hennastrauch – lateinisch *Lawsonia inermis*. Lawson ist der Hauptfarbstoff, der sich in den Blättern des zwei bis sechs Meter hohen Hennastrauches den Sommer über bildet. Werden die Blätter im Frühjahr geerntet, ergibt es farbloses Henna, das für haarstärkende und -schützende Packungen, Kuren und Spülungen verwendet wird. Da es auch talgreduzierend wirkt, kann es genauso gut als Packung gegen schnell fettende Kopfhaut verwendet werden. Wenn Sie zusätzlich gemahlene Rhabarberwurzeln und römische Kamillenblüten hineinmischen, erzielen Sie einen aufhellenden und blond färbenden Effekt bzw. bekommen Ihre blonden Haare einen intensiveren Ton. Im Herbst werden die farbstoffhaltigen Blätter geerntet und zu einem feinen Pulver vermahlen. Ihre Farbgebung geht von orange-braun bis rot und ist je nach Herkunft verschieden. Durch die Gerbsäure lagert sich der Farbstoff gut am Haar an. Machen Sie vorher eine Probefärbung an einer Haarsträhne. Jede Anwendung, ob für Haut oder Haare, bekommt mit ein paar Tropfen ätherischen Ölen eine sinnliche Erweiterung. Henna ist zwar am bekanntesten, aber schon lange nicht mehr die einzige Pflanze, die die Haare in vielen Farbnuancen leuchten lässt: Auf der Zutatenliste finden sich Cassia Zimt, Faulbaumrinde, Walnussschalen, Kaffee, schwarzer Tee, Holunderbeeren, Rote Bete, Malvenblüten, Zwiebelschalen, Rhabarberwurzeln, Blau-, Rot-, Gelb- und duftendes Sandelholz, Kamille, Johannisbeeren, Kurkuma (Gelbwurz), Alkannawurzel und die Blätter des Indigostrauches. In jahrelanger Arbeit werden Teststrähnen der unterschiedlichsten Haarqualitäten und -farben mit Pflanzenpulvermischungen in verschiedener Zusammensetzung gefärbt, um letztendlich dem Kunden ein natürliches Haarfärbekonzept, das die natürliche Haarfarbe berücksichtigt, zu präsentieren.

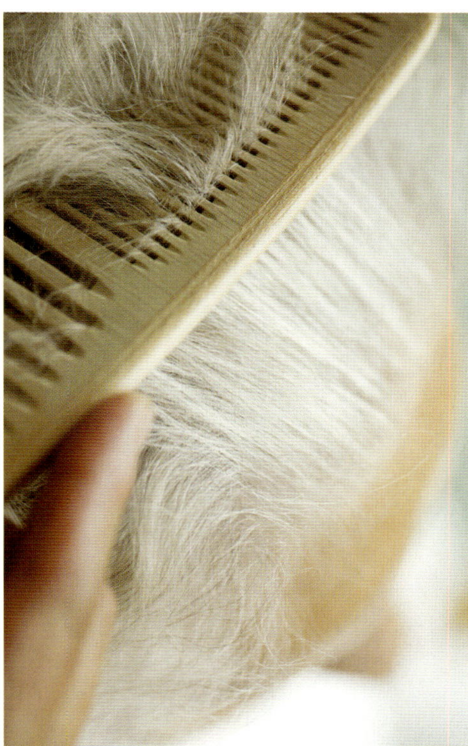

Schauen Sie auch bei Pflanzenhaarfarben genau auf und in die Packung

- *Es gibt zwar keine Pflanzenfarben, die ausschließlich aus Pflanzen aus kontrolliert biologischem Anbau stammen, jedoch achten Naturkosmetikanbieter auf eine strenge Rückstandskontrolle.*
- *Pflanzenhaarfarben enthalten keine synthetischen Farbverstärker wie Picramat oder Fixiermittel, die dafür sorgen, dass die Farbe länger hält.*
- *In den Packungen seriöser Anbieter finden Sie eine Packungsbeilage mit Inhaltsdeklaration und Anwendungshinweisen.*
- *Wenn Sie sich unsicher sind, ist es besser, Sie lassen wenigstens die erste Färbung beim Naturfriseur machen. Er kann auch eine „Typberatung" in Bezug auf die passende Haarfarbe durchführen. Naturfriseure geben ihren Kunden die individuell gemischte Pflanzenhaarfarbe zum „Zwischendurch-Färben" mit nach Hause. Fragen Sie danach.*
- *Reine Pflanzenhaarfarben gibt es nur in Pulverform, lassen Sie sich bei einer cremigen Variante weder beim Friseur noch im Supermarkt einreden, es handle sich um reine Natur. Sie enthalten Farbverstärker in Form von synthetischen Pigmenten.*

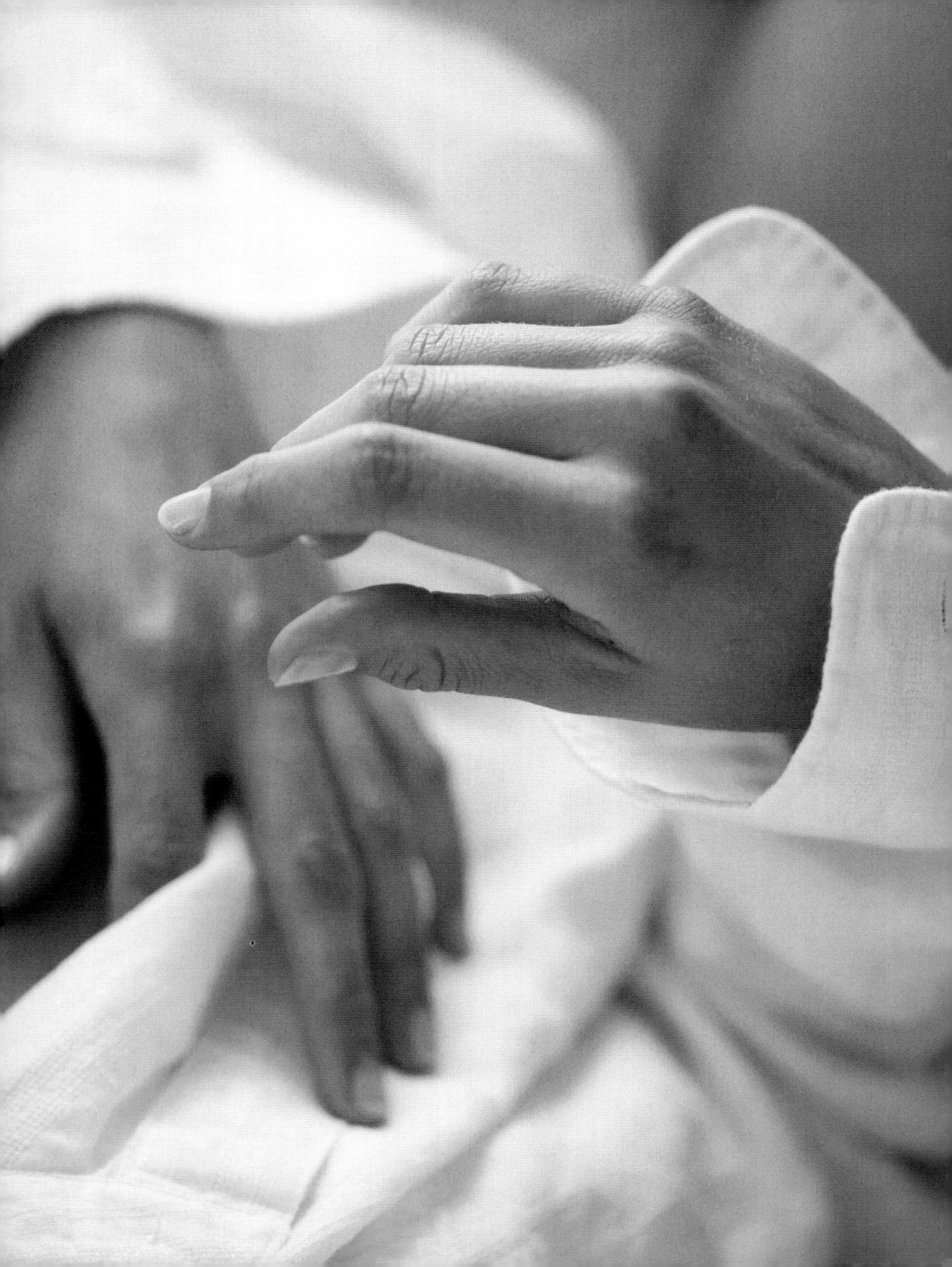

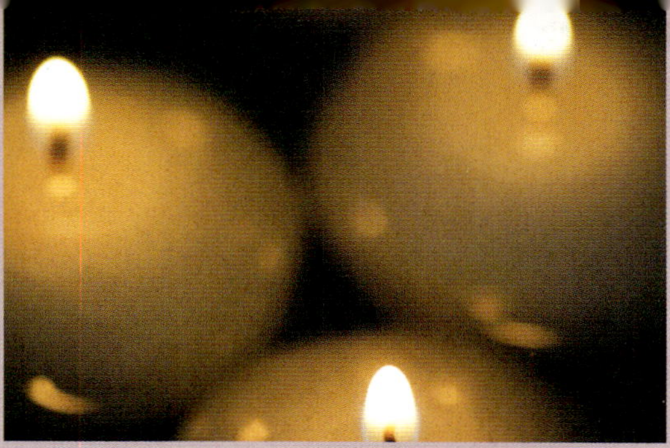

SINNE

RIECHEN, SCHMECKEN, FÜHLEN

NATURAROMEN ERLEBEN

Bewusst nehmen wir unsere Umwelt vor allem mit Augen und Ohren wahr. Dabei hat das Riechen und Schmecken, zwei Sinne, die unmittelbar miteinander verbunden sind, einen viel größeren Einfluss auf unser Befinden. Duft- und Geschmacksinformationen gelangen ungefiltert durch logisches Denken und Urteilen in das limbische System, einem Teil des Stammhirns, der Steuerungszentrale für Gefühle und alle vegetativen Funktionen.

Noch bevor wir bewusst einen Gedanken fassen können, haben Duft- und Geschmacksmoleküle durch Neurochemikalien eine Kettenreaktion ausgelöst und wir fühlen uns beruhigt, entspannt, erotisiert oder hellwach, konzentriert oder wenn nötig in Alarmbereitschaft versetzt.

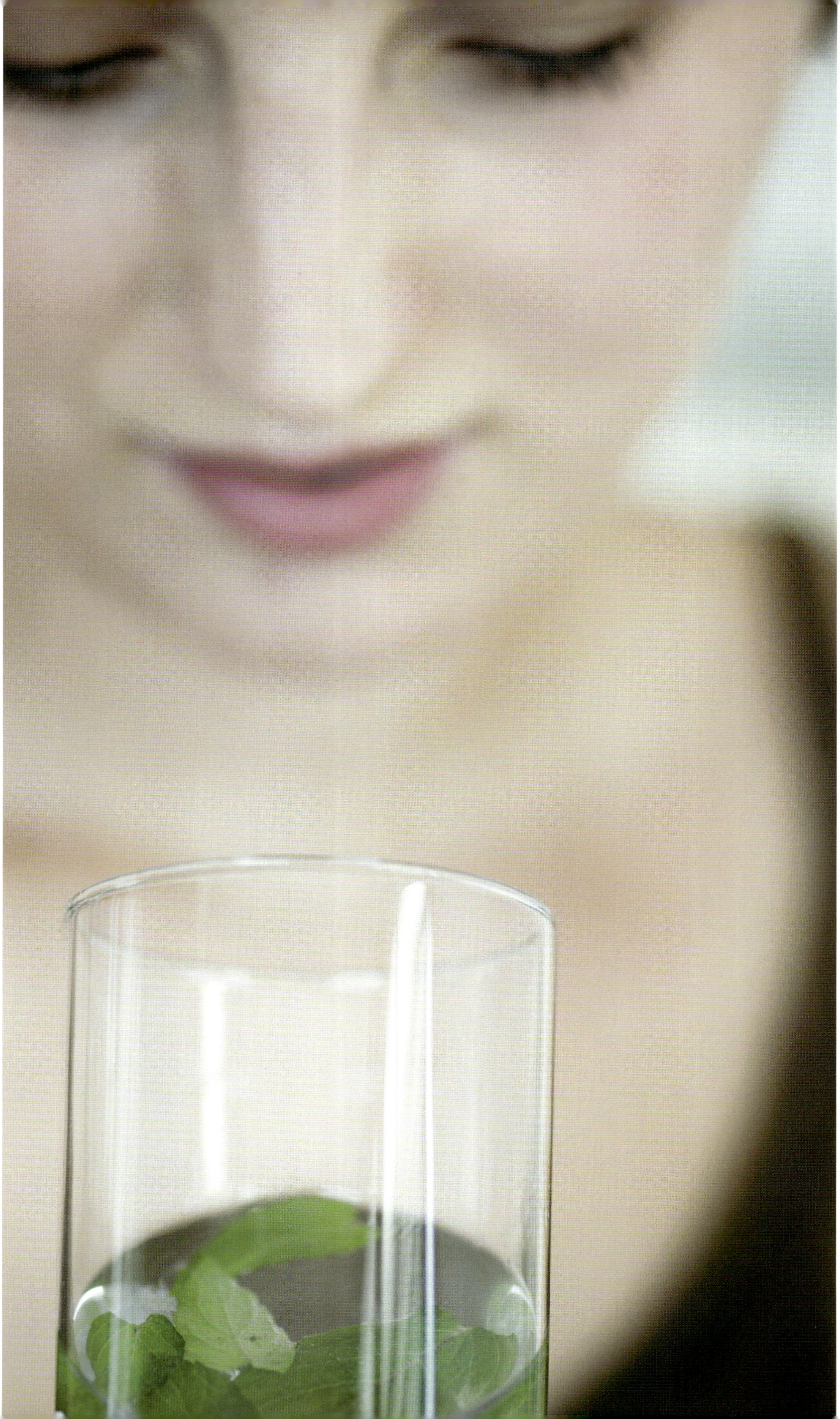

SINNE

RIECHEN & SCHMECKEN –

ZWEI ZUSAMMENGEHÖRIGE „URSINNE“ DES MENSCHEN

Riechen und Schmecken haben ihren Sitz im selben Teil des Gehirns – dem Gehirnstamm. Geschmacks- und Geruchssinneszellen vollbringen gemeinsam hochkomplizierte Leistungen und sind in unserer Wahrnehmung eng miteinander verbunden. Neben den vier Grundgeschmäckern süß, sauer, bitter, salzig registrieren wir mit Hilfe der Zunge, die ein Wunderwerk an Tausenden von Geschmacksknospen und darin gebündelten Rezeptorzellen darstellt, sowie der Mundschleimhaut und des Gaumens noch die Geschmacksrichtungen scharf, fettig, feucht, weich, flüssig, fest, warm und kalt. Wenn die Nahrung über die Zunge gleitet, werden die unterschiedlichen Geschmackssensoren stimuliert und die Informationen als elektrische Impulse über Gehirnnerven zum Stammhirn weitergeleitet – sozusagen als Vorfunktion für die anschließende Verdauung.
Ohne Nase kein „runder“ Geschmack. Dieser entsteht erst, wenn sich zu den Geschmackswahrnehmungen, ohne dass wir es merken, die des Geruches gesellen. Die Sensibilität der Geruchsrezeptoren ist um vieles höher als die der Geschmacksrezeptoren. Das ist wohl auch der Grund, warum uns, wenn die Nase verstopft ist oder wir an Schnupfen leiden, das Essen nicht schmeckt. Es schmeckt alles ein wenig langweilig. Der Zusammenhang zwischen Riechen und Schmecken zeigt sich auch in der Tatsache, dass uns beim Duft einer guten Speise das Wasser im Mund zusammenläuft und über das vegetative Nervensystem die Produktion von Verdauungssäften aktiviert wird.

Naturkosmetikrohstoffe: feinste Zutaten für Gaumenfreuden und wertvolle Pflegesubstanzen für die Haut

Wir sind es gewohnt, dass kosmetische Produkte mehr oder weniger gut riechen und wir sie auf der Haut spüren. Bei guter Naturkosmetik kommt eine wesentliche Komponente dazu: Sie enthält wertvolle naturbelassene Ausgangsstoffe, die häufig einen starken, charakteristischen Duft ausströmen, gleichzeitig aber auch äußerst schmackhaft in der Küche sind.

Öle auf der Haut und im Salat

Die unterschiedlichsten pflanzlichen Öle, naturbelassen, mit allen wichtigen Fettbegleitstoffen, in wunderbaren Farben, vom Dunkelgrün des Traubenkernöls über das satte Gelb des Mandel- und Jojobaöls bis zum tiefen Orange des Sanddorn-Fruchtfleischöls – und jedes Öl hat seinen besonderen, unverwechselbaren Geruch und Geschmack, der auch in den Speisen nicht verborgen bleibt. Wertvolle Samenöle mit den lebensnotwendigen, mehrfach ungesättigten Fettsäuren, die vom Körper selber nicht produziert werden, sind ein wichtiger Bestandteil einer gesunden „Vitalkost“. In der Naturkosmetik werden sie besonders zur Pflege der reifen Haut verwendet, helfen aber auch gut bei Hautstörungen.

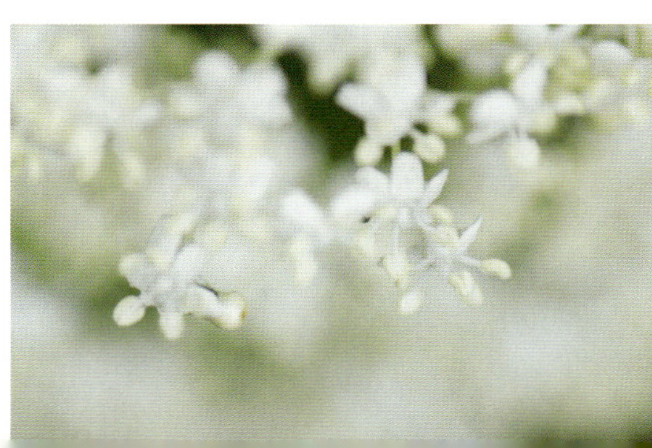

Wer kennt nicht den Geschmack von Kokos – eine Kokosölkur mit naturbelassenem, duftendem Kokosöl macht strapazierte Haare weich und geschmeidig und ist auch in der Küche aufgrund seines hohen Anteils an gesättigten Fettsäuren ein ideales Öl zum Herausbacken von Speisen.

Rosen nicht nur zum Dessert

Dann gibt es hier noch die duftenden Hydrolate aus Rosen-, Lavendel- und Orangenblüten, aus Rosmarin, Salbei, u. a. – sie alle können auch Speisen und Getränken eine ungewöhnliche Note geben. In der Aromaküche gibt es herrliche Rezepte mit Rosenwasser und frischen Rosenblüten: Rosenbowle, Rosensaft, Rosenkonfitüre, indisches Lassi mit Rosenblüten, Panna cotta mit Rosenduft, etc. Der Fantasie sind keine Grenzen gesetzt. Rosenwasser aus der *Rosa centifolia* enthält 0,1–0,5 % ätherisches Rosenöl, dieses wiederum beinhaltet ca. 60 % Phenetylalcohol, eine antibakteriell wirkende Substanz, die wir in geringer Menge als natürliches Konservierungsmittel einsetzen.

Lehm für innen und außen

Grüne Tonerde, äußerst mineralstoffreich und in der Sonne Südfrankreichs getrocknet, ist nicht nur eine wunderbare Zutat in Cremes und Shampoos und als Auflage hilfreich beim Abheilen von Verletzungen und Wunden, sie ist auch ein ideales Nahrungsergänzungs- und Entschlackungsmittel.

Vergessen wir nicht die vielen Kräuter, die für die unterschiedlichsten Zwecke in Shampoos, Cremes und Balsame eingearbeitet werden. Auch sie haben in der Küche als Gewürze und für Teezubereitungen ihren festen Platz. Ätherische Öle dienen einerseits der Beduftung kosmetischer Mittel und erhöhen ihre Wirksamkeit, andererseits werden sie in der Aromaküche zum Würzen von Speisen verwendet und liefern – in geringster Dosierung (!) mit einem Pflanzenöl vermischt – den Geschmack frischer Kräuter auch im Winter. Und nicht zuletzt die vitaminreichen, naturbelassenen Konzentrate aus Orange, Zitrone, Grapefruit und Roter Bete – sie bringen Farbe in die Creme und aktivieren die Hautfunktionen von außen und innen. Aloe-Vera-Frischpflanzensaft, eine Wohltat für jede Haut, kann auch zur Linderung so mancher körperlichen Beschwerde getrunken werden. Sie finden reinen Bienenhonig, köstliches Biobier und würzigen Essig als Zutat für Haarspülungen und Shampoos. Ein saponinhältiger Extrakt aus der Yucca Palme, von uns in Shampoos und Zahnpasten als Reinigungssubstanz und Schaummittel eingesetzt, wird in Amerika seit längerer Zeit als Nahrungsergänzung und zur Darmreinigung angeboten.

Süße Blätter

Stevia, das süße Honigblatt eines kleinen Strauches („Caa-Hee") aus Brasilien und dort seit Jahrhunderten zum Süßen von Speisen und Getränken verwendet, kann als natürliche Süße in Zahncremes verarbeitet werden. Erwiesenermaßen können die Inhaltsstoffe dieser interessanten Pflanze das Bakterienwachstum und die Plaquebildung an den Zähnen hemmen! Bedauerlicherweise erfolgte bisher in Europa keine Zulassung von Stevia als

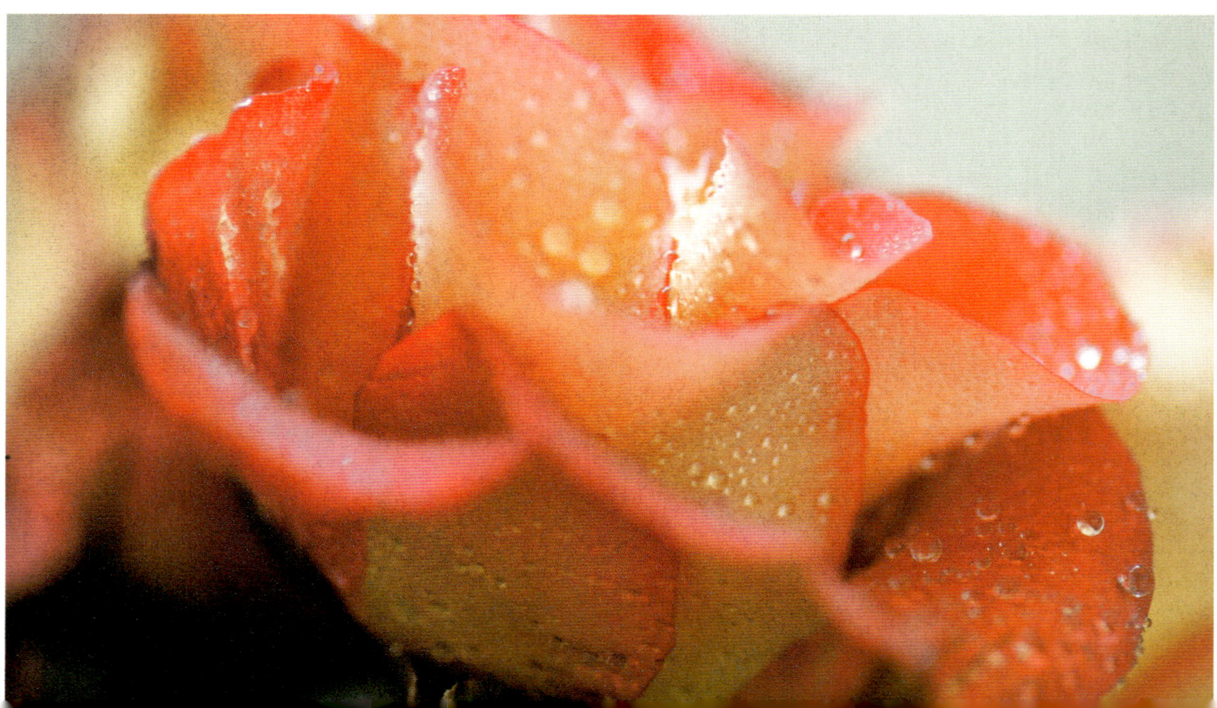

Nahrungsmittel – hier würden die Interessen der Industrie berührt werden –, sodass Diabetiker und Menschen, die kalorienreduziert leben möchten, Stevia nur auf Umwegen beziehen können.
Feinst vermahlenes Pulver aus Rhabarberwurzel, Walnussschalen, Zwiebelschalen, Roter Bete, Holunderbeeren und Hennablättern, angerührt mit Kamillentee, Kaffee oder Rotwein, kräftigen das Haar und ergeben eine wunderschöne Haarfarbe. Pulverisierter Spinat und Tomaten, vermahlene Meeresalgen, naturbelassenes Salz, Mandelmehl, Shea- und Kakaobutter – die Liste der Köstlichkeiten für alle Sinne ließe sich noch weiter fortsetzen.

Das Aroma der Naturkosmetik-Rohstoffe

Pflanzliche Öle und Fette, Hydrolate und andere Rohstoffe, die naturbelassen und nicht desodoriert in der Naturkosmetik Verwendung finden, haben einen typischen Eigengeruch. Auch wenn Sie ein Produkt erwerben, das laut Aufschrift reizfrei ist und keine zusätzlichen ätherischen Öle enthält, kann es einen ausgeprägten Geruch haben. Es ist oft eine große Kunst, ein Produkt, das einzelne naturbelassene Rohstoffe wie z. B. Aloe-Vera-Frischpflanzensaft, Granatapfelsamenöl, Macadamianussöl oder Wollwachs mit starkem und manchmal als befremdend empfundenen Eigengeruch enthält, mit Hilfe von ätherischen Ölen zu einer Duftharmonie zusammenzuführen. Das heißt, wenn Sie beispielsweise eine Rosencreme erwerben, wird der Duft zum einen davon abhängen, welcher „Chemotyp" des Rosenöls verwendet wurde und zum anderen, welche Zutaten außer dem ätherischen Rosenöl oder dem Rosenblütenhydrolat noch in der Creme verarbeitet sind und in welcher Menge.

Die Nase – das Riechen

Wenn ein Kind zur Welt kommt, nimmt es die Umgebung vor allem über das Riechen, Fühlen und Schmecken wahr. Es ist wichtig, gerade bei Neugeborenen mit Düften sehr zurückhaltend zu sein. Jeder Mensch strömt seinen eigenen Duft aus und das kleine Lebewesen kann sich der schützenden Gegenwart der Mutter nur gewiss sein, wenn es sie riechen und beim Stillen schmecken kann. Mit zunehmendem Alter und der Ausbildung der intellektuellen Fähigkeiten wird der Geruchsinn vernachlässigt, und es ist auffällig, wie wenig Worte wir zur Beschreibung eines Duftes zur Verfügung haben.

Manipulierbar durch Düfte

Die Tatsache, dass ein wesentlicher Teil unserer Geruchsempfindungen unbewusst abläuft, macht uns aber auch manipulierbar. „Emotional Marketing" heißt der Begriff für Konsummanipulation, ein Teil davon ist das gezielte Einsetzen von Düften, um das gewünschte Ziel – den Kauf eines Produktes – zu erreichen. Kunststoffsandalen werden mit einem Lederaroma versehen und tief in unserem Empfinden ist der Geruch von Leder mit dem Begriff „Qualität" verbunden. Auch lässt uns ein Strauß duftender Rosen dem Verehrer gegenüber gewogener sein oder erlittene Verletzungen vergessen. Wir sind ständig Gerüchen ausgesetzt und können uns der Manipulation durch Düfte nur entziehen, wenn wir lernen, bewusst wahrzunehmen und Unterscheidungsvermögen wie Duftgedächtnis trainieren.

Der Vorgang des Riechens

Die Duftmoleküle gelangen durch die Nasenlöcher, aber auch durch die im Rachenraum gelegenen Nasenöffnungen an die Riechschleimhaut, die auf 5 cm^2 mit unvorstellbaren 30 Millionen (!) feinsten Nervenendigungen, den so genannten Riechhärchen durchsetzt ist. Zwar sind wir, verglichen mit anderen Lebewesen, auf der Nase ziemlich blind (die Honigbiene nimmt zum Beispiel einen Geruch noch in einer tausendfach niedrigeren Konzentration wahr als der Mensch), doch können wir immerhin ungefähr 10.000 Gerüche unterscheiden.

Über die Nase ins Gehirn

Das Besondere am Geruchsinn ist, dass hier Sinneszellen direkt mit der Außenwelt – hier mit der Atemluft – in Verbindung treten: Die Riechschleimhaut ist direkt mit dem Gehirn verbunden.
Nervenfasern verlaufen vom Riechlappen in das Zwischenhirn, dem Hypothalamus, der die wichtigsten vegetativen Nervenzentren beinhaltet: Wach- und Schlafrhythmus, Wärmeregulation, Blutdruck, Atmung, Fett- und Wasserstoffwechsel, Schweißsekretion, Sexualfunktionen. Weitere Nervenfasern führen in die Hirnanhangdrüse, der Hypophyse, die als Regulator für sämtliche Hormondrüsen fungiert. Sie ist die hormonelle Steuerungszentrale.
Diese Darstellung soll die umfassende Bedeutung des Riechens auf unsere psychische und körperliche Gesamtverfassung aufzeigen und uns für die Gestaltungsmöglichkeiten durch Düfte in unserer Umgebung sensibilisieren. Wir können nicht den Atem anhalten, um uns schlechten Gerüchen zu entziehen, sie begleiten unser tägliches Leben. Schlechte Luft macht uns krank – nicht nur durch die Inhaltsstoffe, die den Organismus belasten, sondern wir atmen flacher, was wiederum zur Folge hat, dass wir an einem permanenten Sauerstoffmangel leiden und wichtige Organfunktionen beeinträchtigt sein können.

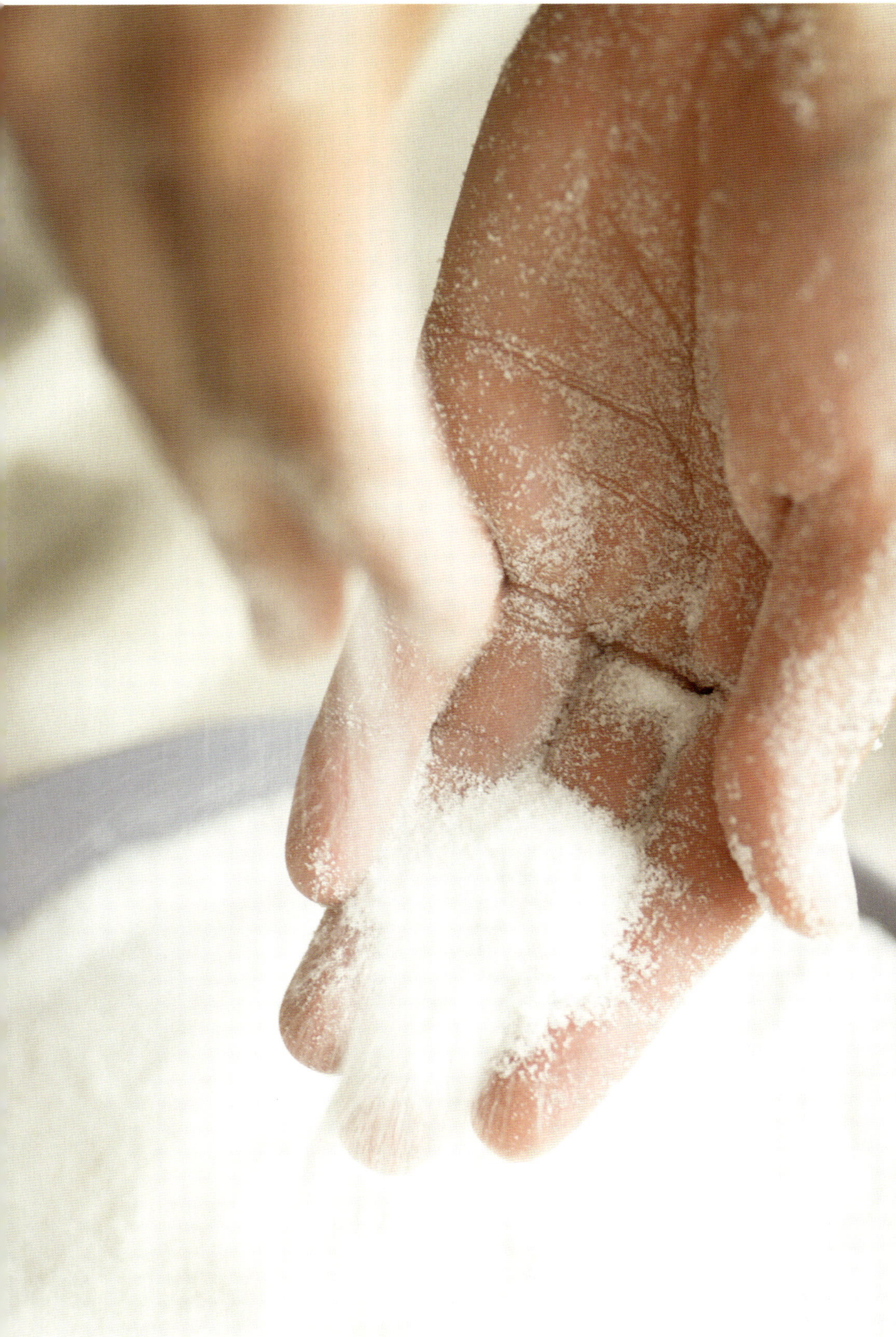

Pflegen Sie Ihre Sinne:

Öl oder Salz am Morgen sorgen für guten Geschmack

Für möglichst „reine" Geschmacksempfindungen empfiehlt sich eine tägliche Reinigung der Zunge bzw. des ganzen Mundraumes. Im Ayurveda wird die tägliche Reinigung der Zunge mit Hilfe eines Zungenschabers empfohlen. Sehr effektiv und angenehm empfinde ich das bekannte „Ölziehen". Es dient der Ausscheidung nächtlicher Stoffwechselprodukte, die Geschmacksrezeptoren werden von Ablagerungen befreit, es wirkt sich positiv auf die Schleimhäute, das Zahnfleisch und die Zähne aus, und lässt keinen Mundgeruch aufkommen: Ein halber Teelöffel Oliven-, Sesam- oder Sonnenblumenöl wird – ohne vorher etwas zu essen – in den Mund genommen, nicht geschluckt, sondern in der Mundhöhle hin- und hergeschoben und wiederholt durch die Zahnzwischenräume gepresst und ausgespuckt. Ebenso effektiv, und für manche Menschen vielleicht in der Früh angenehmer, ist die Reinigung des Mundraumes mit gesättigter (26 %ig) Sole, die Sie 1:1 mit Wasser verdünnen können. Der Vorgang ist wie beim Ölziehen. Anschließend werden die Zähne mit einer guten Zahnpasta geputzt. Raucher profitieren von dieser Methode in besonderem Maß!
Es sei noch bemerkt, dass die Ursache für Mundgeruch bei den meisten Menschen nicht im Verdauungstrakt zu finden ist, sondern in der Mundhöhle: belegte Zunge, entzündete Stellen in der Schleimhaut und im Zahnfleisch, bakterielle Besiedelung in den Zahnzwischenräumen. Das lässt sich vermeiden.

TIPP

SINNE

DIE WELT DER ÄTHERISCHEN DÜFTE

Es duftet immer und überall

Ätherische Öle sind als Duftmoleküle in unterschiedlicher Menge überall enthalten, nicht nur in Pflanzen. So kann beispielsweise das Erdbeeraroma von Sägespänen stammen und ist dann auf der Verpackung als „natürliches Aroma" angeführt.
In der Pflanzenwelt dienen Duftmoleküle zur Sicherung des Fortbestandes, indem sie zum Anlocken von Insekten Farbe und Duft einsetzt, zur Abwehr von Schädlingen, zur Kommunikation mit Mensch, Tier und anderen Pflanzen und sie spielen im Pflanzenstoffwechsel, der Photosynthese – ähnlich wie die Hormone beim Menschen –, eine entscheidende Rolle.

Ätherische Öle für die Haut

Wenn wir in der Naturkosmetik von ätherischen Ölen sprechen, meinen wir Duftmoleküle, die in Form winziger Öltröpfchen in verschiedenen Pflanzenteilen wie Früchten und Samen, Nadeln, Harzen und Schoten, Schalen, Rinden und Wurzeln eingelagert sind und ihren Duft als flüchtige Substanzen in ihre Umgebung verströmen. Den höchsten Anteil finden wir in Blättern und Blüten. Ätherische Öle sind äußerst komplex zusammengesetzt und können in unterschiedlichen Mengenverhältnissen auch medizinisch anerkannte Verbindungen enthalten, die die Aromapflanze auf dem Höhepunkt ihrer Entwicklung bildet.
Wir setzen ätherische Öle in geringen Mengen zur Beduftung und als Wirksubstanz in Produkten ein, gleichzeitig sind sie Teil eines natürlichen Konservierungssystems.

Ätherische Öle: über die Nase und durch die Haut

Laut Kosmetik-Kennzeichnungsverordnung dürfen sich hinter dem Sammelbegriff „Parfum" oder „Aroma" auf der Etikette nur Duftkomponenten verbergen, was bei synthetischen Riechstoffen klar ist: Sie riechen und sonst nichts. Anders verhält es sich bei ätherischen Ölen: Sie wirken, was laut Kosmetikverordnung aber nicht der Fall sein darf. Die feinen Duftmoleküle gelangen zum einen von der eingecremten Hautoberfläche über die Nase ins Gehirn, zum anderen dringen sie tief in die Haut ein, werden vom Blut aufgenommen und beeinflussen die Organsysteme.
Ihre Wirksamkeit für die Haut ist eine zweifache: Einerseits wirken sie direkt auf und in der Haut, indem sie z. B. eine Verengung der Poren bewirken, andererseits wirken sie über ein entsprechendes Organ, z. B. die Niere, deren Funktionssteigerung auch eine Verbesserung des Hautbildes zur Folge hat.

Ätherische Öle, Organsysteme und Hautfunktionen

Eine interessante, ganzheitliche Betrachtungsweise über die Beziehung ätherische Öle – Hautschichten – Organsysteme liefert der Biologe Dietrich Gümbel. Mit Hilfe des physiologischen Vergleiches der Organsysteme Pflanze und Mensch kommt Gümbel zu dem Ergebnis, dass es im Stoffwechsel Entsprechungen gibt zwischen Blüte, Spross (Stängel und Blatt) und Wurzel, den drei Schichten der menschlichen Haut und den drei Körperabschnitten. Grundlage für die Beziehung der drei Hautschichten zu den menschlichen Organsystemen bildet laut Gümbel die Embryologie des Menschen. Durch diese Beziehungen und jene, die dem Stoffwechselgeschehen zwischen Mensch und Pflanze entsprechen, findet der Biologe die Wirkungsprinzipien der Heilkräuter-Essenzen (ätherische Öle) und damit die Möglichkeit einer ganzheitlichen Hauttherapie. So kommt er zu dem Schluss, dass Blüten-, Frucht- und Samenöle schwerpunktmäßig die Gesamtfunktion des Kopfes und der Oberhaut unterstützen, Wurzel- und Holzöle schwerpunktmäßig auf die Gesamtfunktion des Unterkörpers und des Unterhautfettgewebes einwirken, und Blattöle schwerpunktmäßig die Gesamtfunktion des Oberkörpers und der Lederhaut unterstützen. Seine äußerst originellen und umfassenden Betrachtungsweisen bilden die Grundlage für die von ihm entwickelte „Heilkräuter-Essenz-Therapie".
So gesehen wirken ätherische Zitrusöle auf die Oberhaut. Zitronen-, Grapefruit- und Limettenöl wirken entschlackend, reinigend, straffend, verdichtend und stärkend auf die gesamte Oberhaut. Orange, Mandarine, Clemente hingegen weiten die Blutgefäße, die Haut wird weicher, die Hornhautbildung reduziert, die Oberhaut-

zellen werden mit Feuchtigkeit versorgt und die Pigmentbildung gefördert.
Die therapeutische Anwendung von Blattölen wie Kiefer, Fichte, Rosmarin, Thymian, Eukalyptus, Pfefferminze, Lavendel und Salbei haben ihren Wirkschwerpunkt in der Lederhaut. Öle aus Blättern mit breiter Form, wie Salbei, Minze, Eukalyptus, sind bei trockener Haut hilfreich für die Speicherung von Feuchtigkeit. Nadelholzöle haben in ihrer Betonung des parasympathisch-androgenen Aspektes ihren Wirkungsschwerpunkt in der Durchblutungsförderung, Entgiftung und Ausscheidung. Einer grauen, unterversorgten Haut von Rauchern, aber auch unreiner und Aknehaut kann damit geholfen werden. Die Haarwurzeln sind in der Lederhaut eingebettet und können durch die durchblutungsfördernde Wirkung der Blattöle gestärkt werden. Das bewirkt einen positiven Einfluss bei Haarausfall.
Wurzelöle entfalten ihre spezielle, „weiblich"-östrogene Wirkung in den Speicherzellen des Unterhautfettgewebes – die Einlagerung von Fettzellen in das Gewebe bis in die Lederhaut wird gestärkt. Wurzelöle wie Vetiver und Rhukus haben einen intensiven, weichen, runden Duft und sind in geringer Dosierung in Gesichtsmassageölen und Intensivpackungen eine gute Unterstützung für jede Haut, der es an Fülle und Spannkraft fehlt.

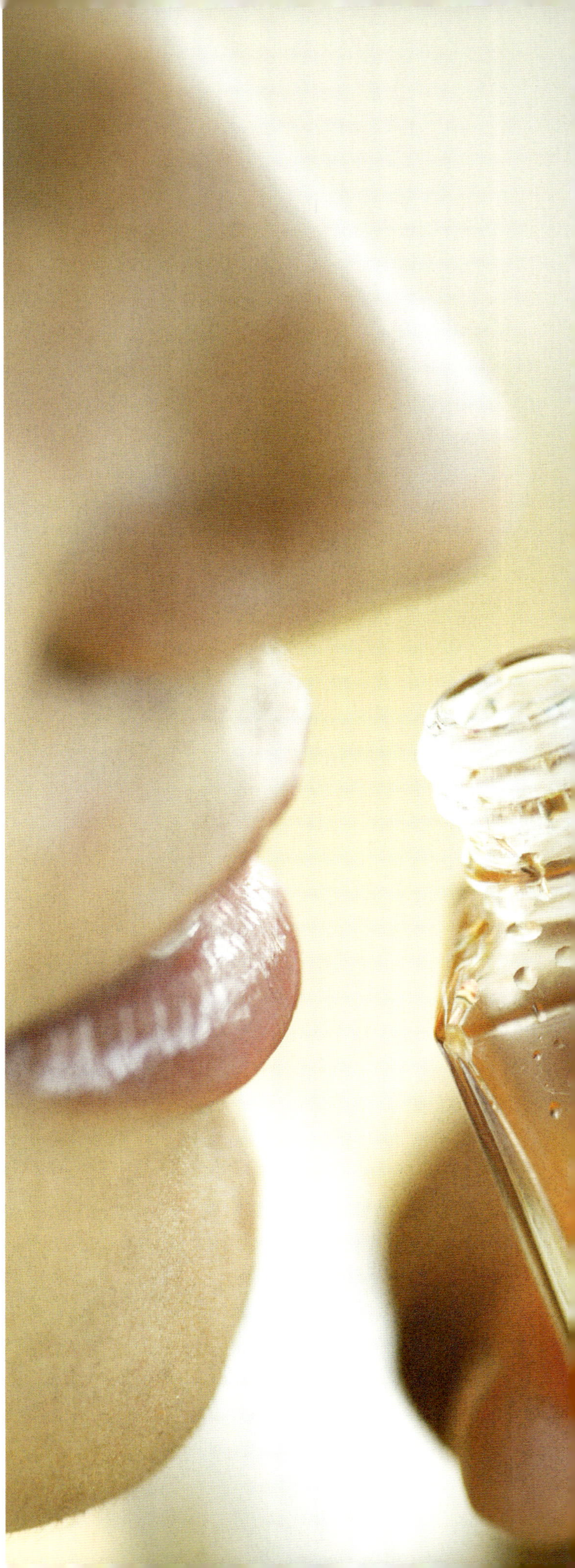

DÜFTE IN DER NATURKOSMETIK

Sie sind als AnwenderIn von Naturkosmetik aufgefordert, eine neue „Duftakzeptanz" durch gezielte Beschäftigung und ein bewusstes „Hineinriechen" zu entwickeln. Der Duft spielt für die Vermarktung eines Produktes eine große Rolle und Produzenten sollten sich nicht unter dem Druck von außen gezwungen sehen, durch Desodorierung der Rohstoffe, die mit einer Verminderung der Qualität einhergeht, den Duftgewohnheiten und -wünschen der Verbraucher entgegenkommen zu müssen, wie das heute zum Teil bereits der Fall ist. Dasselbe könnte auch für die Farbe gelten: Eine Creme, die grünes Olivenöl, grüne Tonerde, goldgelbes Bienenwachs und Wollfett sowie einen braunen Auszug aus Olivenblättern enthält, kann ganz einfach nicht weiß sein. Es gibt einzelne wenige Rohstoffe wie Lanolin und Sheabutter, bei denen eine Reduzierung des Geruches tatsächlich nötig ist. Die Desodorierung geschieht durch ein äußerst schonendes, zeitaufwendiges und teures Verfahren. Der Nutzen dieser Rohstoffe für die Haut ist sehr groß, sodass sie durch keinen anderen ersetzt werden können. So genannte neutrale Düfte und Farben in herkömmlicher Kosmetik entstehen, wenn geruch- und farblose synthetische Rohstoffe mit raffinierten geruch- und farblosen Pflanzenölen und standardisierten künstlichen Duftnoten (Flieder, Apfel, etc.) verarbeitet werden. Paracelsus hat es sehr treffend ausgedrückt:

„Alles ist Gift, und nichts ist ohne Gift, allein die Dosis macht, dass ein Ding kein Gift sei."

Die besten Dinge können schädlich wirken, wenn sie zum falschen Zeitpunkt und in zu großer Menge genossen werden. Alles was wirkt, kann auch schaden und es macht keinen Unterschied, ob es sich um pflanzliche oder synthetische Substanzen handelt. Ätherische Öle sind hochkonzentrierte Wirkstoffe, sie sollen nicht unverdünnt verwendet werden und es genügt eine geringe Menge, um eine entsprechende Wirkung zu erzielen. Allgemeine Dosierungsempfehlungen sind wenig seriös, da sich die Quantität nach den im ätherischen Öl enthaltenen chemischen Einzelsubstanzen zu richten hat. Dies ist auch im Hinblick auf mögliche allergische Reaktionen wichtig – die Empfindlichkeit der Menschen wird immer größer. In diesem Sinne ist die neue – umstrittene – EU-Verordnung als Initiative in die richtige Richtung zu betrachten. Sie weist jedoch Ungenauigkeiten und Mängel auf.

Neu: EU-Verordnung – 26 deklarationspflichtige Duftstoffe

Die 7. Änderungsrichtlinie zur EU-Kosmetikverordnung hat zum Schutze von Allergikern eine Höchstmenge für 26 Duftstoffe definiert, die ab einer bestimmten Menge auf der Etikette angeführt werden müssen.
Hersteller von Naturkosmetik betrachten diese Richtlinie verständlicherweise als sehr mangelhaft, da kein Unterschied gemacht wird zwischen Duftstoffen synthetischen Ursprungs und solchen, die ein natürlicher Bestandteil im komplexen Gebilde eines ätherischen Öles sind. Untersuchungen haben inzwischen ergeben, dass die ganze Pflanze oder das komplette ätherische Öl in seiner Wirkung besser und ausgeglichener wirkt und kein bis ein wesentlich geringeres Allergiepotential in sich birgt, als die 26 angeführten Einzelsubstanzen. Der Informationsverbund Dermatologischer Kliniken in Deutschland meint zudem, dass zwischen den einzelnen Duftstoffen große Unterschiede bestehen und die Liste viele Stoffe umfasst, die als Allergene nicht relevant sind, andere tatsächlich Allergien auslösende Substanzen sich nicht auf der Liste befinden. Eine groß angelegte Studie läuft und wir dürfen auf das Ergebnis gespannt sein.
Zu den derzeit 26 deklarationspflichtigen Duftstoffen (ab 0,001 % bei Produkten, die wieder abgewaschen werden, und ab 0,01 % bei Produkten, die auf der Haut verbleiben) zählen z. B. Farnesol, enthalten im ätherischen Öl von Rose, Speiklavendel, Hibiskussamen, Ylang-Ylang, Neroli und Palmarosa, oder Eugenol, das sich im ätherischen Öl von Rose, Ylang-Ylang, Myrte, Gewürz-

Wie können Sie selber überprüfen, ob Sie gegen ein ätherisches Öl allergisch sind?

Vermischen Sie einen Tropfen des ätherischen Öles mit einem Esslöffel eines Pflanzenöles, massieren Sie das Gemisch in die Armbeuge und lassen Sie es ein bis zwei Tage, eventuell durch ein Pflaster geschützt, auf der Haut. Rötet sich die Haut, sind Sie allergisch. Mit Hilfe der Kinesiologie geht es einfacher: Der Muskeltest gibt Ihnen Auskunft.

nelken, Zimtrinde und Zimtblättern findet. Wir befinden uns in der absurden Situation, dass beispielsweise beim ätherischen Rosenöl, einem komplexen Gebilde von bis zu 400 Inhaltsstoffen, das seit Jahrtausenden von Jahren verwendet, geschätzt und geliebt wird, ein paar Einzelsubstanzen isoliert betrachtet und als mögliche allergene Stoffe aufgelistet werden müssen! Es ist anzunehmen, dass sich die EU-Kommission mit dem Thema neuerlich befassen wird müssen. Bis dahin bleibt Naturkosmetikherstellern, die ätherische Öle als Duft- und Wirkkomponenten in den Produkten verwenden, nichts anderes übrig, als ab dem Frühjahr 2005 die Einsatzmenge auf Kosten des Duftes und der Wirksamkeit drastisch zu vermindern, oder eben zu deklarieren und als Information für den Konsumenten mit dem Zusatz: z. B. Geraniol* als Bestandteil natürlicher ätherischer Öle zu versehen.

Der Duft der weiten Welt in kleinen Fläschchen

Ätherische Öle gibt es zwar schon seit Jahrtausenden, in unseren Breiten sind sie aber erst wieder in den 1970er Jahren durch die intensive wissenschaftliche Erforschung des Geruchssinnes ins öffentliche Bewusstsein gerückt. Bis dahin kannten die meisten Menschen bei uns Chinagold, Franzbranntwein, Latschenkieferöl, Klosterfrau Melissengeist, Lavendelöl und 4711. Jetzt traten eine große Anzahl kleiner Fläschchen, gefüllt mit den unterschiedlichsten Düften aus aller Welt ihren Siegeszug in Wohnungen, Warteräumen, Gesundheitspraxen, Hotelzimmern, Kosmetik-, Schlankheits-, Fitness- und Wellnessinstituten an, wo sie in Duftlampen, Duftsteine, Duftbrunnen, Riechstreifen oder elektrische Diffuseure getropft wurden. Sie waren bald überall zu haben – vom Baumarkt über den „Besser-Leben-Versand", dem Geschäft für Wohnaccessoires, dem Kunsthandwerksmarkt, dem Esoterik- und dem Bioladen. Sie wurden aus aller Welt importiert und die Ausbreitung der sinnlichen Substanzen war spannend zu beobachten. Dass ätherische Öle mehr sind und waren als eine Modeerscheinung, zeigt die Tatsache, dass die Aromatherapie und -pflege viele Probleme überdauert hat, gesetzliche Regelungen gefunden wurden und immer noch werden und ätherische Öle inzwischen unverzichtbar sind.

Ätherische Öle und die Chemikaliengesetzgebung

Seit Juli 2000 ist es laut Gefahrenstoffverordnung Pflicht, auch Kleinverpackungen mit einer Kennzeichnung nach Gefahrenstoffrecht zu versehen. Je nach ihrer Gefährlichkeit müssen sie ein entsprechendes Symbol tragen: *Xn* für gesundheitsschädlich, *Xi* für reizend oder sensibilisierend, *N* für umweltschädlich oder *T* für toxisch. Die Vorschriften haben ihre Berechtigung, wenn man bedenkt, dass durch versehentliches Schlucken von ätherischen Ölen Kohlenwasserstoffe in die Lungen gelangen können, die Schleimhaut auf der Oberfläche der Luftröhre und der Bronchien ablösen und eine chemische Pneumonie auslösen können.

Schnuppern allein genügt nicht – Kenntnis ist nötig

Um ätherische Öle als Unterstützung für Wohlbefinden und Gesundheit gezielt einsetzen zu können und um – besonders bei empfindlichen Personen, Babys, Kleinkindern und Schwangeren – Schaden zu vermeiden, ist es nötig, ihre Hauptbestandteile und deren Wirkung zu kennen und zu berücksichtigen. Im Rahmen der Arzneimittelforschung wurden in den letzten zehn Jahren bezüglich der Wirkung von Einzelsubstanzen viele Erkenntnisse gewonnen, jedoch bleiben hier die synergistischen Wirkungsmöglichkeiten, wie sie sich in der Komplexität eines ätherischen Öles ergeben, weitgehend unberücksichtigt. Beispielsweise ist das isolierte Eucalyptol-Molekül in weitaus geringerem Umfang in der Lage, Erkrankungen der Atemwege zu beeinflussen, als dies das ätherische Öl des *Eucalyptus globulus* in seiner Komplexität kann.

Chemotyp – die Zusammensetzung bestimmt die Anwendung

Manche Pflanzenfamilien können je nach Standort, Bodenbeschaffenheit und Klima „Chemotypen" entwi-

Produktdeklaration

- *Ätherische Öle müssen, wenn sie mit dem Symbol Xn und T versehen sind, einen kindersicheren Verschluss tragen.*
- *Auf dem Etikett müssen gesetzlich vorgeschriebene Sicherheitshinweise kombiniert mit einem entsprechenden Sicherheitssymbol, der lateinische und deutsche Pflanzenname, die Füllmenge, Chargennummer, Ablaufdatum, Adresse und Telefonnummer des Vertreibers aufgedruckt sein.*
- *Für den Kunden von Interesse, aber nicht gesetzlich vorgeschrieben, sind zusätzliche Hinweise über das Herkunftsland, die Art der Gewinnung, aus welchem Pflanzenteil, eine Qualitätsangabe (z. B. kbA, Wildwuchs, konv.) und gegebenenfalls die Angabe der EU-Bio-Kontrollstelle.*

ckeln, die sich in ihrer chemischen Zusammensetzung unterscheiden, woraus wiederum unterschiedliche Wirkungsprofile, Risikobeurteilungen und Duftvarietäten resultieren. So existieren vom Thymian *(Thymus vulgaris)* sieben Typen, in denen die Hauptbestandteile Cineol, Geraniol, Linalool, Terpineol, Thujaol, Thymol und Carvacrol in wechselnden Mengen vorliegen und so jeweils eher nach Zitrone, Melisse, Oregano oder Bohnenkraut duften können. Sind die beiden letzten Bestandteile vorherrschend, sind Geruch und Geschmack scharf und stechend und man spricht vom Chemotyp „Thymol" – sehr wirksam bei akuten Infektionskrankheiten, jedoch sollten Sie einen Thymol-Typus nicht auf die Haut bringen, er kann reizend wirken und bei hoher Dosierung und längerem Gebrauch die Leber schädigen. (Auch bei anderen phenolhaltigen – Carvacrol, Thymol und Eugenol – ätherischen Ölen, wie Bohnenkraut, Oregano, Gewürznelke, Zimtrinde, Muskat und Rosmarin muss vorsichtig dosiert werden.) Von den fünf übrigen, als milde Thymiane bezeichneten Chemotypen, können Sie beispielsweise bei unreiner Haut auf den Zitronenthymian ausweichen, der fast gleich stark antibakteriell wirkt und keinerlei Hautreizungen nach sich zieht. Sein Hauptbestandteil ist Geraniol. So viel nur als Bespiel zur wunderbaren Vielfalt von ätherischen Ölen und gleichzeitig ein Hinweis auf die Notwendigkeit, sich mit ätherischen Ölen nicht nur als die „Seele" der Pflanzen zu beschäftigen, sondern sie auch als organische Chemie – der „Chemie des Lebens" – differenziert wahrzunehmen.

Gewinnung

Reine ätherische Öle werden am häufigsten durch Wasserdampf- und Wasserdestillation, gefolgt von Kaltpressung von Schalen, Alkoholextraktion (Vanille, Kakao, Honigwaben) und Hexanextraktion (Jasmin, Tuberose, Narzisse) mit anschließender Entfernung des Lösungsmittels, gewonnen.

Qualitätskriterien

Die Qualität von ätherischen Ölen ist von einer Anzahl von Faktoren abhängig, die einmal die Pflanze selbst, dann den Vorgang der Gewinnung des ätherischen Öles, die ausreichende Entlüftung und nicht zuletzt die Lagerung betreffen.

Wichtig sind der Standort der Pflanze, die Bodenbeschaffenheit und die entsprechende biologische Bewirtschaftung, die durch die Anbauverbände genau vorgeschrieben und überprüft wird. Die Anzahl der „nährenden" Sonnentage zeigt sich im Ölgehalt der Pflanze und letztendlich im Duft des ätherischen Öles.

Wichtig ist das Wissen um den „rechten Zeitpunkt", wann der Ölgehalt am höchsten ist, größte Sorgfalt bei der Ernte der zum Teil empfindlichen Blüten und eine schnelle Verarbeitung. Die sorgfältige Destillation erfordert viel Wissen und größte Aufmerksamkeit, wie auch das anschließende Entlüften und „Reifen", bevor sie abgefüllt werden und schließlich in Ihrem Badezimmerschrank, lichtgeschützt, Platz finden können.

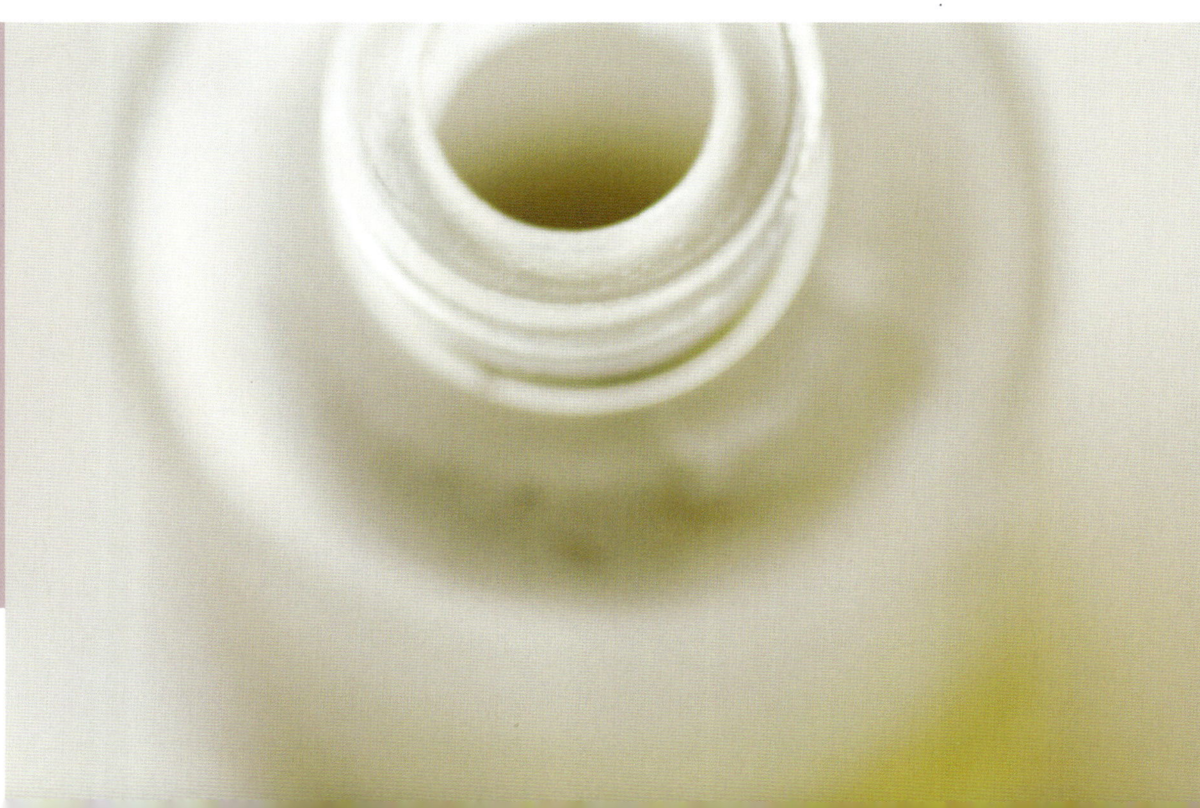

Aufbewahrung

Ätherische Öle sollten vor Licht und Sauerstoff geschützt an einem Ort, wo sie weder extremer Hitze, noch großer Kälte ausgesetzt sind, aufbewahrt werden. Zitrusöle beispielsweise, die durch Kaltpressung der Schale gewonnen werden, sollten nicht unter 16 °C aufbewahrt werden, da dadurch die Wachse und Pektine ausfallen und nicht mehr rücklösbar sind.

Von der Hausapotheke über die Gehirnnahrung zu 1001 Nacht

Ätherische Öle werden über den Atemstrom, über die Nahrung und über die Haut in den Körper aufgenommen. Wir können uns verschiedener „Träger" bedienen: Um sie über die Atmung aufzunehmen, bieten sich Duftlampen, elektrisch betriebene Diffuseure, Duftsteine, Duftbrunnen, Raumsprays, Potpourris und alles, was sonst noch als Träger dienen kann, an.
Reinigen und entkalken Sie Ihre Duftlampe regelmäßig, damit der Duft nicht beeinträchtigt wird. Was die Menge betrifft, gilt für alle Duftträger: Sie richtet sich nach der Größe des Raumes, der Intensität des Öles und der Sensibilität der Menschen, deren Nase erreicht werden soll. Elektrische Diffuseure vernebeln ätherische Öle mikrofein mittels Druckluft in einem Glaskolben. Auch in große Räume können Sie damit schnell eine angenehme Atmosphäre zaubern. Duftsteine sind schön und problemlos in der Anwendung. Sie haben den Vorteil, dass Sie sich Ihren eigenen, begrenzten „Duftraum" schaffen können und immer mobil sind. Der Duft kann auch das Vergnügen eines Augenblickes sein, indem Sie ein Fläschchen öffnen und ein paar tiefe Atemzüge nehmen. Duftbrunnen sind eine Augenweide und erfrischende Raumsprays sind für Bad und WC, für verrauchte Räume und das Auto sehr beliebt. Trocknen Sie Blüten, Blätter und Rinden, legen Sie sie in eine schöne Schale und beduften Sie sie von Zeit zu Zeit. Sie können auch einfach ein Taschentuch, ein Stück Stoff oder Vlies beduften und neben das Kopfkissen, auf den Schreibtisch oder zwischen Ihre Wäsche legen.

Duft, Eros und Parfum

Auch jeder Mensch produziert sein eigenes Parfum, seine eigenen, ganz individuellen, unverwechselbaren Botenstoffe, abhängig von seinem Geschlecht, der Haut- und Haarfarbe, dem Alter, dem Zyklus, der Ernährung (Vegetarier riechen anders) und seiner seelischen und körperlichen Verfassung. Nur einen Menschen, den Sie

Erkältung

5 Tr. Eucalyptus radiata
4 Tr. Eucalyptus citriodora
3 Tr. Teebaum
3 Tr. Fichte
2 Tr. Salbei
2 Tr. Thymian
(Thymus vulgaris – Chemotyp Linalool)
1 Tr. Pfefferminze

Würzig frisch, wirkt antibakteriell: zum Inhalieren, für die Duftlampe, in einen Schnupfenbalsam aus Öl und Bienenwachs eingearbeitet, ein Paar Tropfen in ein Pflanzenöl, um Brust und Rücken damit einzureiben – bei Kindern gering dosieren.

auch „riechen" können, lassen Sie gerne an sich heran. Leider töten die meisten Menschen ihren individuellen Körpergeruch durch übertriebenes Waschen mit aggressiven, künstlich bedufteten Reinigungsmitteln ab, um sich nachher mit synthetisch aromatisierten Cremes, Lotionen, Deos und Markenparfums zu umgeben.
Eine harmonische Symbiose zwischen dem eigenen Duft und einem natürlichen Parfum wirkt dezent, zurückhaltend, geheimnisvoll, subtil und letztlich anziehender als jedes Industrieparfum. Die Wirkung der beliebten tierischen Duftnote Moschus (in Industrieparfums inzwischen aus Kostengründen synthetisch ersetzt) wird im Naturparfum durch das Aroma des Ambrettenöls, gewonnen aus den Samen einer indischen Hibiskusart, erreicht und ist unvergleichlich feiner – auch wenn der Duft nicht so lange anhält. Der Wunsch nach erotischer Attraktion – das gilt genauso für Männer – ist heutzutage bei weitem nicht der einzige Grund, einen Duft zu tragen. Wir können mit diesem unsichtbaren Kleid einerseits Signale aussenden, wie wir – auch in der Geschäftswelt – von unserem Gegenüber wahrgenommen werden wollen, andererseits haben wir über ein natürliches Parfum, das uns umhüllt, die Möglichkeit, auf unsere Seele und unsere Persönlichkeit einzuwirken.

Duftender „Meister Proper" im Haushalt

Wer mit natürlichen Düften umgeht, wird herkömmliche Reinigungsmittel bald nicht mehr riechen können. Stellen Sie sich einen Allesreiniger her, aus ⅓ Essig, ⅔ Wasser, geben Sie auf einen Liter 5 ml eines Naturshampoos oder Flüssigseife und beduften Sie das Ganze mit maximal 3 ml (ca. 60 Tropfen) ätherischen Ölen – einem Gemisch aus Lemongrass, Zitrone und Pfefferminze. Der Allesreiniger duftet auch ohne ätherische Öle sehr gut. Sie können damit Bad, WC und Küche sauber halten – einfach aufsprühen und wegwischen. Diese Mischung hat den Vorteil, dass sich neben dem angenehmen Duft der frischen Aromen auf Fliesen, Armaturen und Duschwänden auch kein Kalk ablagert. Geben Sie Rosen-, Orangenblüten-, Rosmarin- oder Lavendelwasser ins Dampfbügeleisen, vertreiben Sie Motten mit Zeder, Lavendel und Patchouli, gönnen Sie Ihrem Holztisch ab und zu eine Pflege mit Ihrer Körperlotion oder einer Mischung aus Macadamianussöl, Rose und Sandelholz und geben Sie in das Spülfach der Waschmaschine Mandarine, Grapefruit und würzigen Salbei – gegen Kalk hilft ⅛ Essig im letzten Spülgang.

Relax

8 Tr. Lavendel
5 Tr. Rosengeranie
2 Tr. Rose
3 Tr. Orange
2 Tr. Petit Grain

Entspannte Atmosphäre zu Hause, im Büro und wo immer es Not tut. Auch Klassenräume könnten Wohlgeruch vertragen. Lavendel lässt Sie übrigens nicht einschlafen, sondern hilft, Ihre Gedanken zu klären und so den Geist zu beruhigen.

Wiffzack

5 Tr. Zitrone
5 Tr. Grapefruit
7 Tr. Pfefferminze
2 Tr. Zypresse
1 Tr. Ingwer

Eine frisch-fröhliche Duftmischung, die müde Gehirnzellen aufweckt und das Lernen für die Schularbeit erleichtert.

Eros

6 Tr. Ylang-Ylang
5 Tr. Sandelholz
2 Tr. Jasmin
2 Tr. Vetiver oder Vanille
2 Tr. Muskatellersalbei
1 Tr. Kardamon
2 Tr. Mandarine

Eine sinnlich-warme, weiche Duftmischung für die Duftlampe, das Badewasser, für das Massageöl und wo immer Eros sich bewegen soll!

Roses

4 Tr. Rose
2 Tr. Rosengeranie
2 Tr. Palmarosa
2 Tr. Rosenholz

Die Vorstellung eines Spaziergangs durch einen Rosengarten wird Ihre Sinne beflügeln!

REZEPTE

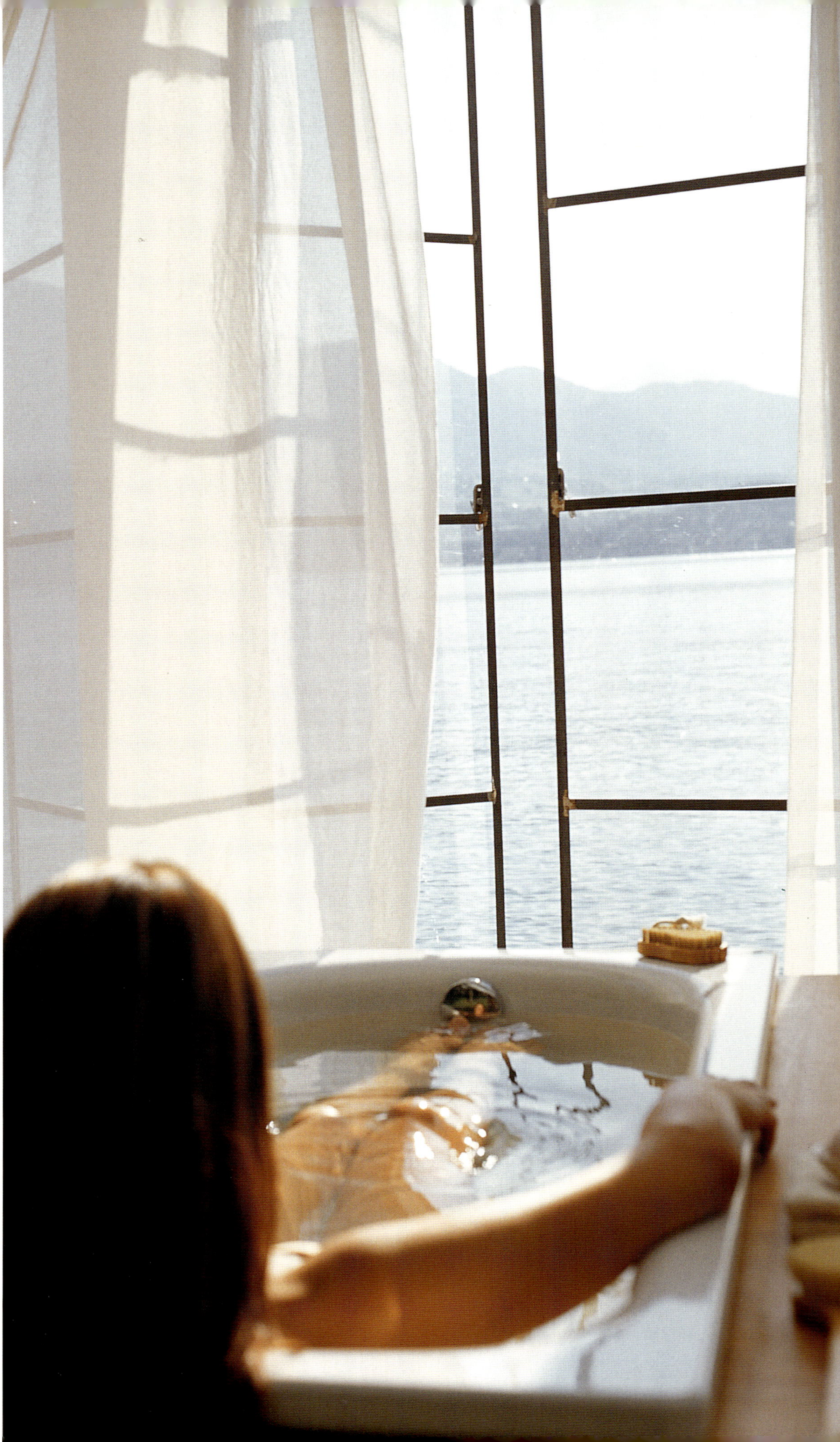

Duschen, Baden, sich verwöhnen

Unsere erste Behausung: Geschützt in einer Höhle, von warmem Wasser umgeben, und das Gefühl „Alles ist gut, so wie es ist". Baden wir vielleicht deswegen so gerne, weil wir an den paradiesischen Zustand im Mutterleib erinnert werden?

An der Wiege unserer Badekultur stand das römische Dampfbad, gefolgt vom türkischen Bad, zu einer Zeit, als man hierzulande noch kaum Wasser an seinen Körper ließ. Das türkische Dampfbad war schon immer mehr als nur ein Ort der Reinigung: In luxuriöser Umgebung konnte man sich mit Massagen verwöhnen und mit duftenden Ölen salben lassen, man ließ den Alltag los, traf sich mit Freunden und widmete sich seinem Körper mit Aufmerksamkeit.

Das private Badezimmer hat bei uns erst im 20. Jahrhundert Einzug in die Wohnungen und Häuser gehalten. Duschen, elektrische Boiler und Gasetagenheizungen gibt es im bürgerlichen Haushalt erst seit ca. 50 Jahren. Ich kann mich in meiner frühen Kindheit noch an das Bad am Samstag Abend erinnern – alle vier Kinder wurden mit viel Wasser, einer Bürste und Kernseife gründlich gereinigt – es war eine turbulente Angelegenheit. Inzwischen hat sich in den häuslichen Badezimmern viel geändert, Wellness und Wohlgefühl sind längst Themen der Innenarchitekten, Badezimmern wird mehr Platz eingeräumt und nicht selten werden gleich mehrere eingeplant. Ich muss gestehen, dass ich den Luxus eines Bades nur für mich alleine sehr genieße. Ich erspare mir den täglichen Ärger des Tuben- und Tiegel-Verschließens, des Waschbecken-Reinigens und Handtücher-Aufhängens für die übrigen Familienmitglieder, bevor ich mein eigenes Wohlfühlprogramm beginnen kann.

Die Dusche macht fit für den Tag

Jeder kennt das Gefühl, wenn man in der Früh aufwacht und eigentlich gar nicht aufstehen will. Zu viele Erledigungen stehen an, vielleicht hat man noch dazu schlecht geträumt. An solchen Tagen ist ein guter Start unter der Dusche eine besondere Wohltat: Während das warme Wasser die Haut von den Ausscheidungen der Nacht befreit, kann es auch ein paar Sorgen mitspülen.

Was Ihre Haut betrifft

Achten Sie darauf, besonders wenn sie eher trocken ist, dass Sie keine üblichen Duschpräparate verwenden, die Ihrer Haut Fett und Feuchtigkeit entziehen. „Gründliche" Reinigungspräparate sind nicht selten – auch bei Kindern – die Ursache für Juckreiz, trockene Ekzeme und allergische Reaktionen. Wenn Ihre Haut nach dem Duschen spannt, dann war es zu viel. Verwenden Sie eine Naturkosmetik-Duschcreme, die milde pflanzliche Tenside, Proteine und pflegende Pflanzenöle oder -fette enthält, oder fügen Sie Ihrem Naturshampoo, wenn Sie es als Duschpräparat verwenden wollen, so viel Mandel-, Jojoba- oder Macadamianussöl hinzu, dass Ihre Haut nach dem Duschen angenehm weich und entspannt ist.

Kaltgepresstes Pflanzenöl, Salz und ätherische Öle für den Start in den Tag

Ein Öl-Salzpeeling am Morgen wirkt anregend, unterstützt die Ausscheidung, ist ein sanftes Peeling und macht Ihre Haut weich und geschmeidig. Lassen Sie ein paar Minuten warmes Wasser über Ihren Körper fließen, um die Poren zu öffnen und beginnen Sie Ihren Körper von den Füßen an mit sanftem Druck und kreisenden Bewegungen abzureiben. Wenn Sie Zeit haben, wickeln Sie sich in ein Leintuch, lassen das Salz so lange auf Ihrer Haut wirken, wie Sie möchten und duschen sich anschließend ab. Da Salzbehandlungen die Nierentätigkeit anregen, sollten Sie unbedingt viel Wasser trinken (siehe S. 122).

Heißes Wasser

Sie verlieren während der Nacht viel Feuchtigkeit. Beginnen Sie den Tag daher mit einem großen Glas heißem Wasser. Ein paar frische Pfefferminz- oder Zitronenmelissenblätter aus dem Zimmer- oder Balkongarten sind schön anzuschauen und geben dem Morgentrunk ein feines Aroma. Vorher spülen Sie Ihre Mundhöhle mit einer Ölziehkur oder Salzspülung (siehe S. 88), reinigen Ihre Nase mit Sole und putzen sich die Zähne.

Zum Anregen des Stoffwechsels am Morgen

In der Früh ist eine gute Zeit, der Orangenhaut – Begleiterscheinung weiblichen Hautgewebes, das von der Natur vorsorglich auf Dehnbarkeit angelegt wurde – zu Leibe zu rücken. Bei regelmäßiger Anwendung bringt eine Mischung aus grüner Tonerde, Meeresalgen, zermahlenen

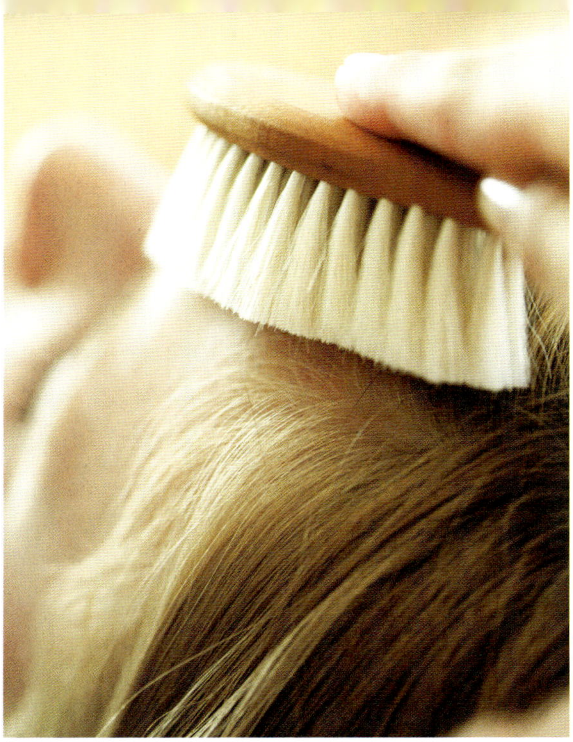

Efeublättern und ätherischen Ölen wie Orange, Zitrone, Zypresse, Rosmarin und Wacholder die gewünschte Wirkung. Mit wenigen Handgriffen straffen Sie Ihr Hautbild und tun Ihrem Körper viel Gutes (siehe S. 122).

Trockenbürsten

Viele Menschen empfinden das Trockenbürsten als den wahren Jungbrunnen für ihre Haut. Ob die Bürste weich oder hart sein soll, richtet sich nach Ihrer Haut. Für das Gesicht sollte immer eine weichere Gesichtsbürste verwendet werden.
Wie bei der Öl-Salz-Behandlung werden auch hier abgestorbene Hautschuppen entfernt und die Durchblutung angeregt. Beginnen Sie an den Füßen und arbeiten sich – immer zum Herzen hin bürstend – mit streichenden Bewegungen nach oben. Sie können mit Hilfe der Bürste die Meridiane nachfahren – beachten Sie die Fließrichtung der Energie.

Das Vollbad – eintauchen und loslassen

Wenn man am Abend erschöpft nach Hause kommt, sich angespannt fühlt, eine Erkältung im Anmarsch ist, man in Regen oder Schnee geraten ist, die Seele friert und die Heizung zum Wärmen nicht ausreicht, man seine(n) Liebste(n) verführen möchte oder ganz einfach den Alltag vor der Tür lassen will … – es gibt viele Gründe für ein Vollbad. Ein paar grundlegende Dinge sollten Sie beim Baden jedoch beachten: Das Wannenbad ist ein Schönheits- und Entspannungsbad und dient nicht der Reinigung – das erledigen Sie besser unter der Dusche. Auch hier gilt, was beim Duschen gesagt wurde: Sorgen Sie dafür, dass Ihre Haut nicht zu sehr entfettet wird, sondern durch pflegende Zusätze wie Pflanzenöle, Honig, Vollsalz, Milch, Hafermehl oder -kleie sowie guten Essig genügend versorgt wird.

Nicht zu heiß

Zu heißes Baden schwächt den Kreislauf und Hitze belastet das Herz. Wählen Sie eine angenehme Temperatur, es ist besser, bei Bedarf heißes Wasser nachzufüllen. Zu hohe Temperaturen sind auch für trockene oder empfindliche Haut nicht günstig.

Pickel auf Rücken und Dekolletee

Eine Variante der Behandlung ist mit einem Gemisch aus Öl (bei fetter Haut weniger Öl hinzufügen), Salz, vermahlenen Kräutern, Meeresalgen und ätherischen Ölen zu erzielen: Reiben Sie den Körper wie im Dusch-Kapitel beschrieben ab und legen Sie sich dann in die Wanne. Um die Behandlung möglichst lange nachwirken zu lassen, trocknen Sie sich vorsichtig ab – nicht reiben (siehe S. 120)!
Für eine positive Wirkung auf unreine Haut können Sie auch ein Baumwollsäckchen, gefüllt mit Salbeiblättern, Kamillenblüten und Rosmarin ins Badewasser hängen und zusätzlich ein paar Tropfen ätherisches Lavendelöl hinzufügen.

Das Solebad

(Salz als Kosmetikrohstoff siehe S. 126)
Die Temperatur des Solebades soll nicht mehr als 37 °C betragen und mindestens einen Salzgehalt von 1 % aufweisen, – bei einem Vollbad wären dies ca. 1,2 kg Salz. Eine wichtige Eigenschaft von Salz in der Kosmetik ist die Fähigkeit, Wasser zu binden. Außerdem werden durch die osmotische Wirkung (dann, wenn der Salzgehalt des Badewassers dem des Blutes entspricht = ca. 1 %) Ausscheidungen ins Wasser abgegeben, der Körper wird entgiftet und entsäuert. Das Bad soll mindestens 20 Minuten dauern, die Salzkonzentration kann auch langsam gesteigert werden. Nach dem Baden nur trockentupfen und eine halbe Stunde ruhen.

Das Floatarium – vom Salz getragen, im Wasser schwebend

In Amerika vorerst dazu verwendet, um Astronauten den Zustand der Schwerelosigkeit zu vermitteln ist das Floatarium – eine hochkonzentrierte Solelösung auf Körpertemperatur in einem geschlossenen Tank – eine Möglichkeit, von der Außenwelt isoliert, ohne etwas zu sehen oder zu hören, auf die Reise nach innen zu gehen. Sie dauert eine Stunde und die Erlebnisberichte der Reisenden sind interessant: Sie reichen von der Beschreibung des Gefühles einer absoluten Geborgenheit und

Regeneration, über euphorische Gefühle bis hin zum Gefühl des Aufladens einer Batterie. Für Menschen, die geschlossene Räume nicht so sehr lieben, mag die Vorstellung, in einem geschlossenen Tank zu liegen, eher Angstgefühle auslösen. Mir zumindest geht es so.

Das Tote Meer auf der Dachterrasse

Wir kennen die lustigen Bilder: Im Meer liegend, den Sonnenschirm in der einen, die Zeitung in der anderen Hand, aber man muss nicht unbedingt ans Tote Meer fahren, um in diesen Genuss zu kommen. Ich beabsichtige, mir ein kleines, offenes „Schwebebecken" auf meine Dachterrasse zu stellen – im Salzwasser schwebend, den weißen Wolken nachschauend ...

Baden im Duett – das sinnliche Bad

Mit dem Duft der tropischen Ylang- und Jasminblüten, in Kombination mit fruchtigem Orangenaroma und exotischem Sandelholzduft können Sie ein Verführungsbad brauen. Seien Sie vorsichtig in der Dosierung! Bei zu viel des Guten kann sich die Wirkung ins Gegenteil verkehren! Stellen Sie Kerzen auf, tragen Sie den CD-Player ins Badezimmer und richten Sie zwei Drinks oder feinen grünen Tee am Badewannenrand an – Ihrer Fantasie sind keine Grenzen gesetzt ...

Baden wie zu Cleopatras Zeiten

Für ein entspannendes Milchbad brauchen Sie ca. 1 Liter Vollmilch, vermischt mit 2 Tr. Vanille, 5 Tr. Mandarine, 3 Tr. Rosengeranie und 3 Tr. Petit Grain. Milch enthält alles, was die Haut braucht: Eiweiß, Fett, Kohlehydrate, wichtige Vitamine, Mineralstoffe und Spurenelemente.

Sanfte Medizin – das Erkältungsbad

Ein heißes Bad kann wahre Wunder wirken: Beim Herannahen einer Erkältung sollten Sie alles tun, um die Ausscheidung über Haut, Niere und Darm zu fördern und das Immunsystem zu stärken. Körperabreibungen, Bürstungen, ein Salz- oder ein Aromabad helfen. Bringen Sie den Duft des Nadelwaldes mit Hilfe der ätherischen Öle von Fichte und Kiefer in Ihr Badezimmer und fügen Sie noch Eukalyptus und Salbei hinzu. Vorsichtige Dosierung ist – wie bei allen Mischungen – hier besonders empfohlen (siehe S. 94).

Die Seele baumeln lassen – das entspannende Aromabad

Mit ätherischen Ölen können Sie sich selber eine sanfte Seelenmassage bereiten. Damit die Öle nicht auf der Wasseroberfläche schwimmen, rühren Sie sie entweder in eine kleine Menge Ihrer Duschcreme oder Ihres Shampoos, in Rahm oder Honig ein.

Dieses entspannende Aromabad am Abend wird Ihnen sicher zu besserem Schlaf verhelfen: Getrocknete Rosenblätter und -knospen ins Wasser gestreut, dazu der

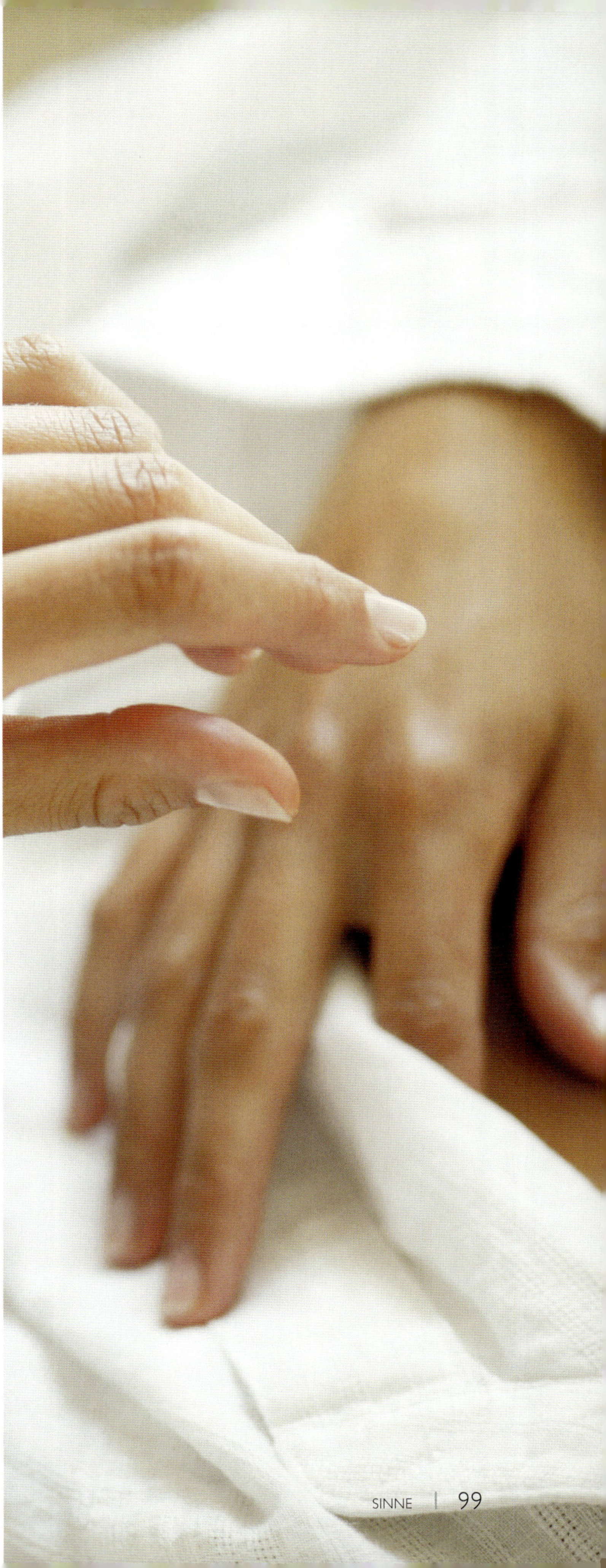

Duft von ein paar Tropfen Rosengeranienöl oder ganz luxuriös von echtem Rosenöl – fertig ist die Mischung, die ein einzigartiges Badevergnügen verspricht.

Wellness pur – die Sauna

Das Saunieren hat in den letzten Jahren einen wahren Boom erlebt. Kaum ein Hallenbad wurde nicht in ein „Erlebnisbad mit Saunawelt" umgewandelt, allerorts wird nach Herzenslust geschwitzt und gedampft.

Beim Saunieren werden die Blutgefäße der Haut trainiert, der Hautstoffwechsel wird aktiviert. Durch die geringe Luftfeuchtigkeit von 20 % werden die hohen Temperaturen in der klassischen finnischen Sauna gut vertragen, da der Schweiß verdunsten kann.

Was die Abkühlung betrifft, gibt es keine Regel. Sie können zwar in der Sauna Ihren Heldenmut beweisen, indem Sie ins kalte Tauchbecken springen, für Ihre Gesundheit ist es nicht nötig. Tun Sie nur, was Ihnen angenehm ist. Abkühlung durch kühles Wasser oder sogar kühle Luft genügt vollkommen. Wenn Sie zu Couperose neigen, müssen Sie auf das Saunieren nicht verzichten, jedoch darf bei der Abkühlung der Temperaturunterschied nicht zu groß sein!

Ein Aufguss kann als Zusatz ätherische Öle enthalten – man kann auch frische Kräuter wie Pfefferminze, Zitronenmelisse, Salbei und Fichtennadeln für die Sauna verwenden. Die Finnen, als die Erfinder der Sauna, schlagen sich ins Aufgusswasser getauchte Birkenzweige auf den Körper.

Was die ätherischen Öle anlangt: Achten Sie hier besonders auf die Qualität und gießen Sie die Aufguss-Zusätze nicht unverdünnt auf die Steine. Falls Sie ätherische Öle verwenden: Eukalyptus und Latschenkiefer sind zwar gut und sehr beliebt, aber es kann auch ruhig einmal etwas Sinnliches wie Ylang-Ylang, Jasmin und Tuberose sein. Aber Vorsicht bei der Dosierung!

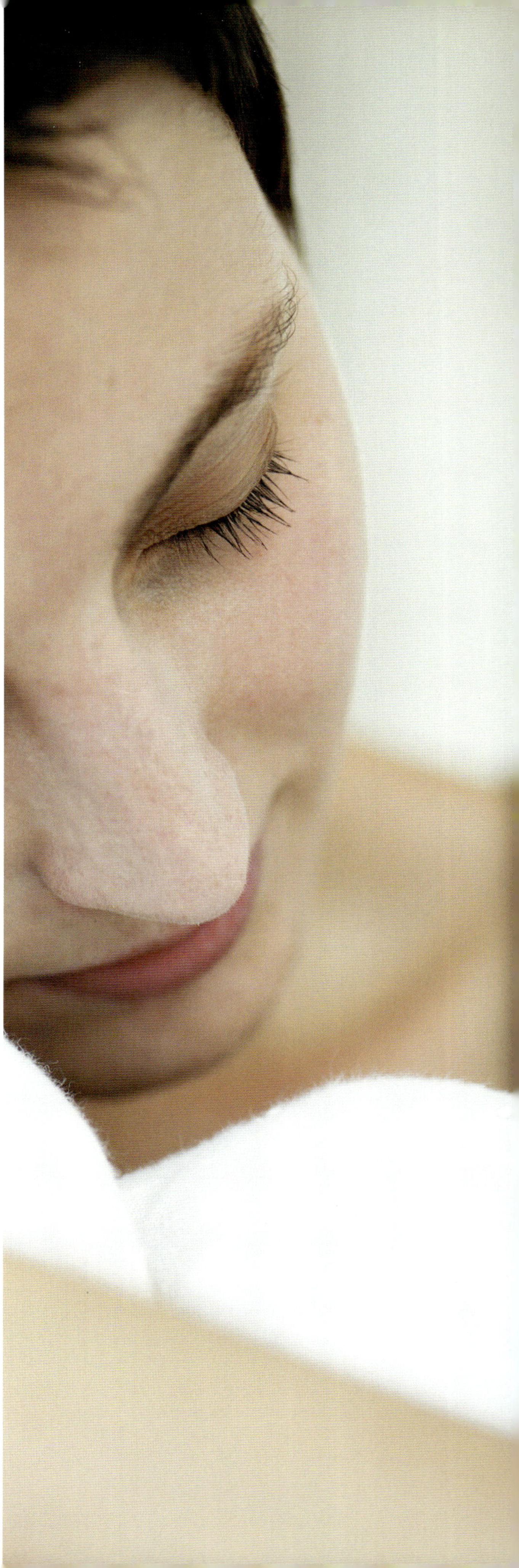

MASSAGE

Massagen zum Wohlfühlen

Berührung – die pure Notwendigkeit

Das Stillen des Hungers nach Nahrung und nach Berührung sind zwei grundlegende Elemente der menschlichen Existenz – die eine so wichtig wie die andere. Jede Berührung ist eine Form der Kommunikation, die in kurzen Augenblicken mehr ausdrücken kann als sorgfältig gewählte Worte. Der Herzschlag Kranker verlangsamt sich, wenn sie berührt werden oder jemand ihre Hand hält, auch wenn sie es bewusst nicht wahrnehmen können. Neun Monate wird das kleine Wesen im Mutterleib durch das Fruchtwasser sanft berührt, geschaukelt und massiert. Ganz plötzlich wird ihm diese „Urbehausung" entzogen und es ist auf Wärme und fühlenden Hände angewiesen. Aus der Berührung bezieht es seine Lebenskraft und seine Sicherheit in dieser Welt. Wie ein Mensch im Leben steht, seine Fähigkeit, die Welt mit allen Sinnen lustvoll zu erleben und zu leben, seine Intelligenz und emotionale Beziehungsfähigkeit hängen zu einem guten Teil davon ab, was er mit seinem Körper in den ersten Jahren seines Lebens erfahren hat.

Massage als Medizin

Eine Form dieses elementaren Bedürfnisses nach Berührung ist die Massage. Alte chinesische, indische und ägyptische Schriften beschreiben auf verschiedenste Weise Massagen als eine Form der Berührung, die Körper und Seele bewegen, die Gesundheit stärken und ihren Teil dazu beitragen, um den aus dem Gleichgewicht geratenen Menschen wieder ins Lot zu bringen. Auch in der westlichen Medizin hat man inzwischen erkannt, dass aus fortdauernden alltäglichen Belastungen, die nicht nur im „Zu-Viel" sondern auch im „Zu-Wenig" an gestellten Aufgaben bestehen können, seelische Beeinträchtigungen und körperliche Blockaden entstehen, sodass durch die Muskelpanzer die Energien nicht mehr fließen können und schwerwiegende Krankheiten entstehen können. Die Wirkung von speziellen Massagen scheint genau dort anzusetzen, wo Körper, Seele und Geist sich treffen.

Massage und Berührung als Freude am Leben und Hilfe bei alltäglichen Beschwerden

Lust am Leben, Freude an der Berührung, das Loslassen von Stress und Anspannung, das „Fließen-Lassen" der Energie, der Genuss an natürlichen Düften oder das Einhalt-Gebieten einer aufziehenden Erkältung – es gibt viele gute Gründe für eine Massage. Um sich selbst etwas Gutes zu tun, jemandem die Wohltat einer Massage zu schenken oder beschenkt zu werden, oder vielleicht eine anstrengende verbale Auseinandersetzung durch eine sanfte Massage zu ersetzen – auch das wären Motive, um Hand anzulegen. Massagen lösen schmerzhafte Verspannungen in der Muskulatur, straffen das Bindegewebe (z. B. nach der Geburt) und regen die Durchblutung an. Der Hautzustand verbessert sich bei trockener ebenso wie bei unreiner Haut und auch bei Schuppenflechte und Neurodermitis wird der Hautzustand durch die pflegenden Öle und die körperliche Berührung verbessert.

Jeder kann massieren

Auch wenn sie keine spezielle Massage gelernt haben, werden Sie mit ein paar Grundkenntnissen und gutem Gespür eine Wohlfühlmassage durchführen können. Der Vorgang des Berührens eines gesunden Menschens, Ihres Partners, Ihrer Kinder, Ihres Babys ist so etwas Natürliches, dass Sie Ihrer Intuition ruhig vertrauen können. Wenn Sie es ganz genau wissen wollen, finden Sie genügend Anweisungen, die Ihnen Schritt für Schritt zeigen, wie es geht.

Schaffen Sie eine angenehme Atmosphäre in einem warmen ungestörten Raum mit gedämpftem Licht und leiser Musik, achten Sie darauf, dass Sie warme Hände haben. Wenn der/die Massierte nicht zur Familie gehört, schaffen Sie keine zu intime Atmosphäre und wenn Sie jemandem etwas Gutes tun wollen, der sich für die Massage nicht ausziehen will, bieten Sie eine Kopf-, Gesichts-, Arm- oder Handmassage an. Ein entspannendes Bad oder eine heiße Kompresse – falls Sie eine Teilmassage machen – ist immer eine gute Vorbereitung. Die Seele ist entspannt und die Poren sind geöffnet, um pflegende Pflanzenöle und duftende Essenzen aufzunehmen. Und nichts ist schlimmer, als ein „beredter" Masseur! Wenn der/die Massierte das Bedürfnis hat zu reden, seien Sie einfach ein guter Zuhörer.

Gut geölt

Von Plinius, einem römischen Gelehrten, der kulinarischen Genüssen nicht abgeneigt war, ist uns ein weiser Spruch überliefert: Zwei Flüssigkeiten sind es, die dem menschlichen Körper vorzüglich behagen: innerlich Wein und äußerlich Öl. Pflanzenöle machen die Haut geschmeidig und lassen Ihre Hände geschmeidig über die Haut gleiten. Grundsätzlich eignet sich jedes Pflanzenöl zur Massage. Die wertvollen Samenöle wie Nachtkerzen-, Borretschsamen-, Wildrosen-, Traubenkern- und Granatapfelsamenöl werden vor allem für die Gesichtsmassage verwendet und zu anderen fetten Ölen – auch Kokosfett und Sheabutter – dazugemischt. Sie sind auch eine gute Wahl bei Hautstörungen wie Ekzemen, Neurodermitis und Schuppenflechte. Nicht trocknende, fette Öle wie Olivenöl, Mandelöl, Macadamianuss- und Aprikosenkernöl sind gut für trockene und schuppige Haut. Jojobaöl ist immer eine gute Wahl und mit Sanddornöl bringen Sie Licht und Sonne in den Körper. Sesamöl wird vor allem in der Ayurvedischen Massage verwendet. Ölmazerate – das sind ölige Auszüge aus Pflanzen – werden für Heilzwecke eingesetzt. So kann schwermütigen, depressiven Menschen mit Massagen, bestehend aus Johanniskraut, ätherischem Bergamotte- und Muskatellersalbei, geholfen werden. Gießen Sie dafür das Massageöl nicht direkt auf die Haut, sondern wärmen Sie es in Ihren Händen vor.

Aromamassage – ein Balsam für Körper und Seele

Mischen Sie je nach Bedürfnis oder Stimmung ein Massageöl. Die Anzahl der Tropfen ist variabel, für 50 ml nehmen Sie ca. 5 bis 10 Tropfen. Um eine mögliche allergische Reaktion zu überprüfen, massieren Sie etwas Öl in die Armbeuge und warten 10 Minuten, ob sich eine Rötung zeigt. Bei einer Wohlfühlmassage sollten Ihre Bewegungen fließend und weich sein, sanftes, einfühlsames Ausstreichen genügt.

Kaufen Sie sich eine kleine Palette von guten ätherischen Ölen – aus jeder Gruppe (Blütenöle, Blattöle, Nadelhölzer, Zitrusöle sowie Wurzel- und Rindenöle) ein paar. So haben sie sofort eine große Anzahl von Variationsmöglichkeiten zur Verfügung.

Ihre Massagemischungen können mit Lavendel, Kamille und Orange beruhigend und entspannend wirken und helfen, in einen erholsamen Schlaf zu gleiten. Mit dem wunderbaren Duft von Ylang-Ylang können sie sinnlich-erotisch sein, geradezu betörend mit Jasmin, vermischt mit Patchouli und Sandelholz. Ausgleichend wirken Orangenblüte, Rosengeranie, Petit Grain und Koriander. Duftmischungen können anregen, vitalisieren und den Geist in Schwung bringen – Zitrone, Rosmarin, Grapefruit und eine kleine Menge an Pfefferminze schaffen an einem heißen Sommertag kühlen Wind. Eine besondere Stellung nimmt die Rose ein – sie ist die beste Pflanze für eine sanfte Massage von Schwangeren und Babys (Rezepte siehe S. 119).

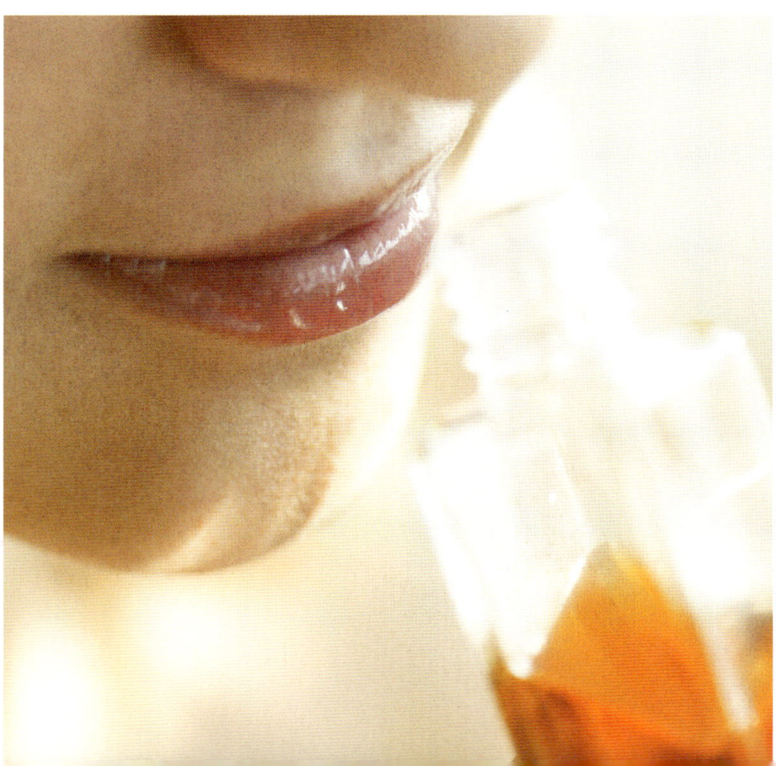

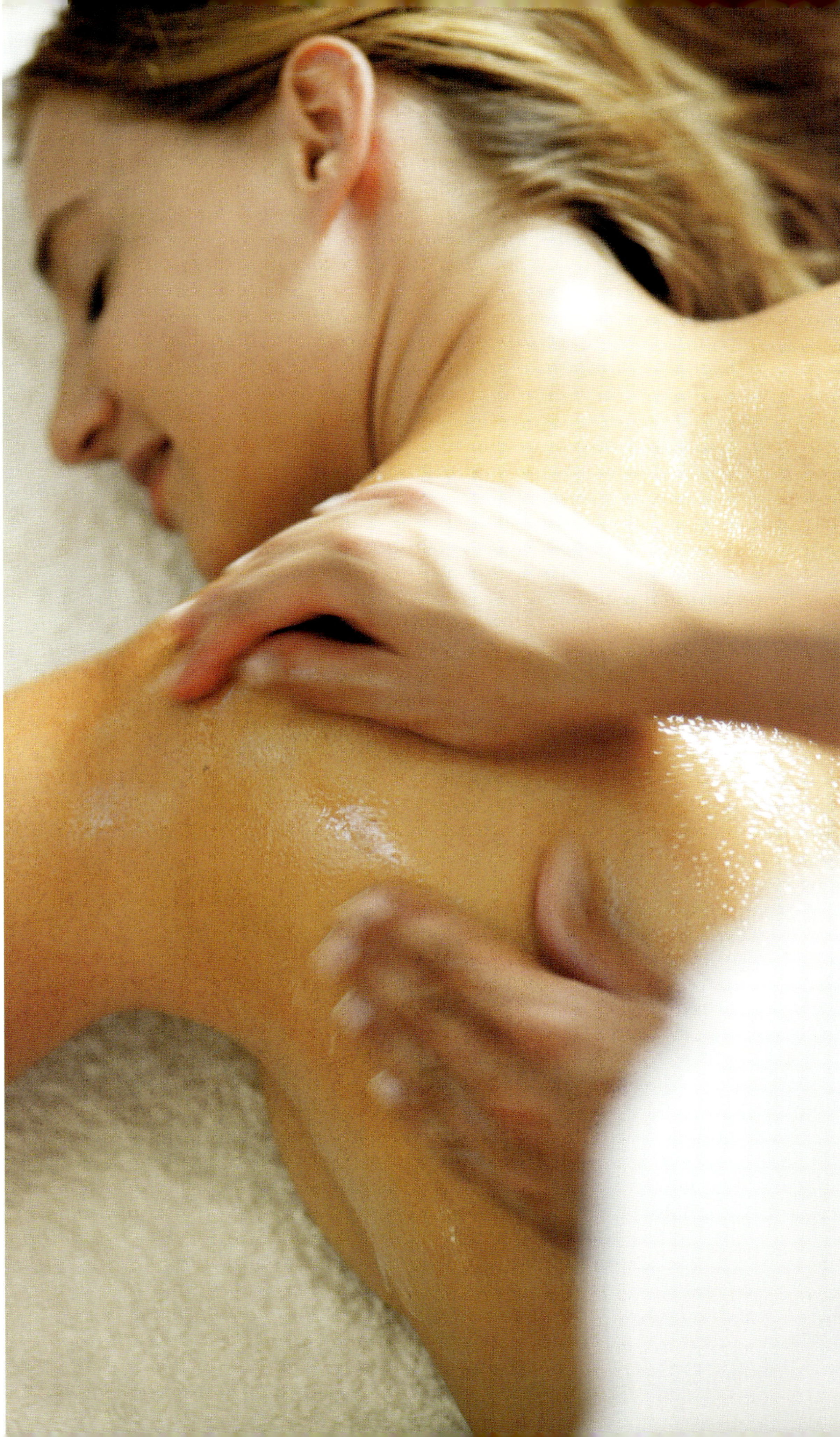

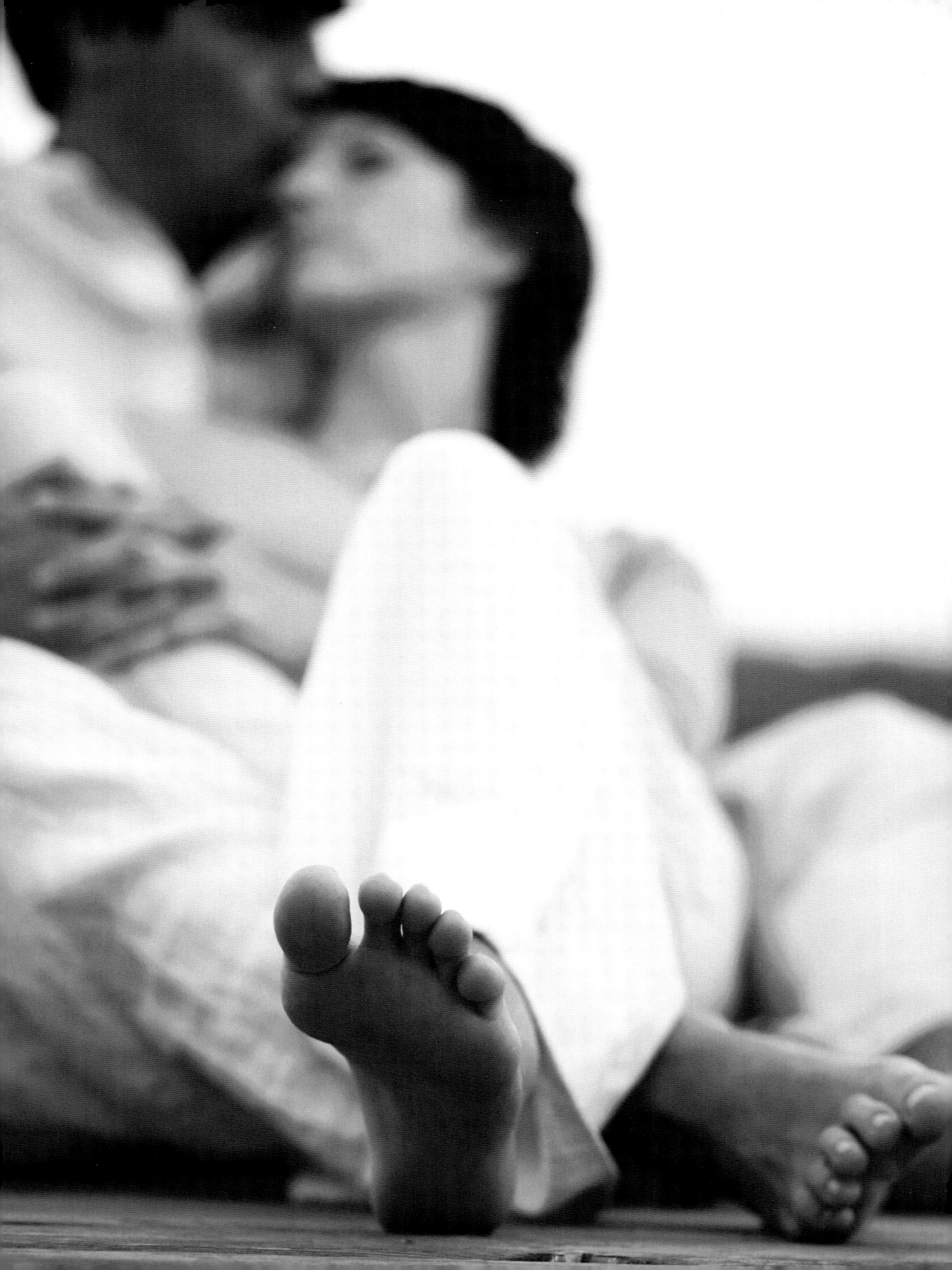

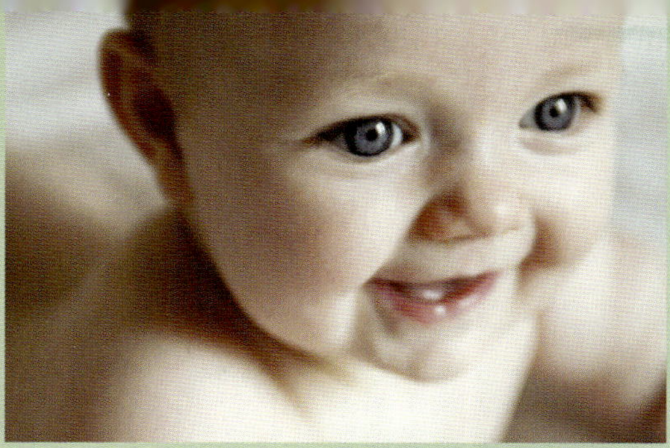

LEBEN

EIN LEBEN LANG

SCHÖNHEITSPFLEGE FÜR JEDEN LEBENSABSCHNITT

Am Beginn unseres Lebens werden wir umsorgt und gepflegt, dann erwacht das Interesse am eigenen und am Körper des anderen Geschlechts, später pflegen wir unsere Kinder, uns selbst und einander, gegen Ende des Lebens bedürfen wir wieder pflegender Hände. Im Laufe unseres Lebens verändert sich die Haut auf natürliche Weise, aber die Bedürfnisse sind immer gleich: Wir wollen über die Haut berührt, gepflegt und beschützt werden. Und es gibt Zeiten, in denen sie mehr Aufmerksamkeit braucht. Sie zeigt es uns auf vielfache Weise: mit entzündlichen Prozessen, Akne, Neurodermitis, allergischen Reaktionen oder Ekzemen – mit zunehmendem Alter wird Körperpflege sprichwörtlich viel-fältig.

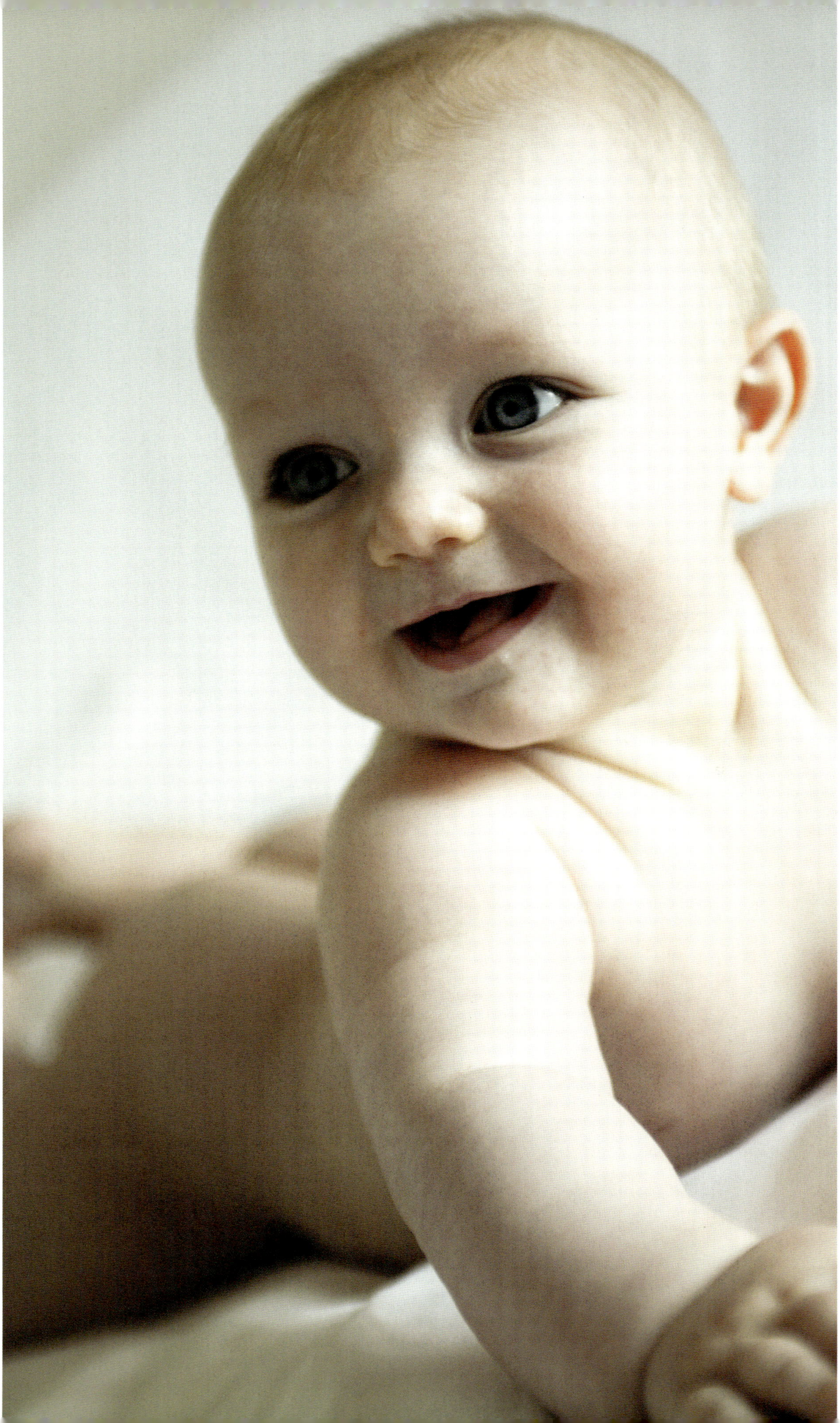

WENN DAS BABY DA IST

Wenn ein Kind zur Welt kommt, muss es seine schützende, dunkle, warm-feuchte Höhle verlassen, in der immer alles vorhanden war: Nahrung, Verdauung und Ausscheidung – ganz selbstverständlich und zu jeder Zeit, sanfte Bewegung, gedämpfte Geräusche und ein stetiges Pochen des Herzschlages, schimmerndes Licht, die Haut immer umspült von einer warmen Flüssigkeit. Dann wird es zunehmend enger in der vertrauten Behausung und Mutter und Kind bereiten sich gemeinsam auf das große Ereignis vor: Es ist Abschied und Ankunft zugleich, der Schmerz vermischt sich mit Freude und Hoffnung auf das neue Leben.

Die Geburt – Abschied und Ankunft zugleich

Achten wir darauf, dass wir das kleine Wesen nach der Anstrengung der Geburt, nach dem „Ausgetrieben-Werden" mit liebevollen, warmen Händen empfangen, dass es dem Menschen, in dessen Inneren es neun Monate verbracht hat, nun draußen ganz nahe sein kann – Haut auf Haut – sich erholen, spüren, greifen, riechen, schmecken und saugen kann. Wo immer Sie Ihr Kind zur Welt bringen, der Geburtsraum soll behaglich sein – warm, rötlich-gedämpftes Licht und stille Ehrfurcht vor dem neuen Leben. Die Nabelschnur erst dann durchtrennen, wenn sie nicht mehr pulsiert und es bereit ist selber zu atmen. Wir Frauen sollen es selber in die Hand nehmen, gemeinsam mit Hebammen und wohl gesinnten Ärzten die Voraussetzungen für eine natürliche Geburt auch in Kliniken als eine Selbstverständlichkeit zu schaffen. Spüren Sie nach – auch in der Pflege – was Ihnen gut tut und was Ihr Kind braucht und helfen Sie ihm behutsam, sich zurechtzufinden. Das Kind fühlt sich besonders in den ersten Tagen im Bett der Mutter am wohlsten und auch später sollte das Kind, so oft es Nähe braucht, im Bett der Eltern schlafen dürfen. Wir leben in einer technisierten Welt, aber unsere Kinder brauchen vor allem unsere Zuwendung und je kleiner das Wesen, desto mehr sind es die pflegenden und liebkosenden Hände, die ihm Geborgenheit geben und es stark machen für den selbstständigen Weg durchs Leben.

Was gesunde Babyhaut braucht

Babyhaut braucht Schutz und Wärme – sie ist wesentlich dünner als Erwachsenenhaut und sein Säureschutzmantel baut sich erst langsam auf. Es gibt noch keinen hauteigenen Sonnenschutz, deshalb ist es selbstverständlich, dass es der Sonne nicht ausgesetzt werden darf. Alles was bisher über die Haut und ihre Pflegebedürfnisse gesagt wurde, gilt im Besonderen auch in der Babypflege. Die Reinigung muss schonend sein und die Pflege den Bedürfnissen entsprechend zurückhaltend. Häufig genügt zum Reinigen warmes Wasser. Nach dem „großen Geschäft" reinigen Sie das Baby zuerst mit Papiertüchern und anschließend im Waschbecken. Meine Hebamme konnte mich davon überzeugen, dass es einfach, hygienisch und praktisch ist, das Baby unter lauwarm fließendem Wasser zu waschen. Wenn nötig, verwenden Sie etwas Naturshampoo. Anschließend genügt es, den Babypo mit etwas Öl oder Creme geschmeidig zu massieren. Nur wenn sich Rötungen zeigen, was bei Babys, die mit natürlichen Wickelsystemen und pflanzlichen Produkten gepflegt werden, seltener der Fall ist, verwenden Sie eine gut fettende und abdeckende Babyschutzcreme mit Pflanzenölen und Ölmazeraten aus Ringelblumen, Kamille, Lavendel, mit reinem Wollfett, Sheabutter, Tonerde und Zinkoxid. Wenn eine kleine Menge Zinkoxid in eine natürliche Öl-Wollfettgrundlage eingearbeitet ist, wird die Haut in

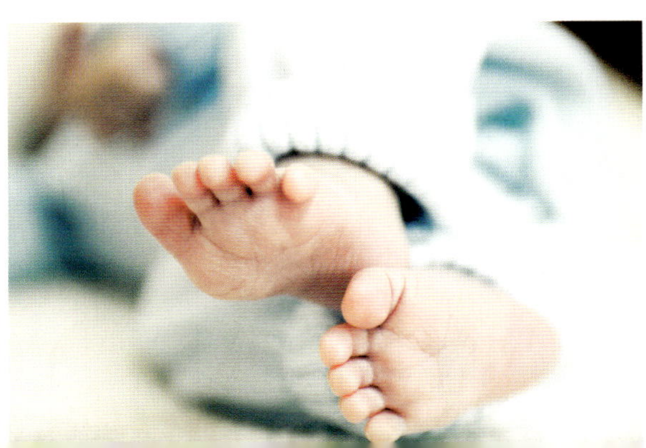

keiner Weise ausgetrocknet, es entsteht ein ausgezeichneter Nässeschutz und Rötungen klingen schnell ab.

Das entspannende Bad

Wenn Ihr Baby das Baden liebt, können Sie ihm diese Wohltat ruhig täglich zuteil werden lassen. Geben Sie ausreichend Wasser in die Wanne, damit es auf Ihren Händen vom Wasser getragen wird und fügen Sie einen Teelöffel Babyöl, vermischt mit Honig oder Rahm hinzu. Jedes Bad ist auch ein wenig Erinnerung an den geborgenen Zustand in der mit Wasser gefüllten Fruchtblase. Verwenden Sie eher keine Seife, denn nach einer Seifenreinigung dauert es eine Weile, bis der Säureschutzmantel wieder aufgebaut ist. Die Haare – falls nötig – werden erst am Schluss mit einer kleinen Menge Naturshampoo gewaschen. In der ersten Zeit genügt es völlig, wenn Sie beim Baden die Kopfhaut mit einem Waschlappen und Wasser reinigen. Den so genannten „Gneis", ein gelblich krustiger Belag auf der Kopfhaut, wird mit ein wenig Öl aufgeweicht und mit einem Lappen entfernt – er würde sich auch mit der Zeit von alleine lösen. Wenn Ihr Baby an Blähungen leidet, können Sie dem Badewasser je einen Tropfen ätherisches Anis- und Fenchelöl hinzufügen. Diese Mischung, in etwas Mandelöl eingetropft, eignet sich auch gut für eine sanfte Bauchmassage im Uhrzeigersinn.

Babymassage

Ursprünglich aus Indien kommend gibt es eine wunderbare Art der Babymassage, die häufig in Eltern-Kind-Gruppen gelehrt wird. Es sind genau aufeinander folgende Handgriffe, immer im gleichen Rhythmus ausgeführt, Ruhe verströmend, eine Wohltat für Körper und Seele, für beide – für Eltern und Kind. Auch für Männer kann der Kontakt mit dem Kind in dieser Form sehr befriedigend und vertiefend sein. Mischen Sie sich dafür ein feines Massageöl mit ein paar Tropfen kostbarem Rosenöl oder stellen Sie sich ein Mazerat selber her (siehe S. 119). Als Pflanzen für die Babypflege bieten sich insbesondere die Ringelblume, der Lavendel, die römische Kamille und vor allem die Rose an. Seien Sie mit ätherischen Ölen aber sehr zurückhaltend. Ihre Wirkung ist auch in geringster Dosierung gegeben – bedenken Sie, wie fein die Geruchsrezeptoren Ihres Kindes noch sind. Wenn Sie ein Pflanzenmazerat herstellen, enthält dieses zwar ebenfalls einen geringen Teil am ätherischen Öl der jeweiligen Pflanze, aber eben nicht in der konzentrierten Form.

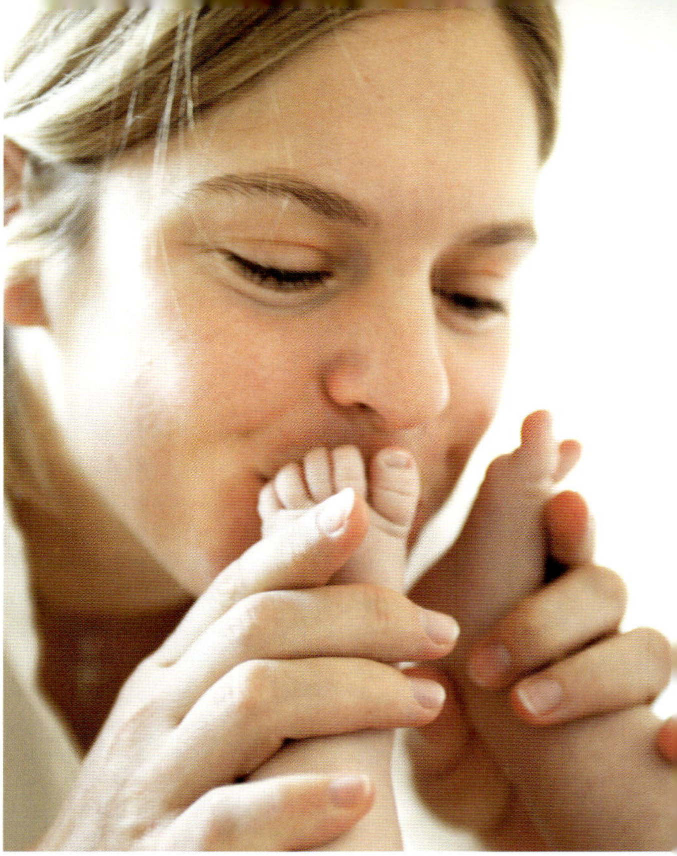

Erkältung

Ein einfaches, aber effektives Mittel, um die Nase frei zu bekommen, ist eine 1 %ige Salzlösung, die Sie in die Nase des Kindes sprühen. Achten Sie darauf, dass es viel trinkt. Nach meiner Erfahrung hat sich eine ätherische Ölmischung aus je einem Teil *Eucalyptus radiata* und Lavendelsalbei *(Salvia lavandulifolia)* sowie einem halben Teil Mandarine gut bewährt. Die Mischung kann in die Duftlampe gegeben werden, größere Kinder können damit inhalieren, Sie können aber auch eine Einreibung für Brust und Rücken selber herstellen (siehe S. 119). Kälteschutz: Schützen Sie das Gesicht Ihres Kindes im Winter im Freien mit einer ausreichenden Schicht Fettcreme, entfernen Sie diese aber zu Hause wieder.

Über natürliche Baby- und Kinderpflege ließen sich viele Seiten schreiben. Im Vordergrund steht die Berührung, und alles womit wir das Kind berühren, soll seiner Haut gut tun, soll es wärmen, schützen und seine eigenen Funktionen anregen. Je kleiner das Kind, desto offener und durchlässiger ist es für alles, was aus der Umwelt einwirkt. Der Auswahl der Pflegeprodukte kommt deshalb eine wichtige Bedeutung zu. Achten Sie bei allem, was Sie auf die Haut Ihres Kindes bringen, auf Natürlichkeit und beste Qualität. Zeigen sich Hautstörungen, so sind diese nie isoliert zu betrachten, sondern immer als ein Zusammenwirken von Ernährung, seelischer Verfassung von Kind und Eltern sowie der Pflege. Sie sollten sich nicht scheuen, Hilfe und Unterstützung in Form von ganzheitlichen Heilweisen und Therapien in Anspruch zu nehmen.

SCHWANGERSCHAFT

Wenn der Bauch wächst

Guter Hoffnung sein ...

Die Tatsache, Mutter zu werden, besonders beim ersten Mal, ist immer ein großes Ereignis im Leben einer Frau. Für manche ist die Schwangerschaft von Anfang an das Natürlichste der Welt und dieses Gefühl der Selbstverständlichkeit begleitet die Geburt und die weitere Versorgung des Kindes. Aber nicht alle von uns sind mit diesem Urvertrauen in unsere natürlichen Fähigkeiten, beziehungsweise die unseres Körpers ausgestattet, sodass wir in vielen Bereichen, die uns gänzlich neu sind, Informationen und Unterstützung benötigen.

Die natürliche Geburt

Wenn wir uns die Bedeutung der Geburt für die werdende Mutter, den Vater, für etwaige Geschwister und vor allem für das Kind selber vor Augen führen, ist der Wunsch nach einer „natürlichen" Geburt, bei der frau nicht „entbunden wird", sondern gebärt, bei der der Wehentropf durch den Faktor Zeit und Kräutermedizin ersetzt wird, ganz selbstverständlich. Das kann eine Hausgeburt sein, eine Geburt in einer Hebammenpraxis, aber auch viele Kliniken gehen bereits in hohem Maße auf die Wünsche von Schwangeren ein. Es ist gut, eine einfühlsame Begleitung durch die Zeit der Schwangerschaft und der Geburtsvorbereitung zu haben. Am besten ist frau wohl in den Händen einer erfahrenen Hebamme mit Kenntnissen in naturheilkundlichen Methoden aufgehoben. Hilfreich sind der Rückhalt des Partners, die gegenseitige Unterstützung und das gemeinsame Lernen in einer Schwangerschaftsgruppe. Selbstverständlich wird es dann auch, bei den Pflegeprodukten für sich und das Kind nach den einfachen und natürlichen zu greifen, oder sie mit wenig Aufwand selber herzustellen.

Für den schönen Bauch danach – Massagen gegen Schwangerschaftsstreifen

Durch die hormonelle Umstellung lockert sich das Bindegewebe, damit der Bauch wachsen und die Haut sich dehnen kann. Die elastischen Fasern werden dadurch stark beansprucht und es können Dehnungsstreifen entstehen. Fangen Sie mit dem Massieren von Bauch, Brust, Po und Oberschenkel so früh wie möglich an und setzen Sie die Massagen mit einem straffenden Öl, Gel oder einer Lotion bis einige Monate nach der Geburt fort. Am besten eignen sich „nährende" Öle wie Mandel-, Jojoba-, Avocado- und Weizenkeimöl und Ölmazerate aus Frauenmantel und Ringelblume, vermischt mit Sheabutter, deren spezielle Zusammensetzung sich äußerst günstig auf die kollagenen Fasern des Bindegewebes auswirken. Wählen Sie als Duft die ausgleichende Rose und seien Sie mit allen anderen ätherischen Ölen in Produkten, die Sie täglich verwenden vorsichtig. Je mehr über ätherische Öle geforscht wird, desto klarer wird, wie vielschichtig sie gerade in die höchst sensiblen Hormonsysteme eingreifen können.

Massieren Sie das Öl oder den Balsam mit leichten, kreisenden Bewegungen großflächig ein und genießen Sie die Zeit auch mit Ihrem Partner – wenn das Baby einmal da ist, wird weniger für Sie über sein!

Gebären ohne Schnitt

Die meisten Frauen wünschen sich eine Geburt ohne Dammschnitt. Eine gute Chance dafür besteht, wenn Sie ab der 33. Schwangerschaftswoche regelmäßig eine Damm-Massage durchführen. Die Massage bewirkt, dass das Gewebe gut durchblutet, gelockert, weich und dehnbar wird. Kleine Einrisse lassen sich nicht immer vermeiden, aber Erfahrungen von Hebammen haben gezeigt, dass die meisten Frauen damit viel weniger Probleme haben, als mit einem Dammschnitt, der dann genäht werden muss. Sie sind nach der Geburt einfach schneller wieder fit. Sie können sich ein gutes Öl dafür selber mischen und falls Sie duftende Rosen im Garten oder auf dem Balkon haben, stellen Sie sich einen Ölauszug her und verfeinern ihn mit Sheabutter und Weizenkeimöl.

Ein entspannendes Bad mit maximal 37 °C vor der Damm-Massage unterstützt die Wirkung. Machen Sie sich einen Badezusatz aus Kräuterabkochungen aus Frauenmantel, Rosenblüten und/oder Lavendel und wenn Ihre Haut trocken ist, fügen Sie etwas Körperöl, vermischt mit einer kleinen Menge Naturshampoo hinzu.

Damit die Milch fließt

Die optimale Nahrung für das Baby ist die Muttermilch. Zur Durchblutung des Gewebes und zur Förderung des Milchflusses eignen sich traditionell Anis, Fenchel und Kümmel. Stellen Sie sich einen Ölauszug her und massieren Sie damit sanft die Brust (siehe S. 119). Zum Schutz der häufig arg strapazierten Brustwarzen eignet sich besser ein Balsam, der viel reines Lanolin, Sheabutter, Kokosöl und wundheilende Kräuter wie Kamille und Ringelblume enthält – damit sind Sie geschützt und kleine Risse können besser abheilen. Zum Stillen muss der Balsam nicht entfernt werden. Auch ein Milchbildungstee aus den gleichen Samen, verfeinert mit ein wenig Zitronenmelisse für einen frischen Geschmack, kann unterstützend wirken.

Für die Liebhaberinnen von Hopfen und Malz hier die Begründung der alten Weisheit, dass Bier gut für stillende Mütter sei: Hopfen beruhigt und entspannt, Gerste sorgt für eine vermehrte Ausschüttung des Hormons Prolactin, das bei der Milchbildung eine große Rolle spielt. Außerdem enthält Bier viel Gesundes: Vitamine, Mineralstoffe und Kohlehydrate. Nicht umsonst lautet ein alter Hebammenrat: Gleich nach der Geburt ein alkoholfreies Bier!

Wenn die Hoffnung fehlt

Angesichts der Tatsache, dass 80 % der jetzt 40-jährigen Frauen in ihrem Leben mindestens einmal einen Schwangerschaftsabbruch durchführen ließen, möchte ich diesen Teil des Kapitels nicht abschließen, ohne dieses Thema berührt zu haben. Wie immer die Gründe sein mögen, diese schwere Entscheidung zu treffen, keine Frau trifft sie leichtfertig. Ob in einer Partnerschaft oder alleine – immer ist da Angst, das Leben mit dem oder einem weiteren Kind aus wirtschaftlichen oder einfach ganz persönlichen Gründen nicht zu bewältigen. Es steht niemandem zu, ein Urteil darüber zu fällen – und man möge mir verzeihen – Männern schon gar nicht. Und wenn auch die Kirche den Abbruch verurteilen muss – ich denke Gott ist gütiger.

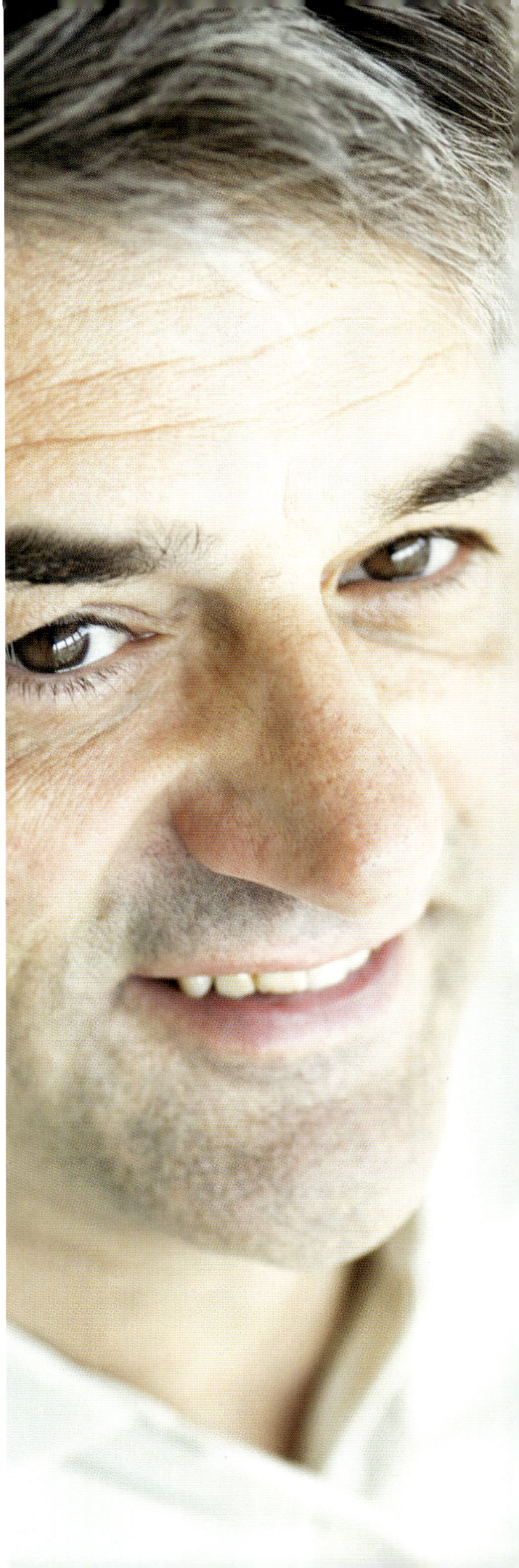

Auch Männer w(s)ollen gepflegt sein

Der „neue" Mann?

Männern wurde lange Zeit nachgesagt, sie würden lieber ihr Auto pflegen als ihren Körper. „Mann" fand mit Shampoo, Zahnpasta, Rasierseife und einem hochprozentigen Rasierwasser das Auslangen. Dass dem nicht mehr so ist, zeigt unter anderem die Zunahme der Regalflächen für Männerkosmetik in Drogerien und deren steigender Umsatz bei „maskulinen" Produkten wie Shampoos, Duschgels, Pre- und Aftershaves, Deos, Hautcremes, Badezusätzen, Mundwässern, Eau de Toilettes, Peelings und Haarwässern. Auch Männer genießen zunehmend das tägliche Pflegeritual, suchen Beratung und Information und eine Minderheit findet sogar den Weg zur Kosmetikerin, um sich dort mit Packungen, Masken und Augenkompressen verwöhnen zu lassen. Viele Männer im „besten Alter" sind an dem Schlagwort „Anti-Aging-Kosmetik" interessiert – der gesellschaftliche Wandel bringt es mit sich, dass Macht und Position alleine nicht mehr genügen, um sexuell attraktiv zu sein. Nicht zuletzt sind Männer mit der Fitness- und Wellnesswelle körper- und pflegebewusster geworden und wer es noch nicht ist, dem wird spätestens durch die Medien gesagt, wie sehr der Erfolg bei Frauen oder im Beruf von einem gut gebauten Körper, strahlendem Teint und einem vollen Schopf abhängt.

Männerhaut ist anders

Erst in der Pubertät ist durch die Hormonsteuerung ein Unterschied zwischen männlicher und weiblicher Haut zu sehen. Am auffälligsten sind der Bartwuchs und die Körperbehaarung. Die Talgproduktion ist in dieser Zeit durch das Hormon Testosteron – bei Mädchen früher als bei Burschen – gleich aktiv und beide können im gleichen Maße von unreiner Haut bis Akne betroffen sein. Chronische Akne in reiferem Alter findet man eher bei Männern als bei Frauen, da bei Frauen Östrogene, die weiblichen Geschlechtshormone, ein natürliches Übergewicht bilden. Diese sind unter anderem auch ein Schutz vor dem plötzlichen Herztod, der häufig die Folge von lang anhaltendem Stress ist. Frauen haben zwar nicht weniger Stress, aber sie sind bis zu den Wechseljahren besser geschützt als Männer. So gesehen erscheint die Erhebung eines Hormonstatus für Männer ebenso wichtig wie für Frauen.

Ab der Pubertät produziert gesunde Männerhaut eine gleich bleibende Menge an Talg – ihre Haut ist bis ins hohe Alter geschmeidiger.

Dickere Haut und durch mehr eigene „Schmiere" besser geschützt

Man kann zwar nicht grundsätzlich sagen, dass Männerhaut unempfindlicher ist, sie ist jedoch aufgrund der regeren Talgdrüsentätigkeit besser geschützt. Männer bekommen auch nicht Cellulite und Männer, die Haut und Haare nicht täglich mit aggressiven Shampoos und Duschgels entfetten, sondern zu hautschonenden Naturkosmetik-Produkten greifen, sind gut dran. Sie haben zeitlebens kaum Probleme und keine durch Trockenheit faltige Haut. Die tiefen Furchen in „markanten" Männergesichtern sind eher auf unzureichenden Schutz vor der Sonne zurückzuführen. Männerhaut ist dicker, deshalb altert sie auch langsamer. Die Rasur kann als eine Art tägliches Peeling gesehen werden, das eine beschleunigte Zellneubildung mit einer daraus folgenden Verdickung der Hornschicht zur Folge hat. Eines der größten Probleme betrifft in der Zeit des Älterwerdens wohl das Haar. Die gefürchteten Geheimratsecken dehnen sich aus und bei entsprechender Veranlagung macht sich schütteres Haar unliebsam bemerkbar.

Was frau Männern empfehlen kann

Auch unter Männern gibt es unterschiedliche Hauttypen und die Pflegeempfehlungen bezüglich Reinigung, Durchfeuchtung, Packungen, Peelings und Massagen sind im Wesentlichen nicht anders, als die für Frauen. Aufgrund der unterschiedlichen Beschaffenheit der Haut sollten Männer nach der Rasur Cremen oder Körperlotionen vom Emulsionstyp Wasser-in-Öl verwenden, außer dem Kälteschutz im Winter – da braucht auch Männerhaut viel Fett als Schutz im Freien. Männerhaut freut sich genauso über eine Gesichtsmassage mit einem guten Pflanzenöl – es tut dem ganzen Körper und der Seele gut! Männer sollten auch auf den Sonnenschutz nicht vergessen! Die dickere Haut genügt nicht als Schutz – die Sonne lässt die Haut nur schneller altern.

Die Rasur – ein Querschnitt

In den Gräbern der ägyptischen Pharaonen fand man als Grabbeigabe bronzene Rasiermesser – ein glattes Gesicht war im alten Ägypten ein Statussymbol. Die Griechen rasierten sich täglich, die Römer wiederum fürchteten, dass zu häufiges Rasieren ihre Manneskraft beeinträchtigen würde. Der französische Barbier Perret (das Wort „Barbier" stammt aus dem Lateinischen, „barba" = Bart) erfand das erste Rasiermesser mit einer Metallscheibe als Sicherheitsschutz. 1903 gab es die ersten auswechselbaren Rasierklingen, entwickelt und auf den Markt gebracht vom Geschäftsreisenden und Erfinder Gilette. Zuvor musste jede Klinge zeitraubend geschärft werden. Der elektrische Rasierapparat ist eine militärische Erfindung: Ein amerikanischer Soldat gab den Anstoß für dessen Entwicklung, um von Wasser und Rasiercreme unabhängig zu sein. 1931 wurde der erste verkauft. Später folgte ein Dualsystem mit zwei Scherköpfen und spezielle Elektrorasierer für Damen.

Nass oder trocken?

Man könnte annehmen, dass der Rasierapparat die Nassrasur völlig verdrängt hätte, aber dem ist nicht so. Auf die Frage nach dem Warum, erhielt ich die unterschiedlichsten, nicht alle unbedingt nachvollziehbaren Antworten. Einer meinte, sie sei schonender, der andere empfindet sie als gründlicher, mein Mann brachte seine Vorliebe für die Nassrasur mit der Energiekrise des Jahres 1972 in Verbindung. Damals wurde an uns alle appelliert, Energie zu sparen, sein Beitrag war der Umstieg auf die Nassrasur ...

Die Nassrasur

Vor jeder Rasur sollte das Gesicht mit einer milden Seife oder einer Waschcreme so gereinigt werden, dass abgestorbene Hautzellen oder leichte Unreinheiten entfernt werden, die beim Rasieren eine Verletzungsgefahr sein könnten – außerdem wird das Hautbild dadurch verfeinert. Für die Rasur wird reichlich Rasiercreme aus pflanzlicher Seife mit feinem, dichten Schaum und einem alkalischen pH-Wert von 9–10 in die Haut gut einmassiert. Das Barthaar ist so für die Rasur aufgequollen und erweicht. Um die Haarwurzeln zu schonen, sollte immer in Haarwuchsrichtung rasiert werden! Alle Seifenreste mit warmem Wasser gut entfernen. Da durch die Einwirkung der Seife der natürliche Säureschutzmantel neutralisiert wird, soll anschließend ein Rasierwasser mit einem sauren pH-Wert verwendet werden, um den Schutzmantel schnell wieder aufzubauen und die Poren zu schließen. Aber Achtung: Herkömmliche Rasierwässer haben oft einen so hohen Alkoholgehalt, dass die Haut regelrecht gegerbt wird, es brennt höllisch und die Haut trocknet aus.

Sanfte Pflegeprodukte mit harmonischem Duft

Aftershave-Produkte aus Naturkosmetik-Serien enthalten maximal 15 % Alkohol, meist in Form von beruhigenden Kräuterauszügen. Für diesen Zweck kann auch ein duftendes Hydrolat – Hamamelis, Rosmarin, Lavendel, Kamille, Rose, Pfefferminze, oder je nach Wunsch gemischt – aufgesprüht werden, oder Sie stellen sich ganz einfach Ihr eigenes, ganz auf Ihre speziellen Bedürfnisse und vor allem Duftvorlieben abgestimmtes Rasierwasser selber her (siehe S. 122). Die Nassrasur entfettet die Haut und sie sollte nun mit einer leichten Feuchtigkeitscreme, einer Körperlotion oder einer Hydrolat-Ölmischung gepflegt werden.

Die Trockenrasur

Besonders für junge Männer mit Pickel im Gesicht ist die Trockenrasur besser geeignet. Bei der Nassrasur kann es leicht zum Öffnen von Pusteln und zu Schmierinfektionen kommen, vor allem wird bei der Trockenrasur der Säureschutzmantel nicht zerstört. Das Rasierwasser soll vor dem Rasieren als Preshave verwendet werden. Die Haut wird gestrafft und die Haare richten sich auf. Nach der Rasur ein Aftershave mit saurem pH-Wert und entsprechenden entzündungshemmenden Kräuterextrakten, Hydrolaten und/oder ätherischen Ölen auftragen. Über spezielle Pflegemaßnahmen wie Peelings, Gesichtsmassagen und -masken bei Aknehaut kann im Rezeptteil nachgelesen werden (siehe S. 120).

„Welch Glück sondergleichen, ein Mannsbild zu sein!"

Neben der angestrebten Gleichstellung im täglichen Lebenskampf in Familie und Beruf nehmen Männer zunehmend die Möglichkeit wahr, gleichberechtigt zu cremen, zu peelen und zu glätten – mir fällt dazu der Ausruf Klärchens in Goethes „Egmont" ein: „Welch Glück sondergleichen, ein Mannsbild zu sein!"

Aftershave-„Hydroöl": *Besprühen Sie zuerst Ihre Hände mit einem Hydrolat Ihrer Wahl und geben Sie dann ein paar Tropfen Mandel-, Jojoba- oder Traubenkernöl dazu. Kurz zwischen den Händen zu einer Emulsion verreiben und in die Gesichtshaut einmassieren. Frischen, gesunden Teint erhält Ihre Haut, wenn Sie Sanddornöl verwenden, einen bestimmten Duft erhalten Sie mit einem Tropfen ätherischem Öl Ihrer Wahl.*

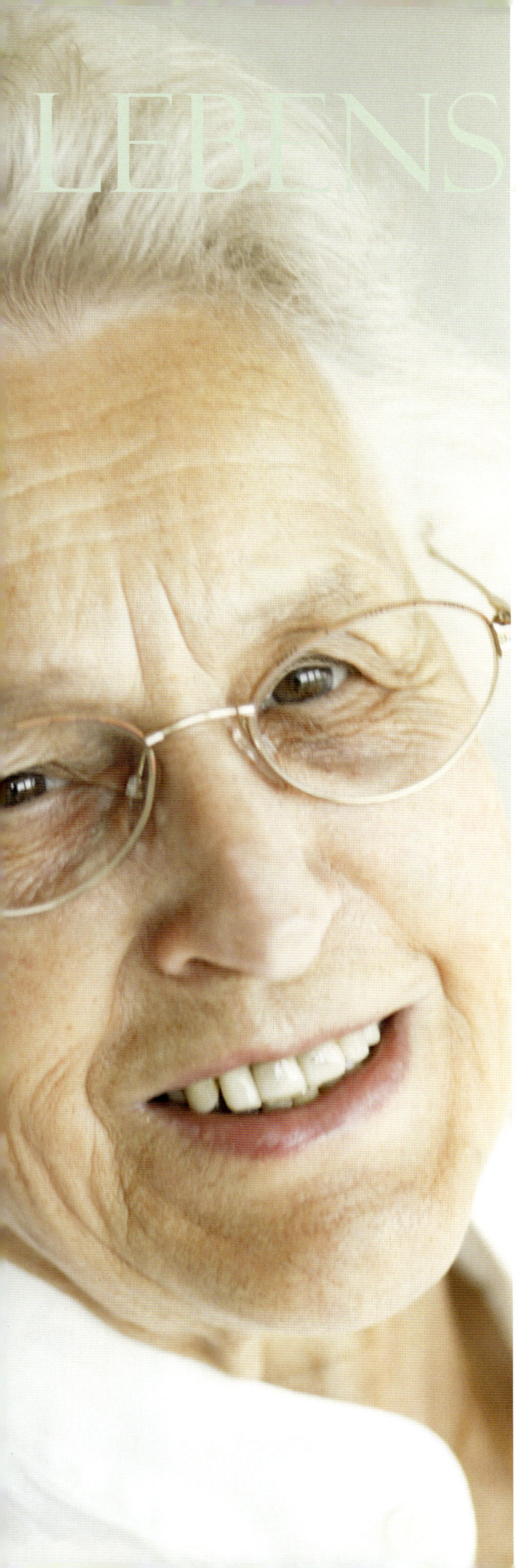

LEBENSALTER

WENN DAS LEBEN SPUREN HINTERLÄSST

Jede unserer Zellen trägt ein Ablaufdatum, einen genetischen Code in sich, der das Schicksal jeder Zelle bestimmt. Unsere Lebenserwartung ist länger als die vieler anderer Lebewesen auf diesem Planeten, aber mit dem Nachlassen des Immunsystems ab dem 30. Lebensjahr beginnt der Alterungsprozess. Das Sehvermögen lässt ab dem 17. Lebensjahr bereits nach, im selben Alter ist das Hörvermögen nur noch halb so gut wie in den ersten Lebensjahren, die Geschmacksknospen nehmen rapide ab und gegen Ende des Lebens können wir kaum noch einen Apfel von einer Birne unterscheiden. Der Tastsinn schwindet, und das ist gut so, denn wir verspüren auch weniger Schmerzen, wenn uns Krankheiten heimsuchen. Der Geruchsinn bleibt uns am besten erhalten – außer er ist durch Nikotin stark geschädigt. Der Grundumsatz sinkt und das Gewicht nimmt zu, die Kräfte lassen nach, denn die Muskelmasse schwindet. Erfreulicherweise lässt uns das Gedächtnis in der Regel weniger im Stich, als wir das vermuten, und wenn wir trainieren, wird unser Wortschatz für anspruchsvolle Unterhaltungen bis ins hohe Alter ausreichen. Die Angst vor dem Alter hat sich die Kosmetikindustrie zunutze gemacht und beschert uns laufend neue Anti-Aging-Produkte. Nach ungesättigten Fettsäuren, Aloe-Vera-Gel, Vitaminen, Spurenelementen, ätherischen Ölen und Salz aus dem Toten Meer soll nun auch der pure Sauerstoff die Haut tief durchatmen lassen und uns frische Wonne in der Badewanne bescheren. Tatsache ist, dass kein Kosmetikprodukt die normale Hautalterung aufhalten kann und es ist auch gar nicht nötig.

Die Veränderungen der Haut geschehen in der Regel langsam, und es gibt Zeiten, in denen sie deutlicher zu spüren sind. Das ist einmal die Zeit der Pubertät und dann wieder – besonders für Frauen – die Zeit des Klimakteriums.

Die Wechseljahre als Auftakt und nicht als Schlussakkord

Durch die hormonelle Verschiebung – Abnahme der Östrogene, Zunahme der Androgene – vollziehen sich wesentliche Veränderungen im Körper der Frau. Werden in dieser Zeit der hormonellen Umstellung die Veränderungen von manchen Frauen kaum als Belastung wahrgenommen, reicht bei anderen die Liste der

Beschwerden von häufigen Schweißausbrüchen, Knochenabbau, Herz-Kreislauferkrankungen bis Schlafstörungen und Stimmungsschwankungen – wobei ich denke, dass manchen Frauen weniger die Hormone als eine Sinnkrise zu schaffen macht. Dabei kann diese Zeit durchaus eine Chance sein, Bilanz zu ziehen, sich neu zu orientieren, oder einfach zu schauen, welche Prioritäten sie in der zweiten Hälfte des Lebens setzen wollen. Durch das Wegfallen oder zumindest die Reduktion von familiären Pflichten haben Frauen die Möglichkeit, neue Schwerpunkte im Beruf, in der Partnerschaft und in Freundschaften zu setzen, oder einfach das zu tun, was ihnen in der Zeit einer intensiven „Familien- und Aufzuchtsphase" aus Zeitgründen nicht möglich war.

Veränderungen der Haut – dünner, trockener, haariger

Um den sinkenden Östrogenspiegel auszugleichen, produzieren die Eierstöcke vermehrt die männlichen Geschlechtshormone Testosteron und Androstendion, die der Stoffwechsel in Östrogene umwandeln kann. Deshalb ist zu Beginn der Östrogenrückgang kaum zu spüren. Allmählich nehmen jedoch die männlichen Hormone überhand und es kann sein, dass im Gesicht und am Körper einzelne Haare sprießen und auf der Oberlippe ein dichter Flaum sichtbar wird. Die Fähigkeit der Haut, Feuchtigkeit zu speichern, lässt nach und es wird weniger Kollagen und Elastin erzeugt, was zur Folge hat, dass die Haut dünner und trockener wird und an Spannkraft verliert. Die Haut wird weniger gut durchblutet, sie erscheint oft fahl und blass, die Zellteilung wird verlangsamt und die Hautoberfläche erscheint uneben. Irgendwann stellen dann die Eierstöck die Östrogenproduktion gänzlich ein.

Pflege der „reifen Haut"

Im Kapitel über die Pflege der Haut wurde bereits auf die Bedürfnisse der trockenen Haut in Form von Feuchtigkeitsspeicherung durch Wasser-in-Öl-Emulsionen, Hydrolate und Aloe-Vera-Saft, Förderung der Durchblutung durch Massagen, „Ernährung" der Hornschicht durch Packungen und sanftes tägliches Peeling zur Anregung der Zellerneuerung eingegangen (siehe S. 40–42). Was mir im Zusammenhang mit der Veränderung der Haut infolge des Östrogenmangels außerdem wichtig erscheint, ist die Möglichkeit des Einsatzes von ätherischen Ölen zur natürlichen Anregung der Östrogenproduktion, wodurch die Fetteinlagerung der Haut im Unterhautfettgewebe des Gesichtes, die Kollagen- und Elastinproduktion im Bindegewebe und die Feuchtigkeitseinlagerung der Haut angeregt werden. Im Gegensatz zur Schwangerschaft und Stillzeit, wo bei Substanzen – auch natürlichen –, die auf die Östrogenproduktion Einfluss nehmen können, äußerste Vorsicht und Zurückhaltung geboten ist, können wir uns diese Wirkung im Klimakterium zunutze machen. Mit Hilfe von ätherischen Ölen mit östrogenem Charakter wie Vetiver, Muskatellersalbei, Jasmin, Ylang-Ylang, Tuberose und Moschuskörnern (ein stark erotisierendes, sinnliches Öl aus den Samen einer Hibiscusart), mit östrogen wirkenden Essenzen wie Orange und Mandarine (nicht Zitrone oder Grapefruit!) kann Einfluss genommen werden. Mischungen dieser Öle – wobei die Zitrusöle mit östrogenem Charakter nur als Zusatz zu einer Mischung verwendet werden sollen, da ihre Wirkung alleine ungenügend wäre – können in Packungen, Cremes, Gesichtsmassageölen, aber auch in der Duftlampe eingesetzt werden (siehe S. 121). Schweißausbrüche können durch Salbeitee und durch das regelmäßige Einatmen von ätherischem Muskatellersalbeiöl positiv beeinflusst werden.

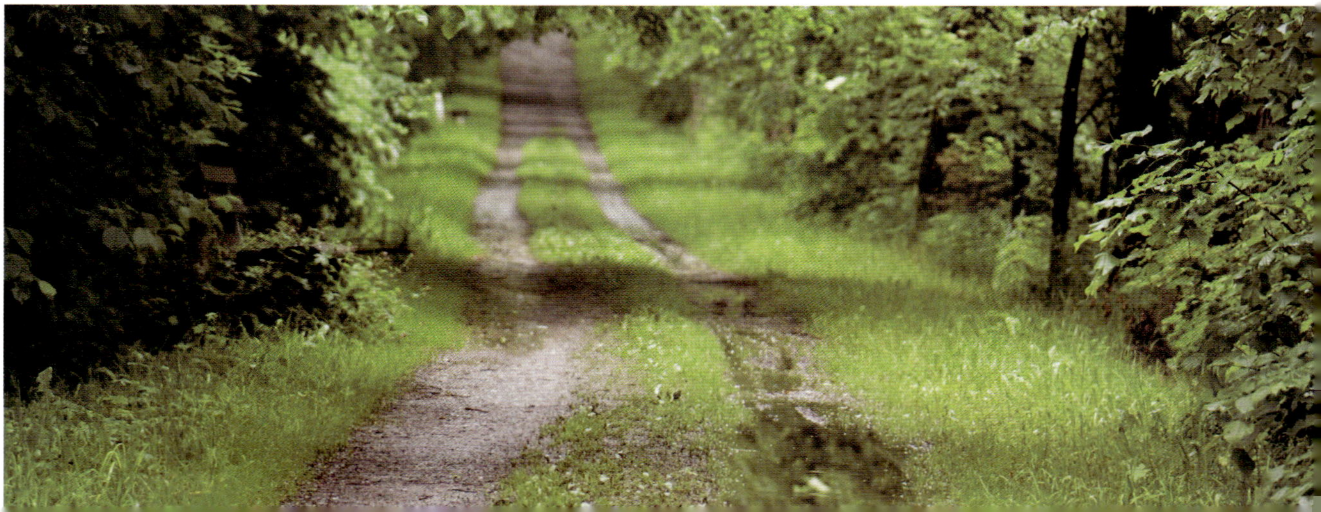

Während Frauen altern werden Männer „interessant“?

Dass die Hautalterung bei Männern nicht in dem Maße zu sehen ist, wie bei Frauen, hängt mit der Struktur von Männerhaut, der dickeren Hornschicht und der ausgeprägteren Lichtschwiele als Schutz vor UV-bedingter Hautalterung zusammen. Wie interessant wir Frauen auch jenseits der Vierzig werden oder sind, haben wir zu einem großen Teil selber in der Hand.

Anti-Aging oder die Jagd nach freien Radikalen

Die Terminologie im Zusammenhang mit Alterungsprozessen lässt manchmal das Gefühl aufkommen, als würden wir uns im Krieg befinden: Der Kampf gegen freie Radikale ist nicht weniger radikal als der gegen Cellulite. Pickel werden ausgehungert und Fettpolstern wird der Kampf angesagt.

Über oxidativen Stress durch freie Radikale, die die Hautalterung beschleunigen können, wurde bereits im Kapitel über die Pflege der Haut ausführlich geschrieben und gleichzeitig auf die Möglichkeit des Einwirkens über die Ernährung z. B. durch Pflanzenöle mit hochungesättigten Fettsäuren wie Nachtkerze, Borretschsamen, Traubenkern, Sanddorn und Granatapfelsamen hingewiesen. Sie aktivieren unter anderem die Bildung von Gewebshormonen, die allergische Reaktionen hemmen, ausgleichend auf die Hormonbildung wirken, die Herztätigkeit kräftigen und das Immunsystem stimulieren (siehe S. 124). Ergänzend möchte ich noch die Harnsäure als natürlichen Bestandteil des schützenden Hydrolipidmantels erwähnen.

Pflanzenhormone als Alternative – Phytohormone als Festmahl

Aufgrund von Untersuchungen, die einen eindeutigen Zusammenhang zwischen Krebserkrankungen und der traditionellen schulmedizinischen Hormonersatztherapie nachgewiesen haben, wird erfreulicherweise dem Thema östrogenhaltiger Pflanzen mehr und neue Aufmerksamkeit geschenkt.

Pflanzen enthalten Substanzen, die ähnlich wirken wie die vom Menschen produzierten Östrogene. Neue Studien zeigen, dass die Menge der Phytoöstrogene, die im Urin und Plasma nachgewiesen werden können, je nach Menge der aufgenommenen phytoöstrogenen Lebensmittel schwankt. So haben Menschen, die traditionell japanisch essen, eine wesentlich höhere Konzentration im Blut. Der Anteil an biologisch wirksamen Phytoöstrogenen in einem Lebensmittel hängt zudem vom Klima, der Erntezeit, der Fruchtreife und der Verarbeitung (Fermentation erhöht den Anteil), ihrer Aufnahme ins Blut sowie vom Zustand der Darmflora ab.

Die Frage nach dem Woher und Wohin

Mit der Weiterentwicklung der Genforschung werden Wissenschaftler vielleicht nicht nur irgendwann tödliche Krankheiten „besiegen“ – um bei der kriegerischen Terminologie zu bleiben – sondern vielleicht auch unsere Lebenszeit beliebig (?) verlängern können. Bleibt die Frage, ob ein Leben in jugendlicher Attraktivität und unendlicher Möglichkeit der Verlängerung überhaupt wünschenswert ist. Oder ob es nicht sinnvoller ist, dem Körper zwar bis zuletzt die erforderliche Pflege zuteil werden zu lassen, sich jedoch spätestens in der letzten Phase seines Lebens mit der Vergänglichkeit des Körpers, dem Nachlassen der Sinne, der Veränderung der Organe auszusöhnen, und sich den drängenden oder verdrängten Fragen zuzuwenden, die die Menschheit seit ihrer Menschwerdung beschäftigt: Woher komme ich, wer bin ich und wohin gehe ich.

> Die Natur begreift das kosmische Gesetz des Wandels besser als der Mensch. Kein Baum versucht, sich gegen die Vergänglichkeit zu wehren, er steht unmittelbar im Wandel der Natur.
>
> Yunyu Kitayama

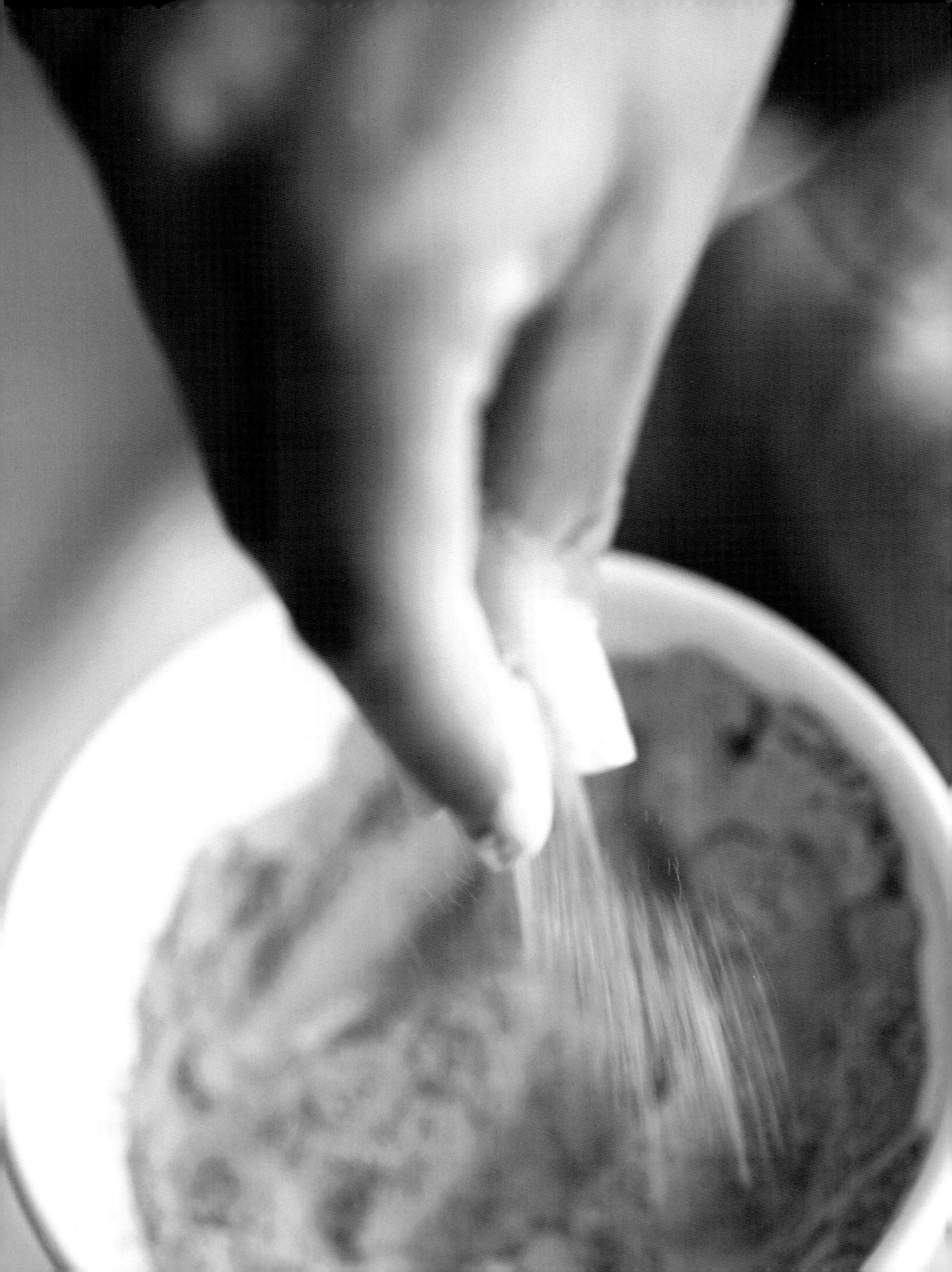

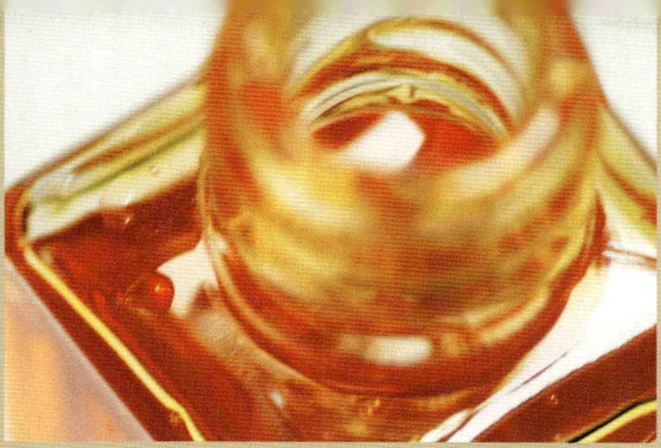

REZEPTE ZUM SELBERMACHEN

Kochrezepte und Kosmetikrezepte sind für die einen Anleitung und Aufforderung zum Handeln, für viele vor allem der Genuss beim Lesen, ohne die Anleitung je in die Tat umzusetzen. Ich würde mich freuen, wenn diesmal viele zur Tat schreiten würden. Tatsächlich ist es ja so, dass Sie sich theoretisch fast alles, was Sie für natürliche Körperpflege brauchen, selber herstellen können – allein die Herstellung der Hautcremen und Haarshampoos würde ich den Profis überlassen. Auf die hier angeführten Rezepte wurde in den einzelnen Kapiteln verwiesen und es wurden Rohstoffe ausgewählt, die Sie entweder ohnehin zu Hause haben, oder die leicht zu beschaffen sind. Betrachten Sie die Vorgaben in den Rezepten als Anregung für eigene Kreationen und sehen Sie die Mengen als Richtwerte. Achten Sie auf Sauberkeit, aber das macht man ja ohnehin auch beim Kochen. Ich wünsche Ihnen viel Spaß beim Mischen!

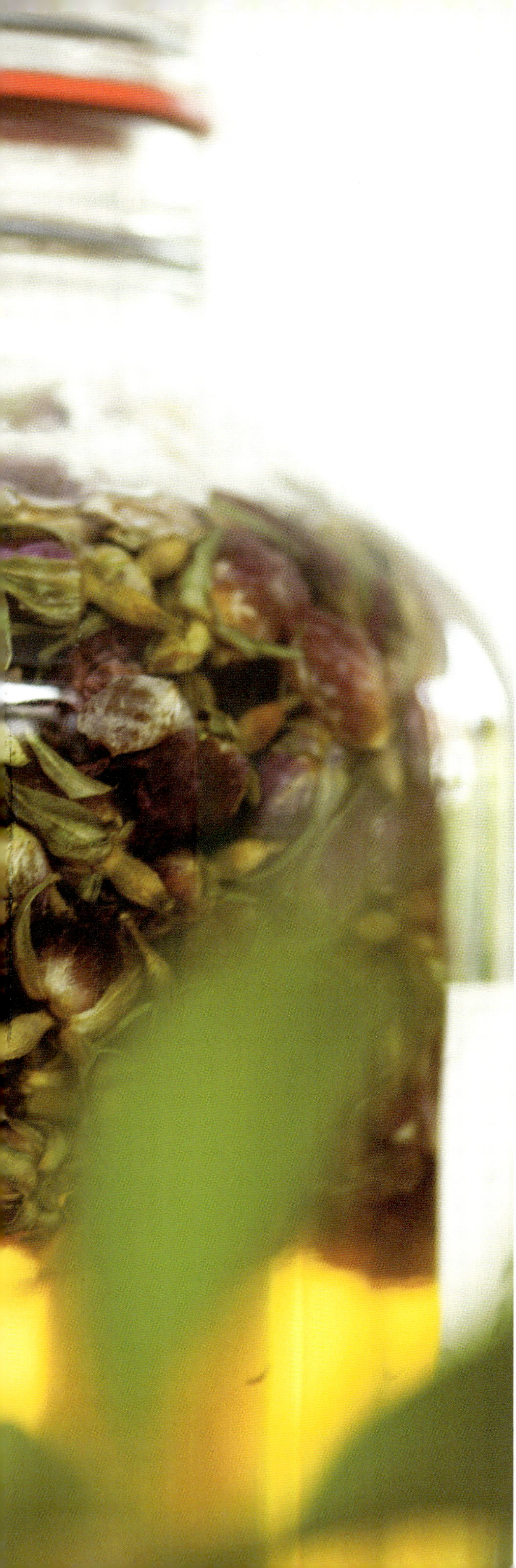

DIE BASIS VIELER REZEPTE: ÖLMAZERATE UND TINKTUREN

In vielen Rezepten ist die Herstellung eines Ölmazerates oder einer Tinktur angegeben. Für das Ölmazerat, auch Ölauszug genannt, werden die fettlöslichen Bestandteile der Pflanze in einem Trägeröl – am besten in Oliven-, Sesam-, Jojoba- oder Mandelöl – gelöst. Für die Tinktur, dem alkoholischen Auszug, werden die alkohol- und wasserlöslichen Bestandteile, wie Gerbstoffe, Harze und ätherische Öle, in 70 %ig unvergälltem Alkohol extrahiert. Der Vorgang der Herstellung ist in beiden Fällen ganz einfach: Zerkleinerte Pflanzenteile – frisch oder getrocknet – locker in ein Glas füllen und mit einem Pflanzenöl bzw. Alkohol übergießen. Ölmazerate sollen 3 Wochen in der Sonne oder in der Nähe einer Wärmequelle stehen, alkoholische Auszüge 7 Tage. Um die Wirkstoffe zu lösen, müssen die Gläser täglich geschüttelt werden. Abseihen und in dunkle Flaschen füllen. Achten Sie bei der Ölmazeration darauf, dass die Pflanzen ganz mit Öl bedeckt sind, ansonsten kann es zur Schimmelbildung kommen. Falls die Gläser im Freien stehen, holen Sie sie in der Nacht herein, damit sich kein Kondenswasser bildet.

Das bekannteste Ölmazerat ist das Johanniskrautöl – *gut für Haut und Haar – Licht und Sonne für die Seele*

Das heilkräftige, rot färbende Hypericin ist nur in den frischen Blüten enthalten, die Ende Juni zur Zeit der Sommersonnenwende – zu „Johanni" – in Blüte stehen. Aufgrund der in den Blüten enthaltenen Gerbstoffe, Flavonoiden und ätherischen Öle ist es ein gutes Mittel für entzündete Haut, Verbrennungen und Haarkuren. Die stimmungsaufhellende Wirkung von Johanniskraut ist wissenschaftlich gut belegt und dürfte in seiner Fähigkeit als Botenstoff zwischen Immunsystem und Nervensystem im Gehirn zu wirken, liegen. ***Vorsicht:*** Johanniskraut kann die Lichtsensibilität der Haut erhöhen.

Ganzkörpermassagen

Stimmungshebend, hautberuhigend

100 ml Johanniskrautöl (Basis kann Oliven-, Aprikosenkern- oder Mandelöl sein)
Ätherische Öle:
5 Tr. Muskatellersalbei
3 Tr. Orangenblüte (Neroli)
2 Tr. Mandarine

Tipp: Bei verbrannter Haut fügen Sie auf 1 TL Johanniskrautöl 10 Tr. Lavendelöl hinzu.

BABY & SCHWANGERSCHAFTSPFLEGE

Baby- und Kinderöl

Für Massagen, als Pflege und fürs angenehme Bad

200 ml Mandelöl
10 g Ringelblumen
50 g Sheabutter
5 g Kamillenblüten
5 Tr. ätherisches Rosenöl

Aus den frischen oder getrockneten Kräutern ein Ölmazerat herstellen, nach 3 Wochen abseihen, auf 40 °C erwärmen und die Sheabutter darin schmelzen lassen. Rosenöl hinzufügen, gut vermischen und nach dem Abkühlen in eine dunkle Flasche füllen. Für ein Bad vermischen Sie 1 EL mit einer kleinen Menge Naturshampoo, damit sich das Öl im Wasser gut verteilt.
Tipp: Für ein beruhigendes, schlafförderndes Öl, das gut als Massage für ein nervöses Schulkind geeignet ist, fügen Sie ätherisches Lavendelöl und Mandarine hinzu.

Brustbalsam

Bei Erkältung und für einen ruhigen Schlaf

80 ml Olivenöl
20 g Bienenwachs
15 Tr. Eukalyptus *(Eucalyptus radiata)*
10 Tr. Salbei *(Salvia lavandulifolia)*
5 Tr. Lavendel fein
5 Tr. Mandarine

Olivenöl auf 60 °C erhitzen und Bienenwachs darin schmelzen. Kaltrühren und vor dem Erkalten die ätherischen Öle hinzufügen. In einen Tiegel gießen und erst verschließen, wenn der Balsam erkaltet ist.
Für Kinder und Babys ab dem 3. Lebensmonat: Mit wenig Balsam Brust und Rücken einreiben. Für Inhalationen genügt eine erbsengroße Menge.
Achten Sie bei Eukalyptus und Salbei auf den oben angegebenen Chemotyp.

Öl gegen Schwangerschaftsstreifen

Zur Massage von Brust, Bauch, Po und Oberschenkeln

100 ml Avocadoöl
100 ml Sonnenblumenöl
50 ml Weizenkeimöl
50 g Sheabutter
5 g Frauenmantel
10 g Rosenknospen oder -blätter
5 Tr. ätherisches Rosen- oder Rosengeranienöl

Ein Ölmazerat aus Frauenmantel und Rosenknospen herstellen, Weizenkeimöl und ätherisches Rosen- oder Rosengeranienöl hinzufügen, gut schütteln – fertig ist Ihr Massageöl!

Massageöl für die Damm-Massage

50 ml Mandelöl
50 ml Weizenkeimöl
50 g Sheabutter
ca. je 5 g Frauenmantel und Ringelblumen

Stellen Sie aus diesen Zutaten ein Ölmazerat her und massieren und dehnen Sie damit ab der 33. Schwangerschaftswoche täglich sanft den Damm.

Brustöl

Zur Förderung der Milchbildung

100 ml Mandel- oder Aprikosenkernöl
je 1 g Kümmel, Anis und Fenchel

Die Samen zerstoßen und in einem Glas mit Öl übergießen. Täglich eine halbe Stunde lang auf 40 °C erwärmen und öfters schütteln. Nach 10 Tagen durch ein sauberes Tuch seihen und in eine dunkle Flasche füllen. Massieren Sie damit sanft Brust und Brustwarzen – es muss vor dem Stillen nicht entfernt werden.

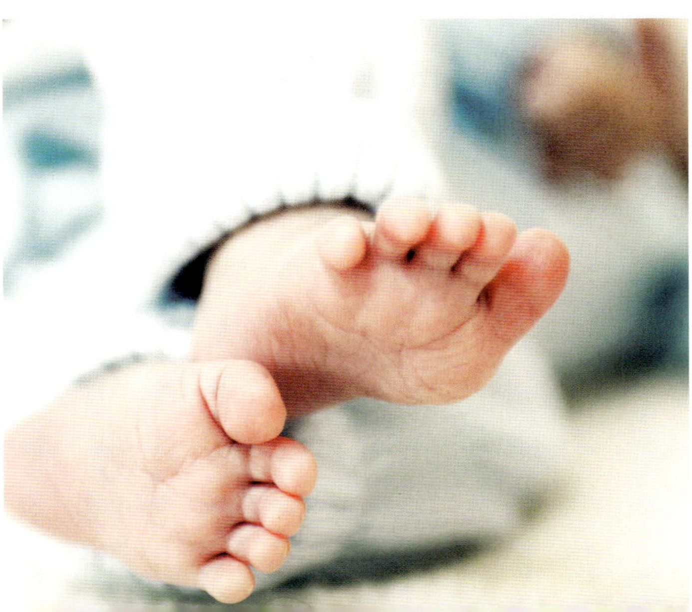

UNREINE HAUT & AKNEHAUT

Waschcreme

Zur Reinigung des Gesichtes am Abend und in der Früh, bei fetter Haut, unreiner und Aknehaut

40 g grüner Lehm
5 g naturbelassenes Vollsalz
20 g Mandelmehl
2 g gemahlene Olivenblätter

Zur Reinigung des Gesichtes eine kleine Menge mit Wasser, Salbei-, Pfefferminz- oder Hamamelishydrolat anrühren, auf das feuchte Gesicht auftragen, kurz einwirken lassen und mit lauwarmem Wasser abwaschen, dabei die Haut sanft massieren.
Tipp: Für eine Waschcreme mit Peelingeffekt mischen Sie zu 60 g Pulvermischung ca. 10 g feinen Meeressand aus dem Urlaub.

Pickelpaste

Zum Abheilen von Pickeln und zur Behandlung unreiner Hautstellen

10 g Zinksalbe aus der Apotheke
10 Tr. Rizinusöl
10 Tr. Sanddornöl
je 2 Tr. ätherisches Zitronen- und Teebaumöl
rote und rosa Tonerde

Mischen Sie alle Zutaten zusammen – von der roten und rosa Tonerde rühren Sie so viel dazu, dass eine geschmeidige Paste, die in der Farbe Ihrem Hautton entspricht, entsteht. Auf den gereinigten Pickel auftragen; kann auch flächig bei Unreinheiten angewendet werden.

Reinigende, beruhigende Maske

1 EL der Waschcreme-Pulvermischung
1 TL Spirulina Meeresalgen
1 TL Aloe-Vera-Gel
1 TL Traubenkern- oder Wildrosensamenöl
je 1 Tr. ätherisches Salbei-, Teebaum-, Lavendel- und Rosmarinöl

Die Waschcreme-Pulvermischung mit den Spirulina Meeresalgen vermischen und wahlweise mit Pfefferminz-, Salbeitee oder einem Hydrolat zu einem Brei anrühren. Je einen Tropfen der ätherischen Öle, das Aloe-Vera-Gel, das Traubenkern- oder Wildrosensamenöl hinzufügen. Vor dem Auftragen der Maske eventuell ein Gesichtsdampfbad machen, damit die Poren geöffnet sind. Die Maske auftragen, Augen aussparen, 20 Minuten einwirken lassen und mit lauwarmem Wasser abspülen. Anschließend ein Hydrolat aufsprühen und Creme auftragen.
Tipp: Diese Maske eignet sich auch gut zur Behandlung von Unreinheiten auf Rücken und Dekolletee (siehe S. 98).

Gesichtswasser

Zur Nachreinigung und Stabilisierung des sauren pH-Wertes, für die Reinigung und Erfrischung zwischendurch

Je 1 Teil Rosen- und Lavendelblütenhydrolat – das Gesicht sanft damit abreiben.
Tipp: Gesichtswasser auf die Hände sprühen, mit ein paar Tropfen Nachtkerzen- oder Sanddornöl verreiben und auf Gesicht und Hals auftragen.

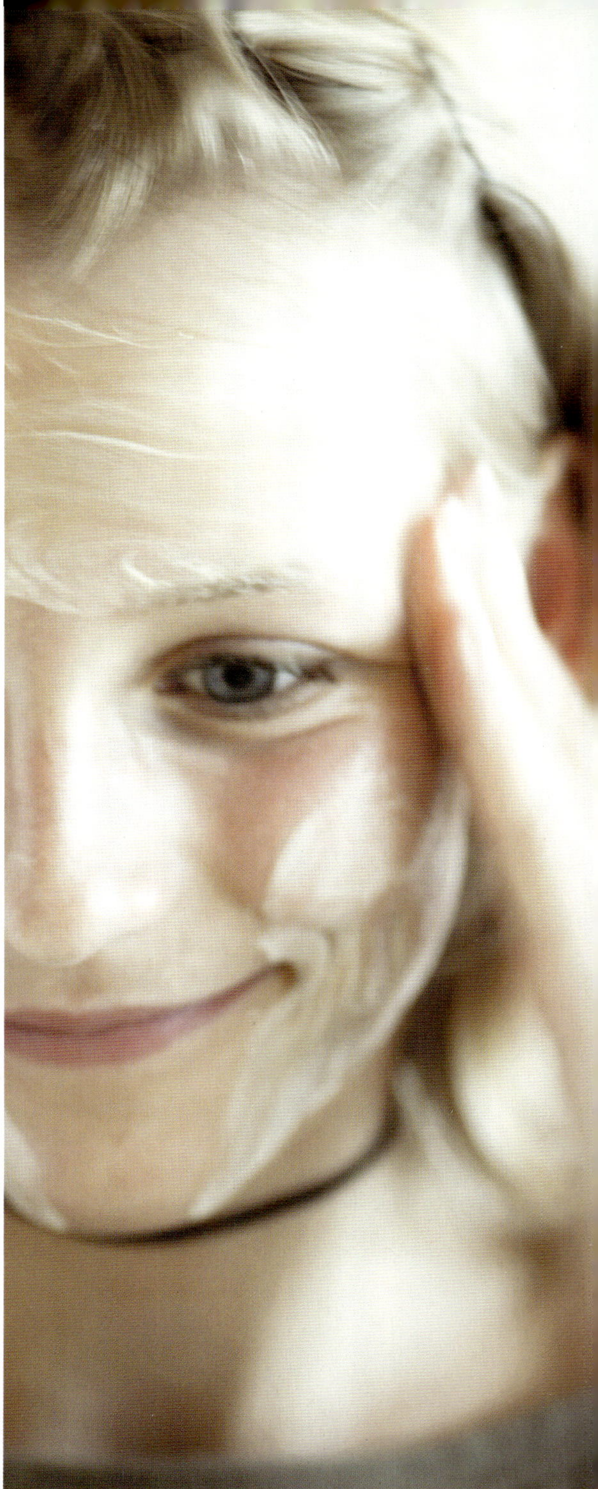

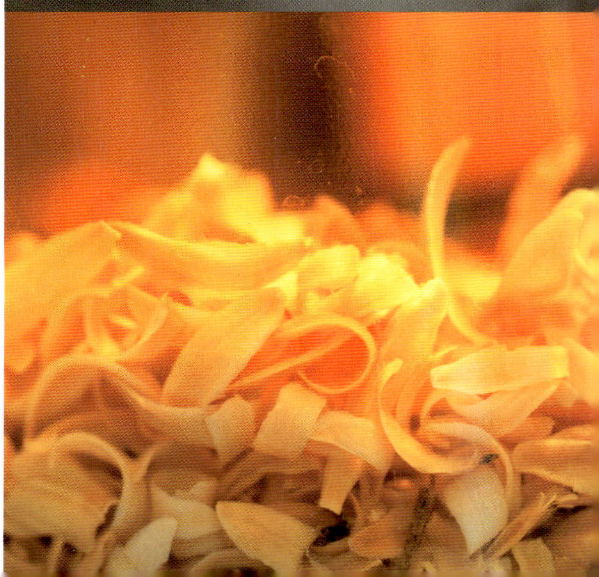

GESICHTSMASSAGEN

Gesichtsmassage

Gesichtsmassagen stellen in der Naturkosmetik eine wichtige „Intensivpflege" dar – ob für fette unreine Haut, für sensible oder für die alternde Haut als natürliche „Anti-Aging-Methode". Es gibt viele unterschiedliche Methoden der Gesichtsmassage. Zum einen geht es um die Berücksichtigung des Lymphflusses, das Einwirken auf die einzelnen Akupunkturpunkte und „Organfelder", zum anderen einfach um das Berühren der Haut und deren Sinnesrezeptoren und der Wirkung von pflanzlichen und ätherischen Ölen auf das Hautbild. Wichtig ist die Erfahrung, dass eine Entspannung des Gesichtes, kombiniert mit ruhiger, tiefer Atmung die Gesichtsmuskulatur weich werden lässt und eine Entspannung im ganzen Körper fühlbar wird.

Selbstmassage von Gesicht und Hals

Gesicht: Massagen im Uhrzeigersinn sind entspannend, sie stärken und nähren den Körper. Massieren Sie mit gut geölten Fingerspitzen und kleinen Kreisen im Uhrzeigersinn von der Mitte der Stirn nach außen zu den Haaransätzen der beiden Gesichtshälften. Massieren Sie weiter über alle Gesichtskonturen, von der Mittellinie des Gesichtes nach außen hinauf, über die Stirn, über und unter den Augen, von der Nase über die Wangen, um die Lippen herum jeweils von der Mitte ausgehend, und unterhalb des Kinns entlang des Kieferknochens bis hin zu den Ohren. Beziehen Sie die Ohren mit ein, indem Sie das Ohrläppchen zwischen Daumen und Zeigefinger nehmend mit rollenden Bewegungen am Außenohr entlang nach oben massieren.

Hals: Auf der Rückseite des Halses mit vier Fingern nach oben streichen, auf der Vorderseite jeweils nach unten. Massieren Sie die rechte Seite jeweils mit den Fingern der linken Hand und umgekehrt. Achten Sie darauf, dass die Finger immer sehr gut geölt sind! Am Schluss wird ein gut saugendes Papiertuch auf das Gesicht aufgedrückt (nicht wischen), um überschüssiges Öl wegzusaugen. Das Gesicht ist nun entspannt, die Haut weich und geschmeidig.

Gesichtsmassageöle

Massageöl für „reife" Haut: 50 ml Öl-Mischung aus Avocado- und Wildrosensamenöl im Verhältnis 2:1, dazu 2 Tr. Ylang-Ylang, 1 Tr. Vetiver, 1 Tr. Weihrauch und 1 Tr. Orange

Massageöl für fette, zu Unreinheiten neigender Haut: 50 ml Öl-Mischung aus Traubenkern- und Jojobaöl im Verhältnis 1:1, 2 Tr. Zitrone, 1 Tr. Grapefruit

Massageöl bei Akne: 50 ml Öl-Mischung aus Nachtkerzenöl (95 %) und Sanddornöl (5 %), 2 Tr. Salbei, 2 Tr. Wacholder, 1 Tr. Teebaum, 1 Tr. Lavendel

Massageöl zur Stärkung empfindlicher Haut: 35 ml Öl-Mischung aus Mandel-, Macadamianuss- und 5 ml Sanddornöl, 10 g geschmolzene Sheabutter

SPEZIALITÄTEN

Packung für die trockene und „reife" Haut

5 g Creme (W/O-Emulsion)
10 Tr. Aloe-Vera-Gel
10 Tr. Wildrosensamenöl
3 g weiche, leicht erwärmte Sheabutter
je 1 Tr. ätherisches Ylang-Ylang-, Jasmin- und Vetiveröl

Tragen Sie die Packung messerrückendick auf die gereinigte Haut auf. Wenn Sie vorher ein Gesichtsdampfbad machen, sind die Poren gut geöffnet. 20 Minuten einwirken lassen und mit einer feuchten Kompresse abnehmen.

Tipp: Wollen Sie die Packung gleichzeitig als Peeling verwenden, mischen Sie grob vermahlene Leinsamen oder Mandelmehl darunter und massieren Sie damit sanft Gesicht und Hals.

Lippenpflege-Balsam

Als Pflege, Schutz und Lippenstift-Unterlage

10 g Sheabutter
3 g Bienenwachs
20 Tr. Sanddornöl
je 3 Tr. ätherisches Mandarinen- und Zitronenöl

Sheabutter und Bienenwachs gemeinsam bei niedriger Temperatur aufschmelzen, rühren und vor dem Erkalten das Sanddornöl und die anderen ätherischen Öle hinzufügen. In einen kleinen Tiegel füllen. Sanddornöl gibt natürlichen Lichtschutz!

Salzpeeling oder -packung

Zur Unterstützung einer Cellulite-Behandlung

160 g Vollsalz
40 g Macadamianuss- oder Olivenöl
20 g vermahlene Efeublätter
je 1 ml ätherisches Zitronen-, Orangen- und Wacholderbeerenöl

Die Zutaten miteinander vermischen und in einem gut verschlossenen Glas vor Sonneneinwirkung geschützt aufbewahren. Das Gemisch kann als Duschsalzpeeling mit einer kleinen Menge Naturshampoo vermischt, oder als Körperpackung verwendet werden: Den feuchten Körper oder spezielle Körperstellen abreiben, 20 Minuten in Frischhaltefolie verpackt warm ruhen. Nachher lauwarm abduschen, vorsichtig trocknen. Während der Behandlung ausreichend trinken.

„Fußgeist"

Erwärmt und fördert die Durchblutung

50 ml Rosmarinhydrolat
50 ml Pfefferminzhydrolat
20 ml Pfefferminz- und Rosmarintinkturen
je 10 Tr. ätherisches Zitronen-, Zypressen- und Pfefferminzöl

Die ätherischen Öle in den Tinkturen auflösen und mit den Hydrolaten vermischen. In eine Flasche mit Sprühaufsatz geben und vor der Verwendung gut schütteln.
Tipp: Wenn Ihre Füße sehr trocken sind, vermischen Sie den Fußgeist in den Händen mit etwas Macadamianussöl und massieren Sie gut Ihre Füße.

Rasierwasser

Nach der Rasur und zur Erfrischung zwischendurch

30 ml Rosmarinhydrolat
30 ml Hamamelishydrolat
25 ml Rosenblütenhydrolat
15 ml alkoholischer Auszug aus Olivenblättern
je 5 Tr. ätherisches Zitronen- und Orangenöl
je 3 Tr. Vetiver, Eichenmoos, Zeder, Neroli (Orangenblüte)

Die Hydrolate vermischen, ätherische Öle im alkoholischen Auszug auflösen und unter die Hydrolate mischen. Vor Gebrauch schütteln, da sich ohne die Zugabe eines Lösungsvermittlers die ätherischen Öle oben absetzen. Durch den Olivenblätterauszug erhält das Rasierwasser eine schöne grüne Farbe.
Tipp: Sprühen Sie das Rasierwasser auf die Hand, geben ein paar Tropfen Jojobaöl dazu, verreiben beides zwischen den Händen und „ölen" damit Ihre Haut. Je nach Hautbedürfnis kann das Verhältnis zwischen Wasser und Öl variieren.

Pflegende, farblose Henna-Packung

Stärkt das Haar, gibt feinem Haar Fülle und Glanz, reduziert die Talgproduktion

Ca. 70 g – je nach Haarlänge – neutrales Hennapulver mit ca. 70 °C heißem Wasser zu einem dicken Brei verrühren. Lassen Sie ihn etwas abkühlen und tragen Sie ihn Strähne für Strähne auf die gut gewaschenen Haare auf und beachten Sie, dass alle Haare bedeckt sind. Haare in Frischhaltefolie einwickeln. Wärme intensiviert die Wirkung – also ein Handtuch darumwickeln. Nach einer Einwirkzeit von 30 Minuten ausspülen und Haare mit Shampoo waschen, um sämtliche Pulverreste zu entfernen. Ein wenig Cremespülung als Abschluss erleichtert das Auskämmen. Wenn das Haar sehr trocken ist, fügen Sie der Mischung 1/2 TL Kokosöl, ein anderes Pflanzenöl oder einen Eidotter hinzu.
Tipp: Wenn Sie helles Haar farbverstärken bzw. aufhellen wollen, fügen Sie je 1 EL pulverisierte Rhabarberwurzel und Kamillenblüten hinzu.

GUT GEPFLEGTES HAAR

Hennakur

Bei Talgschuppen, schnell fettendem und dünnem Haar

1 EL grüne Tonerde
je 2 Tr. ätherisches Wacholder-, Zypressen- und Geranienöl
Hamameliswasser

Eine kurmäßige Behandlung mit farblosem Henna bei Problemen wie trockener Seborrhoe mit Talgschuppen und schnell fettendem, dünnem Haar können alle zwei bis vier Wochen durchgeführt werden. Rühren Sie die Packung mit Hamameliswasser, grüner Tonerde und je 2 Tr. ätherischem Wacholder-, Zypressen- und Geranienöl an. Gut in die Kopfhaut einmassieren, abdecken und nach 20 Minuten ausspülen. Mit wenig Shampoo waschen und mit einer Pflegespülung – nur im Haar – abschließen.
Hinweis: Weißes Haar bekommt auch von farblosem Henna einen leichten Gelbstich.

Salbei-Spülung

Für dunkles Haar, bei schnell fettender Kopfhaut und Talgschuppen

50 ml Apfelessig
50 ml Salbeitinktur
je 20 Tr. ätherisches Salbei- und Lavendelöl
mehr als eine Hand voll Salbeiblätter

Die Salbeiblätter werden in ¾ Liter kochendes Wasser gegossen. Bedeckt 1 Stunde ziehen lassen und abseihen. Ca. 50 ml Apfelessig und 50 ml Salbeitinktur, in der Sie vorher das ätherische Salbei- und Lavendelöl gelöst haben, hinzufügen. In eine dunkle Flasche füllen und gut durchschütteln. Für jede Spülung entnehmen Sie ca. ¼ Liter, vorher gut schütteln. Diese Spülung hilft ebenso bei starkem Schwitzen der Kopfhaut.
Tipp: Verfeinern Sie das Rezept mit Lavendel-, Salbei- oder Hamamelishydrolat.

Für bestimmte Farbeffekte und -intensivierungen bereiten Sie sich Spülungen mit färbenden Zusätzen (siehe S. 80).

Haarölkur

Bei trockenem Haarboden (Sebostase), trockenen Schuppen und leichtem Haarausfall

3 EL Klettenwurzelöl
½ TL Nachtkerzenöl
½ TL Sheabutter
½ TL alkoholischer Auszug aus Ringelblumen
je 1 Tr. ätherisches Rosengeranien-, Weihrauch- und Rosmarinöl

Scheiteln Sie Ihr Haar und tragen das Öl mit Hilfe eines breiten Pinsels oder Wattepads auf die Kopfhaut auf. Nun den Haarboden mit gespreizten Fingern unter kräftigem Druck massieren und dabei die Kopfhaut verschieben. Anschließend den Kopf in eine Folie und einem Handtuch warm verpacken. Nach ca. 1 Stunde Haarboden und Haare waschen und die Kur mit einer sauren Spülung beenden. Diese Ölkur einmal wöchentlich über einen längeren Zeitraum durchführen.

Intensiv Lavendel-Aloe-Haarölkur 6:1

Bei fettem Haarboden (Seborrhoe), fetten Talgschuppen, Entzündungen und starkem Haarausfall

„Wässrige" 6-Tage-Kur:
Täglich je einen Teil Lavendelhydrolat und Aloe-Vera-Gel vermischt auf die Kopfhaut des gescheitelten Haares aufsprühen. Die Haarkur unter kräftigem Druck einmassieren und die Kopfhaut nachher kräftig trockenbürsten.

Ölpackung am 7. Tag:
3 EL Johanniskrautöl aus Olivenöl
1 TL Nachtkerzenöl
1 TL alkoholischer Auszug aus Olivenblättern
je 2 Tr. ätherisches Wacholder-, Zypressen- und Thymianöl
Alle Zutaten in einer Flasche gut schütteln. Die gleiche Massage wie oben beschrieben durchführen und anschließend Haare und Kopfhaut waschen.

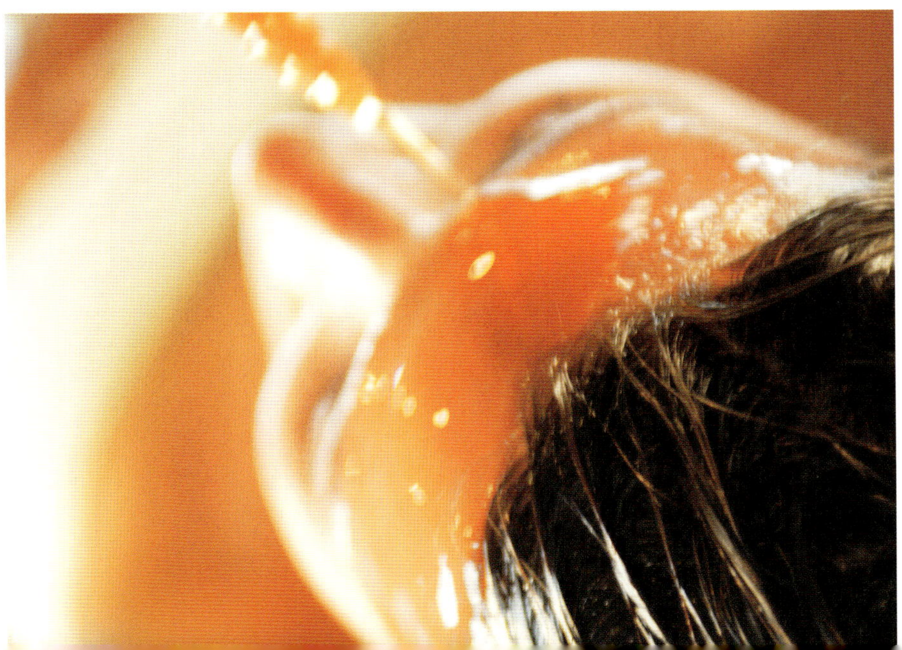

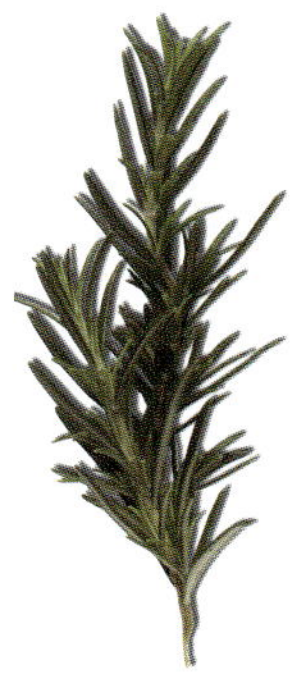

Rosmarin
(Rosmarinus officinalis)

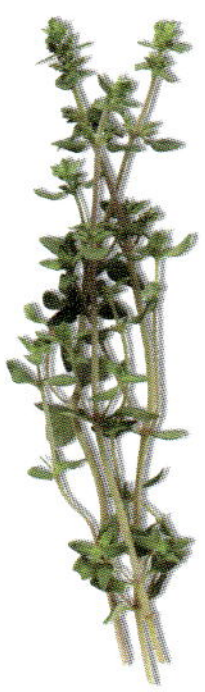

Thymian
(Thymus vulgaris)

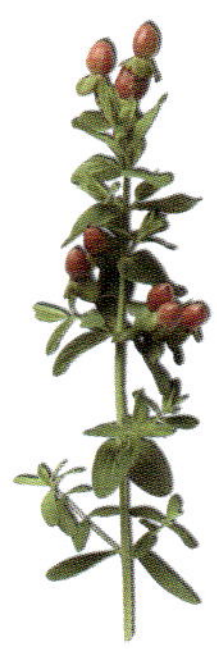

Johanniskraut
(Hypericum perforatum)

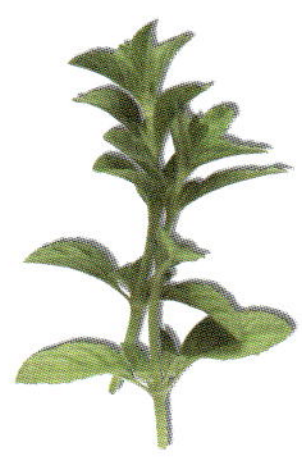

Pfefferminze
(Mentha piperita)

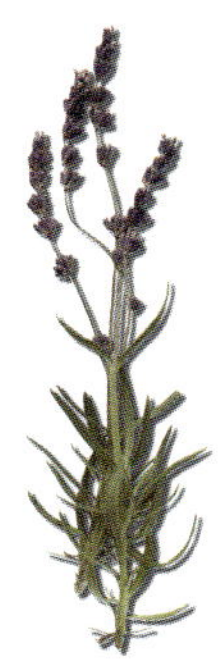

Lavendel
(Lavandula angustifolia)

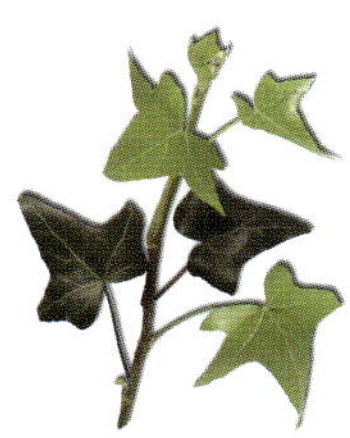

Efeu
(Hedera helix)

KLEINE ROHSTOFFKUNDE

Die jeweilige INCI-Bezeichnung wurde in Klammer gesetzt. Auf die Auflistung von Rohstoffen, die im Text ausführlich beschrieben wurden, wird hier verzichtet.

Ätherische Öle

Ätherische Öle sind Duftmoleküle, die in unterschiedlicher Menge in den verschiedenen Pflanzenteilen eingelagert sind. Sie werden in der Naturkosmetik als Duft- und Wirkstoffe eingesetzt und sind im Kapitel „Riechen, schmecken, fühlen – Naturaromen erleben" ausführlich beschrieben.

Aloe-Vera-Gel *(Aloe barbadensis)*

Aloe Vera (lateinisch: die Wahre/Echte) gehört zu den Liliengewächsen und gedeiht in den trockenen Zonen Europas, Afrikas, Amerikas und Asiens. Biologisch gezogene Pflanzen werden nicht zusätzlich bewässert, sie erhalten nur organische Düngung, wachsen langsam, Ernte und Schälung erfolgen per Hand und die Weiterverarbeitung ist schonend. Der so gewonnene Frischpflanzensaft hat einen hohen Anteil an Acemannan und anderen Vitalstoffen wie Vitaminen, Mineralien, Spurenelementen, Aminosäuren und sekundären Pflanzenstoffen. Er ist ernährungsphysiologisch besonders wertvoll und wird auch in der regenerierenden Hautpflege seit jeher verwendet. Als Feuchtigkeits- und Wirkstoffspender für jede Haut ist er in der natürlichen Haut- und Haarpflege ein wichtiger Bestandteil. Eine Aloe-Pflanze können Sie sich ohne großen Aufwand auf der Fensterbank ziehen – so haben Sie immer frisches Gel zur Hand!

Alkohol *(Alcohol)*

Reiner 96 %iger Alkohol, auch Weingeist oder Äthanol genannt, wird durch Gärung aus biologischen Pflanzen wie Kartoffeln, Reis und Getreide gewonnen. In der Naturkosmetik ist unvergällter Weingeist ein wichtiger Grundstoff für eine natürliche Konservierung, zur Herstellung von alkoholischen Pflanzenauszügen und als Desinfektionsmittel in der Produktion. Ein geringer Gehalt an hochwertigem Alkohol (bis 10 %) schadet nicht. Auf der Haut aufgebracht wirkt er tonisierend und verdunstet rasch.

Bienenwachs *(Cera alba)*

Ein Stoffwechselprodukt der Bienen, goldgelb bis bräunlich – je nach natürlichem Gehalt an heilkräftigem Propolis; der Schmelzpunkt liegt bei 60 °C. In der Naturkosmetik wird es in ungebleichter, unraffinierter Form als Konsistenzgeber in Cremes, Salben (die in der Naturkosmetik aus rechtlichen Gründen „Balsam" genannt werden), Lotionen und Lippenstiften eingesetzt; hat eine weitaus bessere hautschützende Eigenschaft als jedes synthetische Fett.

Bier *(hier gibt es keine INCI-Bezeichnung, es wird englisch „beer" angegeben)*

Ein Gärungsprodukt aus Getreide; seine pflegenden und stärkenden Eigenschaften für das Haar beruhen auf dem Gehalt an Vitaminen, Mineralstoffen und Hefe. Mit Bier gespültes Haar ist kräftig und widerstandsfähig – keine Angst, der Geruch verschwindet rasch! Haargels auf Bier- und Zuckerbasis sind außerordentlich pflegend!

Essig *(Acetum)*

Der zu Wein vergorene Fruchtsaft wird durch Essigbakterien noch einmal zur Gärung gebracht und Alkohol in Säure umgewandelt. Essig enthält mindestens 5 % Essigsäure, die adstringierend, tonisierend, juckreizstillend, kühlend und desodorierend wirkt. Vitamine, Mineralstoffe, Eiweiß, Lipide und sein saurer, hautgleicher pH-Wert machen ihn zu einem idealen Pflegemittelzusatz für unreine Haut, Gesichtsdampfbäder, Reinigungspräparate, Badezusätze und Fußbäder mit hornhauterweichender Eigenschaft.

Fette
flüssige Pflanzenöle und feste Pflanzenfette

Jedes Fett, ob tierisch oder pflanzlich, besteht chemisch gesehen aus Fettsäuren und Glycerin, einem dreiwertigen Alkohol. Die Art der Fettsäuren bestimmt, ob es sich um festes oder flüssiges Fett handelt. In der Botanik sind Öle und Fette pflanzliche Stoffwechselprodukte mit hochwirksamen Inhaltsstoffen. Wichtige bioaktive Substanzen, so genannte Fettbegleitstoffe, sind in kleinen Mengen enthalten und spielen für die Ernährung, aber auch für die Haut eine wichtige Rolle. Flavonoide (Pflanzenfarbstoffe), Vitamine, Carotinoide, Phytosterole, Lecithin, Spurenelemente und Aromastoffe unterstützen die Haut in ihren Schutz- und Abwehrfunktionen, regulieren den Verhornungsprozess, wirken ausgleichend, regenerierend, verzögern im Zusammenhang mit essentiellen ungesättigten Fettsäuren als Schutz vor freien Radikalen und Phytohormonen die Hautalterung. So gesehen sind sie die „Anti-Aging-Wunder" in der natürlichen Hautpflege!
Die Qualität aller Fette – ob flüssig oder fest – hängt von der Qualität des „Pressgutes", aber auch von der Pressung selbst ab. Für hochwertige Naturkosmetik kommen als Ausgangsstoffe nur reife Früchte oder bestes keimfähiges Saatgut in Frage. Wichtig sind eine schonende Pressung, ohne vorherige Erhitzung, und die Beachtung der niedrigen Presstemperatur während der gesamten Dauer der Pressung. Etwas ganz Besonderes sind Öle, die unter Licht- und Luftabschluss, bei einer Temperatur von 40 °C gepresst und dann unter Vakuum abgefüllt werden – sie sind in ihrer Qualität so gut, als befänden sie sich noch in der Nuss oder im Samen.

Ein wesentliches Unterscheidungsmerkmal bei Fetten und Ölen sind ihr Gehalt an unterschiedlichen Fettsäuren. Ein hoher Anteil an mehrfach ungesättigten Fettsäuren, die freie Radikale an sich binden und unschädlich machen können, sind im Borretschsamenöl, Nachtkerzenöl, Wildrosensamenöl, Traubenkernöl, Granatapfelsamenöl, Hanföl und Leinöl enthalten. Sie sind sehr reaktionsfreudig, müssen daher dunkel und kühl aufbewahrt werden und wenn möglich durch die Zugabe von natürlichem Vitamin E zusätzlich vor Oxidation geschützt werden. Sie spielen in der Ernährung eine wichtige stoffwechselaktive und zellschützende Rolle, sollten aber in geringen Mengen genossen werden. In der Hautpflege haben sie – mit anderen Pflanzenölen vermischt – wichtige hautregenerierende Eigenschaften.

Zur Begriffsbestimmung der Fettsäuren

Gesättigte Fettsäuren = Stearinsäure (feste Fette wie Kokosöl und Butter)
Einfach ungesättigte Fettsäuren = Ölsäure (z. B. im Olivenöl)
Zweifach ungesättigte Fettsäuren = Linolsäure oder Omega-6-Fettsäure (z. B. im Distelöl), sind essentiell und werden vom Körper selber nicht hergestellt. Dreifach ungesättigte Fettsäuren = Linolensäure oder Omega-3-Fettsäure (z. B. im Nachtkerzenöl), sind essentiell und werden vom Körper selber nicht hergestellt.

Einige Pflanzenöle und Vorschläge für ihre Verwendung:

Aprikosenkernöl *(Prunus armeniaca)*:
65 % Ölsäure, gutes Massageöl, duftet leicht nach Marzipan, ist gut verträglich, für alle Hauttypen geeignet

Avocadoöl *(Persea gratissima)*:
Hoher Anteil an Ölsäure und wichtigen Fettbegleitstoffen, fördert die Zellregeneration, gut mischbar mit Ölen wie Nachtkerze, Sanddorn, etc.

Distelöl *(Carthamus tinctorius)*:
Hoher Anteil an Linolsäure und Vitamin E, schützt vor vorzeitiger Hautalterung

Jojobaöl *(Buxus chinensis)*:
Ein flüssiges Pflanzenwachs, nahezu unbegrenzt haltbar, gut für die Hautpflege, feuchtigkeitsregulierend, kein Fettglanz, für jeden Hauttyp geeignet, auch als leichter Sonnenschutz

Kakaobutter *(Theobroma cacao)*:
Aus den Samen der Kakaobohne als Nebenprodukt bei der Kakaopulvererzeugung gewonnen, schmilzt bei 35 °C und somit auch schnell auf der Haut

Kokos/öl-fett *(Cocos nucifera)*:
Hoher Anteil an Stearinsäure, herrlicher Kokosduft, schmilzt bei 25 °C, gut für die Haarpflege, kühlend bei Neurodermitis vermischt mit Nachtkerzenöl

Mandelöl *(Prunus dulcis)*:
Enthält 80 % Ölsäure, ein Klassiker in der Hautpflege für trockene und spröde Haut, für Massagen und die Babypflege

Macadamianussöl *(Macadamia integrifolia)*:
Als „Königin der Nüsse" besitzt sie einen hohen Anteil an Ölsäure und Palmitoleinsäure, gutes Massageöl, für eine intensive Hautpflege

Nachtkerzenöl *(Oenothera biennis)*:
Hoher Anteil an Linol- und Linolensäure, für Gesichtsmassagen, innerlich und äußerlich bei Neurodermitis und Schuppenflechte

Olivenöl *(Olea europaea)*:
Hoher Anteil an Ölsäure und Vitamin E, hautregenerierend für trockene und schuppige Haut, eignet sich gut für Ölmazerate und als leichter Sonnenschutz

Sanddornöl *(Hippophae ramnoides)*:
Intensiv orange Farbe, dient als natürlicher Lichtschutz, zellschützend und -regenerierend, fördert die Abwehrkräfte, ist mit anderen Ölen zu mischen

Sesamöl *(Sesamum indicum)*:
Ausgleichendes Öl, reich an Öl- und Linolsäure, für ayurvedische Behandlungen, Ölpackungen

Sheabutter *(Butyrospermum parkii)*:
Ausgeglichener Anteil an Stearin- und Ölsäure, besonders hoher Anteil an Fettbegleitstoffen, intensiv hautpflegend, leichter Sonnenschutz

Traubenkernöl *(Vitis vinifera)*:
Guter Schutz vor freien Radikalen, leichtes Öl zur Pflege fetter und unreiner Haut

Weizenkeimöl *(Triticum vulgare)*:
Enthält viel Vitamin E, Linol- und Linolensäure, für trockene, reife Haut, für Schwangerschaftspflege

Wildrosensamenöl *(Rosa mosqueta)*:
Reich an Linolensäure, pflegt reife Haut intensiv

Honig *(Mel)*

Naturreiner Honig ist reich an Vitamin B, C und Mineralstoffen. Er enthält Enzyme und Säuren und wirkt dadurch leicht antiseptisch. Sein Zucker bindet Feuchtigkeit in der Haut, sodass er ein hervorragender Bestandteil in Packungen, Masken und Bädern ist.

Hydrolate

Hydrolate sind Destillationswässer, die bei der Produktion von ätherischen Ölen durch Wasserdampf- oder Wasserdestillation als Nebenprodukt anfallen. Sie sind sehr wertvoll für Haut und Haar, da sie alle wasserlöslichen Bestandteile der Pflanze enthalten. Ihren Duft haben sie durch die Restbestände an ätherischem Öl. Um das rasche Verderben zu verhindern, werden sie mit mindestens 10 % biologischem Weingeist konserviert. Sie sind vielseitig verwendbar: als Hautpflegemittel, zur Erfrischung, als Rasierwasser, als Raum-, Fuß- und Kopfhautspray, als Basis für Naturparfums, zum Anrühren einer Gesichtsmaske und für Gesichtskompressen.

Rosenblütenhydrolat *(Rosa damascena)*:
Harmonisierend, reinigend, leicht tonisierend, für jeden Hauttyp

Orangenblütenhydrolat *(Citrus aurantium)*:
Hautpflegend und reinigend, für jede Haut

Kamillenhydrolat *(Chamomilla recutita)*:
Beruhigend, entzündungshemmend, für empfindliche Haut

Lavendelhydrolat *(Lavandula angustifolia)*:
Reinigend, tonisierend, entzündungshemmend und beruhigend, für jede Haut und beruhigende Kompressen

Pfefferminzhydrolat *(Mentha piperita)*:
Reinigend, tonisierend, klärend, bei müder Haut

Rosmarinhydrolat *(Rosmarinus officinalis)*:
Reinigend, durchblutungsfördernd, für schlecht durchblutete Haut, als Kopfhautspray zur Aktivierung des Haarwuchses

Hamamelishydrolat *(Hamamelis virginiana)*:
Klärend und belebend, für jede Haut, geeignet auch als Rasierwasser

Kräuter

Blüten, Blätter, Wurzeln, Samen, Rinden und Früchte – all diese Pflanzenteile kommen in der Naturkosmetik zur Anwendung und können in der nachfolgenden Form in Kosmetikprodukte eingearbeitet werden.
a) Getrocknet und fein vermahlen sind sie gut für Duschsalze, Peelings, Gesichtsmasken und -packungen, ebenso für Haarpackungen.
b) Beim Aufguss werden die zerkleinerten Kräuter mit kochendem Wasser übergossen, verrührt, zum Ziehen stehen gelassen und abgeseiht. Die Länge des Ziehens beeinflusst die Farbe, den Gehalt an ätherischen Ölen und die Wirkung des Aufgusses. Je länger der Aufguss steht, desto mehr Gerbstoffe werden gelöst.
c) Abkochung: Pflanzen, die hitzebeständige Wirkstoffe enthalten wie Rinden, Wurzeln und Samen werden ca. 10 Minuten gekocht.

d) Kaltansatz: Um Schleimstoffe (z. B. Eibisch für gereizte Haut) zu lösen, werden die Kräuter mit lauwarmem Wasser übergossen, einige Stunden stehen gelassen, leicht erwärmt und verwendet.
e) Der alkoholische Auszug von Tinkturen und der Ölauszug bei Mazeraten findet sich im Rezeptteil beschrieben.

Häufig verwendete Kräuter und ihre Wirkung auf die Haut:

Basilikum ***(Ocimum basilicum, Blätter):***
Erfrischend, kühlend, gleichzeitig anregend, bei müder Haut

Birke ***(Betula pendula, Blätter):***
Stoffwechsel- und flüssigkeitsmobilisierend, zur Pflege der Kopfhaut und Haare, bei Cellulite und unreiner Haut

Efeu ***(Hedera helix, Blätter):***
Durchblutungsfördernd, flüssigkeitsmobilisierend, strafft die Haut, bei Cellulite

Eiche ***(Quercus robur, Rinde):***
Zusammenziehend, bei Hautunreinheiten und Ekzemen

Frauenmantel ***(Alchemilla vulgaris, blühendes Kraut):***
Zusammenziehend, klärend, stärkt die Haut, vor allem während der Schwangerschaft und für alternde Haut geeignet

Johanniskraut ***(Hypericum perforatum, Blüten):***
Entzündungshemmend, beruhigend und heilend bei spröder, rauer und nervöser Haut, für Haarpackungen; Vorsicht, kann die Haut lichtempfindlich machen!

Kamille ***(Chamomilla recutita, Blüten):***
Entzündungshemmend, beruhigend, bei nervöser, sensibler, entzündungsbereiter Haut

Klette ***(Arctium lappa, Wurzel):***
Mobilisiert den Stoffwechsel, als Ölauszug bei Haarproblemen, bei unreiner, schuppender und zu Allergien neigender Haut

Lavendel ***(Lavandula angustifolia, Blüten):***
Entspannend, beruhigend, stillt Juckreiz und regt die Zellbildung an, zur Narbenbehandlung, bei problematischer Haut wie Neurodermitis, aber auch zur täglichen Pflege

Linde ***(Tilia cordata, Blüten):***
Beruhigend und besänftigend, verfeinert das Hautbild, günstig bei trockenem Haarboden

Neembaum ***(Melia azadirachta, Blätter und Wurzel):***
Antibakteriell und pilzhemmend, stärkt die Kopfhaut, hilft bei unreiner Haut und in der Zahnpflege

Orange ***(Citrus sinensis, Blüten):***
Beruhigend und pflegend für alle Hauttypen

Pfefferminze ***(Mentha piperita, Blätter):***
Erfrischend, kühlend, stark desinfizierend, bei großporiger, unreiner, fetter Haut, auch bei Akne

Ringelblume ***(Calendula officinalis, Blütenblätter):***
Regt die Zellbildung an, wirkt entzündungshemmend, reinigend und klärend, bei unreiner, sensibler, trockener und alternder Haut, zur Babypflege

Rose ***(Rosa gallica officinalis, Rosa damascena, Blütenknospen und -blätter):***
Rose gleicht aus, daher ist sie sowohl für trockene als auch für fette Haut, besonders aber für alternde Haut und zur Babypflege geeignet.

Rosmarin ***(Rosmarinus officinalis, Blätter):***
Sehr stark durchblutungsfördernd, tonisierend, vor allem für fette Haut – auch Kopfhaut, aber auch für müde, alternde Haut und Cellulite

Salbei ***(Salvia officinalis, Blätter):***
Antibakteriell und zusammenziehend, schweißreduzierend, hormonelle Wirkung, bei Akne, unreiner Haut und auch als Zusatz zum Rasierwasser und zu färbenden Haarpflegemitteln

Spitzwegerich ***(Plantago lanceolata, Blätter):***
Zusammenziehend, entzündungshemmend, stärkt die Haut, sowohl bei unreiner als auch bei alternder Haut

Süßholz ***(Glycyrrhica glabra, Wurzel):***
Entzündungshemmend, entspannend für die Haut

Thymian ***(Thymus vulgaris, blühendes Kraut):***
Stark antibakteriell und entzündungshemmend, bei Akne und unreiner Haut

Wacholder ***(Juniperus communis, Früchte):***
Flüssigkeitsmobilisierend im Gewebe, bei Cellulite

Weide ***(Salix alba, Rinde):***
Entzündungshemmend und zusammenziehend, für problematische Haut, günstig auch in der Haarpflege

Zinnkraut ***(Equisetum arvense, Kraut):***
Stärkt das Gewebe, vor allem das Bindegewebe, wirkt zusammenziehend, bei müder, alternder Haut, in der Haarpflege

Kreide ***(Calcium carbonicum)***
Ein feines, weißes, geruch- und geschmackloses Pulver, das in natürlichen Zahnpasten als Putzkörper verwendet wird. Es kann auch zur Einstellung des pH-Wertes in einem basischen Fuß- oder Wannenbad verwendet werden.

Lanolin ***(Lanolin)***
Nicht zu verwechseln mit Lanolin nach dem Deutschen Arzneibuch, das zu 65 % aus Lanolin, 15 % Paraffinöl und 20 % Wasser besteht. Das in der Naturkosmetik verwendete Lanolin ist das wasserfreie, gereinigte Wollfett lebender Schafe, das bei produktschonender Temperatur durch langes Rühren schonend von seinem typischen, unangenehmen Schafgeruch befreit, aber nicht konserviert wird. Es hat ausgezeichnete hautpflegende Eigenschaften, bindet die Feuchtigkeit in der Hornhaut und wirkt in W/O-Emulsionen als natürlicher Emulgator.

Salz ***(Sal)***
Das in der Naturkosmetik verwendete Salz ist unbehandeltes Meer- oder Steinsalz. Bergmännisch abgebaut wird es mechanisch zerkleinert und vermahlen. Es handelt sich immer um „Vollsalz" mit einem hohen Anteil an Mineralstoffen und Spurenelementen. Gesättigte Sole hat einen Salzgehalt von 26 %. Handelsübliche Salze sind Siedesalze, die in der Regel mit Wasser gelöst aus dem Erdinneren gepumpt, in industriellen Anlagen raffiniert, gebleicht, ausgelaugt und mit Zusätzen versehen werden.

Spirulina Meeresalgen ***(Spirulina platensis)***
Ist eine unter schonenden Bedingungen getrocknete Braunalge mit einem Wunder an Inhaltsstoffen von mehrfach ungesättigten Fettsäuren, Proteinen, Aminosäuren, Vitaminen, Mineralstoffen und Spurenelementen. Die dunkelgrüne Farbe enthält sie durch den hohen Gehalt an Chlorophyll. Sie ist eine ausgezeichnete natürliche Nahrungsergänzung und ein wahrer Jungbrunnen für die Haut!

Stutenmilch ***(Lac)***
Enthält über 100 biologisch und kosmetisch wirksame Stoffe, ist reich an Mineralstoffen und Vitamin C und besonders für zarte, empfindliche Haut oder für geschädigte Haut eine Wohltat. Sie sollte aus einem Betrieb stammen, der Wert auf artgerechte Tierhaltung legt.

Tonerden ***(Clay illite) – auch als Naturerden oder Lehm bezeichnet***
Sie sind ein Gemisch aus Mineralstoffen und Spurenelementen, die sich durch Erosion unter eiszeitlichem Einfluss vor Jahrtausenden gebildet haben.
Sie werden im Tagbau gewonnen, sonnengetrocknet und anschließend zu feinstem Pulver vermahlen. Je nach Mineralstoffzusammensetzung haben sie unterschiedliche Farben. Innerlich eingenommen wirken sie absorbierend und darmreinigend und liefern gleichzeitig wichtige Mineralstoffe. Für Haut und Haar sind sie ein unverzichtbarer Bestandteil in der Pflege und Reinigung.

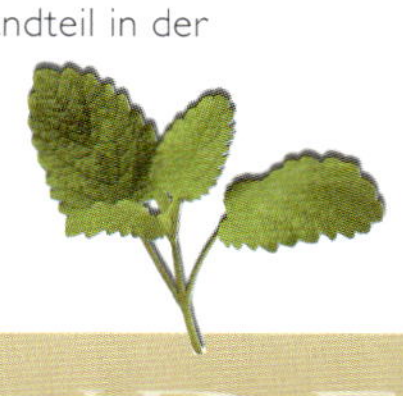

REGISTER

A

Akne 30, 38–40, 57, 60, 90, 105, 111f.
Akupressurpunkte 73
Allergien 60, 91
Aloe-Vera 62, 72, 113f.
Anti-Aging 111, 113, 115
Arbeitsgruppe Naturkosmetik 10
Aromabad 99
Aromatherapie 92
Ätherische Öle 15, 19, 37, 41f., 48, 53, 55, 70, 77, 92–95, 97, 100, 109
Ayurveda 88

B

Babymassage 108
Blutgruppendiät 22

C

Caa-Hee 86
CE-Zeichen 60
Chemotyp 87, 92–94
Chlorwasser 78
COLIPA-Test 59
Corium 26, 27
Couperose 40, 100

D

Damm-Massage 109
Dermis 26
Dis-Stress 20
Druckpunktmassage 55
Durchblutungsstörungen 55

E

Ecocert 8
Eigenschutzzeit 61f.
Ekzem 36, 40, 97, 102, 105
Elostase 60
Epidermis 26
Erkältung 55, 94, 98f., 101, 108
EU-Kosmetikverordnung 11, 91
Eu-Stress 20

F

Farbspülungen 80
Fett 11, 21f., 26–28, 30f., 38, 71, 97, 99, 111
Fettbegleitstoffe 19, 21, 41, 43, 85
Feuchtigkeitscreme 35, 112
Floatarium 98
Flüssigkeitsbedarf 28
Fußbäder 52, 55
Fußpilz 52f.
Fußreflexzonenmassage 55
Fußschweiß 53

G

GMO-Verordnung 12
Good Manufacturing Practise (GMP) 15
Grinberg-Methode 52
Gümbel, Dietrich 89

H

Haarausfall 73, 76f., 90
Haarfollikel 21, 68
Haarschaft 68, 75, 78
Haarwäsche 78, 80
Haarwuchsmittel 76
Hautkrebs 61f.
Henna 80, 87
Homöopathie 23
Hormone 20, 27f., 30, 35, 41, 56, 62, 76, 87, 89, 113–115
Hühneraugen 52, 55

I

Immunsystem 26, 57, 59, 99, 113, 115
INCI-Nomenklatur 11
Infrarot 57, 59

K

Klimakterium 113f.
Kollagen 27, 30, 60, 109, 114
Kompressen 39, 45, 111
Körpergeruch 27, 95
Kosmetikverordnung 9, 11, 89, 91

L

Lebensmittelcodex 9
Lichtschutzfaktor (LSF) 62
Lichtschwiele 26, 57–59, 115

M

Meister Proper 95
Melanin 26, 46, 58, 62f., 69, 78
Melanom 59
Meridiane (Meridiansysteme) 73, 75, 98
Milchbad 99
Mindesthaltbarkeit 13f.
Mundgeruch 88
Muttermilch 109

N

N (umweltschädlich)
Nahrungsergänzungsmittel 10, 21, 77
Naturfriseur 80f.
Naturkosmetik-Qualitätssiegel 10
Naturshampoo 39, 70, 72, 75, 95, 97, 107–109
Neurodermitis 36, 50, 57, 101f., 105
Niere 19, 23, 89, 97, 99

O

ÖKO-Test 60, 70, 79
Ölbad 50
Öl-in-Wasser-Emulsion 30, 35f., 38, 48
Öl-Salzpeeling 97
Ölziehen 88
Östrogen 31, 76, 90, 111, 113–115
Ozon 24, 57f.

P

Pamitoleinsäure 62
Paracelsus 91
Peeling 37, 39, 42, 49, 55, 97, 111f., 114
Pflanzenhaarfarben 79, 80f.
Pflanzenhormone 115
PH-Wert 23, 27, 70–72, 112
Phytohormone 115
Polyethylenglycole (PEG) 12, 70

R

Radikale, freie 60, 115
Rasierwasser 111f.
Reinigungsmilch 36–38, 40, 44,
Relax 95
Repetitive Strain Injury (RSI) 48
Rohstoff-Positivliste 10f.
Rosencreme 87
Rosenöl 39, 87, 100, 108
Rosenwasser 15, 45, 86

S

Sauerstoff 38, 57, 94, 113
Sauna 100
Säureschutzmantel 19, 31, 48, 71, 107f., 112
Schlaf 20, 26, 99, 102
Schuppenflechte 36, 57, 101
Schwangerschaft 23, 27f., 109, 114
Seborrhoe 30, 38, 77
Sheabutter 41, 49, 55, 102, 109
Solebad (Sole-Dampfbad) 39, 98
Sonnenbrand 58–61
Stress 19, 20, 27, 50, 57, 61, 63, 101, 111, 115
Subcutis 27
Süßungsmittel 21

T

T (toxisch) 92
Talgdrüse 21, 27f., 30f., 37, 42, 44, 46f., 52, 68, 70f., 77, 111
Tenside 10, 45, 60, 70, 75, 97
Tierversuche 14
Titandioxid 46, 60
Tonus 28, 30
Trennkost 22
Turgor 23, 27f.

U

UV-Bestrahlung 24
UV-Index 58

V

Vitamin A 21, 44, 62
Vitamin C 21, 44
Vitamin E 44
Vitamin D 27, 57, 58

W

Wasser-in-Öl-Emulsion 35–37, 40–42, 48, 114
Wechseljahre 111, 113
Weißeleffekt 60
Wiffzack 95

X

Xi (reizend, sensibilisierend) 92
Xn (gesundheitsschädlich) 92

Z

Zahnpasta 45, 88, 111
Zinkoxid 46, 60, 107
Zucker 21, 45, 49

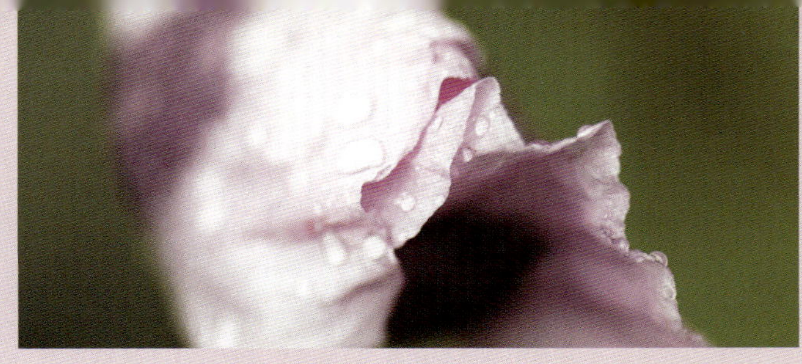

Danksagung

Für die anregenden Gespräche, die ich während der Zeit der Buchentstehung zu den jeweiligen Themen mit Freundinnen führen konnte, möchte ich mich sehr herzlich bedanken. Mein Dank gilt auch unseren Mitarbeiterinnen, die während dieser Zeit die Produktion sehr selbstständig bewältigt haben und meinem Mann, von dem ich viel Unterstützung erhielt. Danken möchte ich Frau Schachtmeyer für die harmonische Gestaltung, Herrn Eisenberger für die eindrucksvollen Bilder, Frau Hölzl für die Konzeptualisierung und nicht zuletzt der Lektorin Frau Göttche, die die Entstehung des Buches kompetent und einfühlsam begleitet hat.

Die Autorin Maria Pieper

Jahrgang 1951, lebt in Salzburg. Pädagogisch-psychologische Ausbildung, lebte gemeinsam mit ihrem Mann und drei Kindern 15 Jahre als „Aussteigerin" in der Südsteiermark. Dort widmete sie sich neben ihrer Tätigkeit als Lehrerin der Herstellung und dem Direktvertrieb von Gesundheits- und Körperpflegeprodukten und hielt Vorträge und Seminare zum selben Thema. Nach Salzburg zurückgekehrt Gründung eines auf Herstellung hochwertiger Naturkosmetik spezialisierten Betriebes.

Literaturhinweise

Gümbel, Dietrich: Ganzheitsmedizinische Hauttherapien mit Heilkräuter-Essenzen. 2. überarb. Auflage. Haug Verlag. Heidelberg 1986

Janistyn, Hugo: Handbuch der Kosmetika und Riechstoffe. Dr. Alfred Hüthig Verlag. Heidelberg 1978

Schrader, Karlheinz: Grundlagen und Rezepturen der Kosmetik. Hüthig Buch Verlag. Heidelberg 1989

Wiegele, Miriam: ABC der Kräuterheilkunde. NORKA Buch- und Zeitungsverlag. Klosterneuburg 1999

Zimmermann, Eliane: Aromatherapie für Heilberufe. Sonntag Verlag. Stuttgart 1998

Quellennachweis

Zeitschrift ÖKO TEST, Ausgabe Oktober 2003

Österreichisches Lebensmittelrecht, Codexkapitel B 33 - Kosmetische Mittel - Teilkapitel: Naturkosmetik - „Naturkosmetikerlass" vom 22.07.02

Bundesverband deutscher Industrie- und Handelsunternehmen für Arzneimittel, Reformwaren, Nahrungsergänzungsmittel und Körperpflegemittel e.V. (BDIH) Richtlinie „Kontrollierte Naturkosmetik" sowie deren Positivliste 5.3. nach FA-Beschluss vom 24.09.03

ECOCERT: Standards for ecological and organic cosmetics, January 2003

Bildnachweis

Folgende Abbildungen stammen aus dem Archiv der Grünen Erde: S. 42, 50, 62, 75, 96, 124, 126.
Alle anderen Fotografien sind von Harald Eisenberger.

Impressum

Die Deutsche Bibliothek – CIP-Einheitsaufnahme
Ein Titelsatz für diese Publikation ist bei
Der Deutschen Bibliothek erhältlich.

1. Auflage 2004
Konzept: Elisabeth Hölzl, Maria Pieper
Graphische Gestaltung: Claudia von Schachtmeyer
Technische Bearbeitung: Josef Embacher
Lektorat: Astrid Göttche
Reprographie: Pixelstorm Kostal & Schindler OEG, Wien
Druck: Universitätsdruckerei Klampfer, Weiz

ISBN 3-85498-371-9

Christian Brandstätter
Verlagsgesellschaft m.b.H
A-1015 Wien, Schwarzenbergstraße 5
Telefon (+43-1) 512 15 43-0
Telefax (+43-1) 512 15 43-231
E-Mail: cbv@oebv.co.at
www.brandstaetter-verlag.at

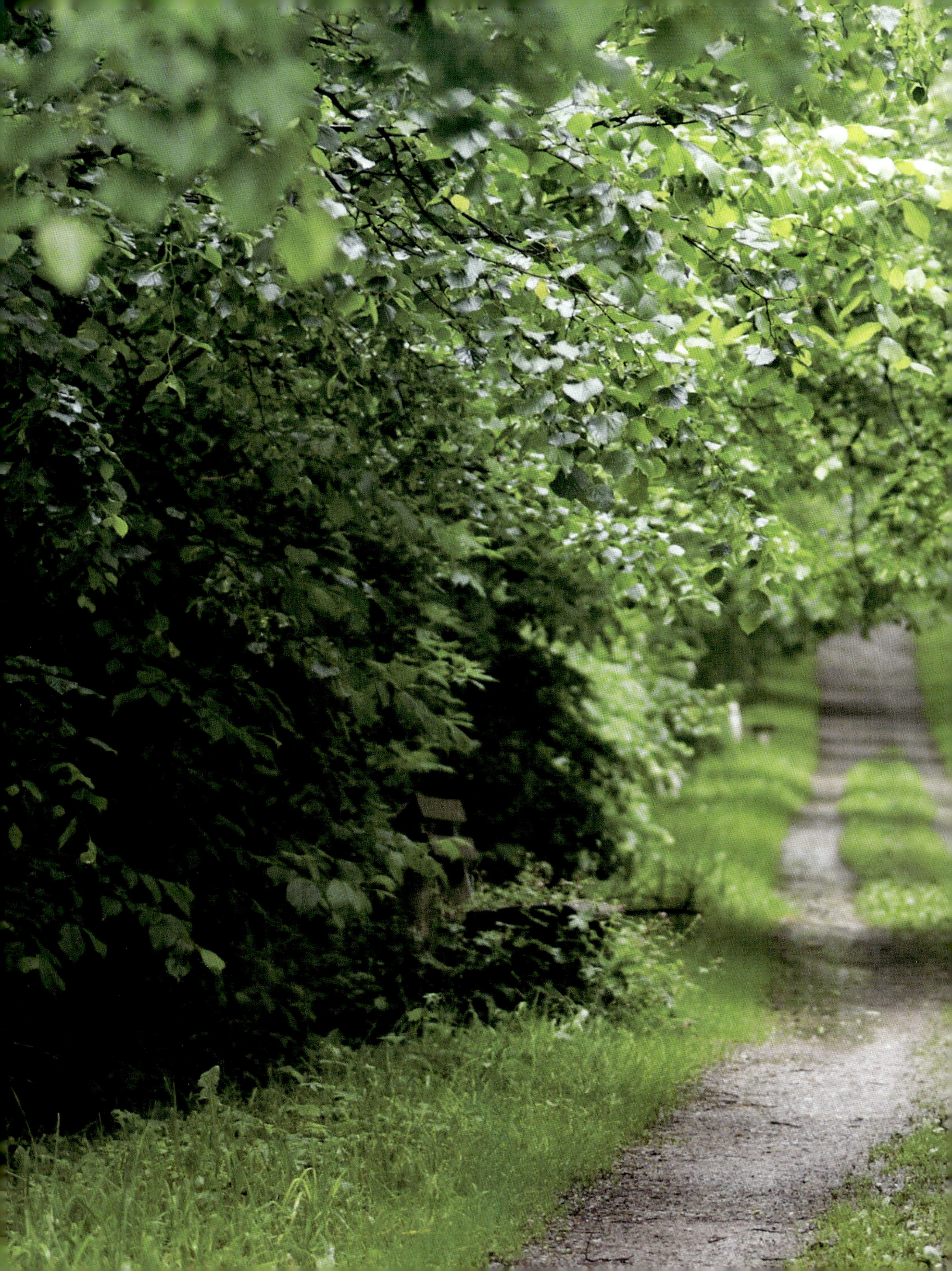